AAOS
AMERICAN ACADEMY OF ORTHOPAEDIC SURGEONS

ECSI
EMERGENCY CARE & SAFETY INSTITUTE

표준

응급처치와 심폐소생술

First Aid, CPR, and AED STANDARD

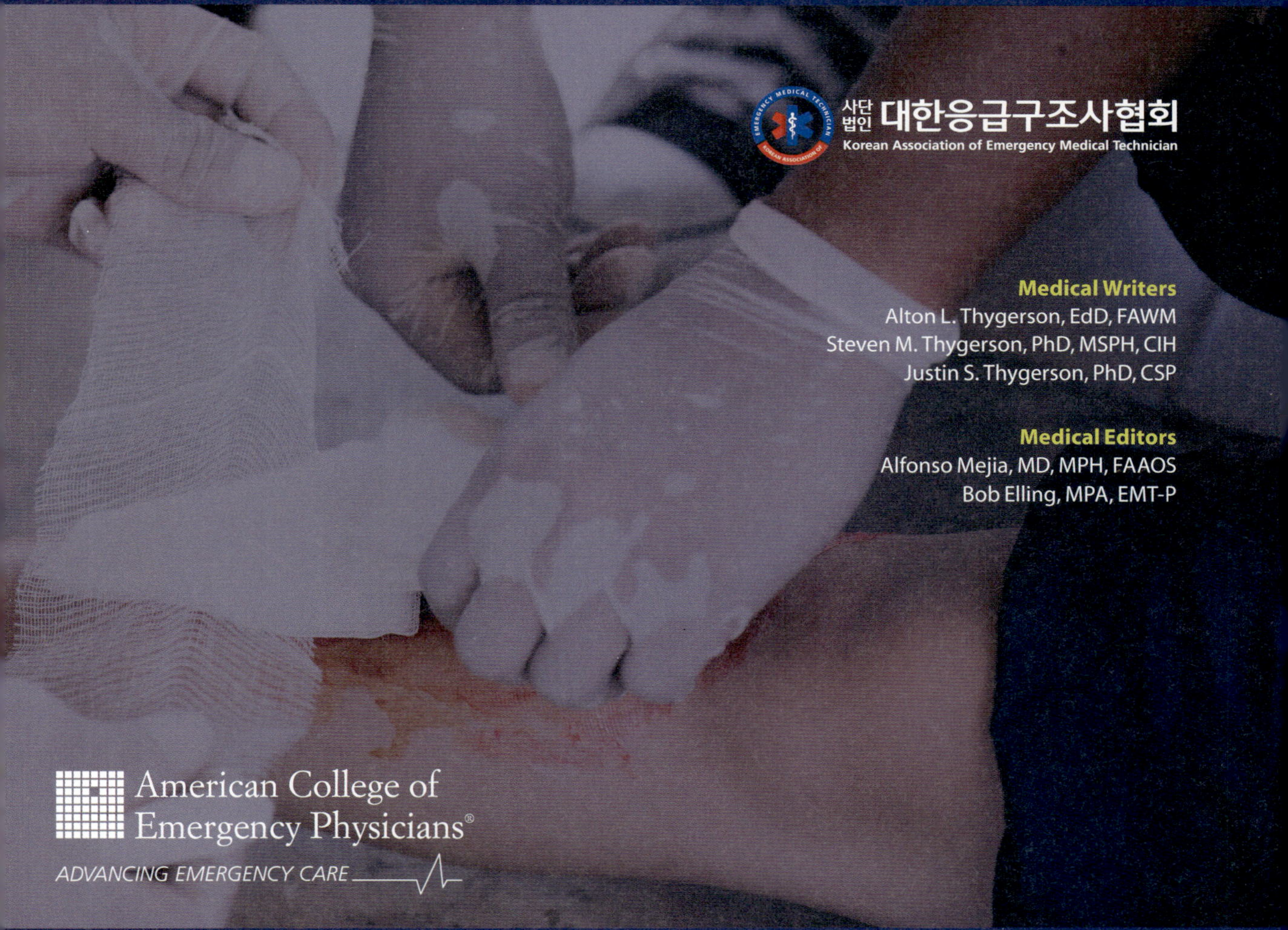

사단법인 대한응급구조사협회
Korean Association of Emergency Medical Technician

Medical Writers
Alton L. Thygerson, EdD, FAWM
Steven M. Thygerson, PhD, MSPH, CIH
Justin S. Thygerson, PhD, CSP

Medical Editors
Alfonso Mejia, MD, MPH, FAAOS
Bob Elling, MPA, EMT-P

American College of Emergency Physicians®
ADVANCING EMERGENCY CARE

도서출판 한미의학

표준
응급처치와 심폐소생술

초판 1쇄 발행 2022년 5월 2일

지은이 AAOS
옮긴이 사단법인 대한응급구조사협회
펴낸이 이광재
펴낸곳 도서출판 한미의학(2022 Printed in Korea)

책임편집 서영주
본문편집 오인택
책임교정 이순례, 박순옥
마 케 팅 이종희, 이상빈
경영지원 이종희, 박희숙

출판등록 1999년 7월 13일 제22-1586호
주소 서울시 마포구 동교로23길 36 리앤리빌딩
전화 02-336-3477
팩스 02-336-6762
메일 k_medical@hanmail.net
www.hanmibook.co.kr

ISBN 979-11-90322-39-3 93510
정가 14,000원

서문

Preface

도와주세요, 도와주세요, 제발 도와주세요!

다치거나 급성질환으로 아픈 사람은 당신의 도움을 절실히 필요로 하고 있습니다.

당신은 외면하실 건가요, 아니면 적극적으로 도와주실 건가요?

대부분 마음속으로는 적극적으로 도와주고 싶을 것입니다. 하지만 '어떻게 도와줘야 할까, 혹시 도와주다가 잘못되면 어떻게 하지?' 하는 생각에 망설이다 소중한 1분 1초의 골든타임을 놓치는 안타까운 경우가 많습니다.

응급 상황에서 도움을 줄 때 전문적인 지식이 필요할 때도 있지만, 대부분 병원 전 단계이기 때문에 전문적인 지식보다는 일반적인 지식으로도 아픈 사람에게 큰 도움이 될 수 있습니다.

응급 상황에서는 처치자의 신속·정확한 행동 여부에 따라서 부상자의 삶과 죽음이 좌우되기도 합니다. 물론 모든 질병과 상처에 응급처치가 필요한 것은 아닙니다. 평생 동안 우리는 응급 상황을 고작 한두 번 겪을까 말까 하지만 생명을 구하는 일은 무엇보다도 중요하고 소중하기에 우리는 응급처치 방법을 알아두어야 합니다.

이 책은 전문적인 내용보다는 일반인이 상식으로 알고 있어야 할 내용을 중심으로 쉽게 구성되어 있습니다.

환자 발생 시 어떠한 증상과 징후가 응급 환자인지를 판단하는 환자 평가 방법, 심정지 환자에게 심폐소생술과 자동심장충격기를 사용하는 방법, 외상으로 발생하는 응급 환자, 내과적 응급 질환, 중독 등 우리 일상생활에서 발생할 수 있는 응급 상황에서 해야 할 응급처치법과 해서는 안 되는 행동에 대해 자세히 서술해 응급처치 교육 및 상식에 중요한 지침으로 활용될 것으로 기대합니다.

끝으로 개정판이 나오기까지 참여해 주신 교수님과 도서출판 한미의학 이광재 대표께 진심으로 감사의 말씀을 드리며, 이 교재를 바탕으로 응급 환자 발생 시 누구나 해야 할 행동과 하지 말아야 할 행동을 습득하여 응급 상황 시 적절한 응급처치를 수행할 수 있기를 기원합니다.

2022년 5월

사단법인 대한응급구조사협회 회장 윤 종 근

옮긴이 소개

사단법인 대한응급구조사협회
Korean Association of Emergency Medical Technician

기은영 서영대학교 응급구조과 교수

문준동 공주대학교 응급구조학과 교수

문준영 남부대학교 응급구조학과 교수

박시은 동강대학교 응급구조과 교수

박찬용 서울대학교병원 외과 전문의 교수

양현모 한국교통대학교 응급구조학과 교수

윤종근 호남대학교 응급구조학과 교수

조병준 강원대학교 응급구조학과 교수

최혜경 을지대학교 응급구조학과 교수

한승태 특수전사령부 특수전학교 1급 응급구조사

홍석환 을지대학교 응급구조학과 교수

홍성기 동남보건대학교 응급구조과 교수

(가나다순)

목차

Contents

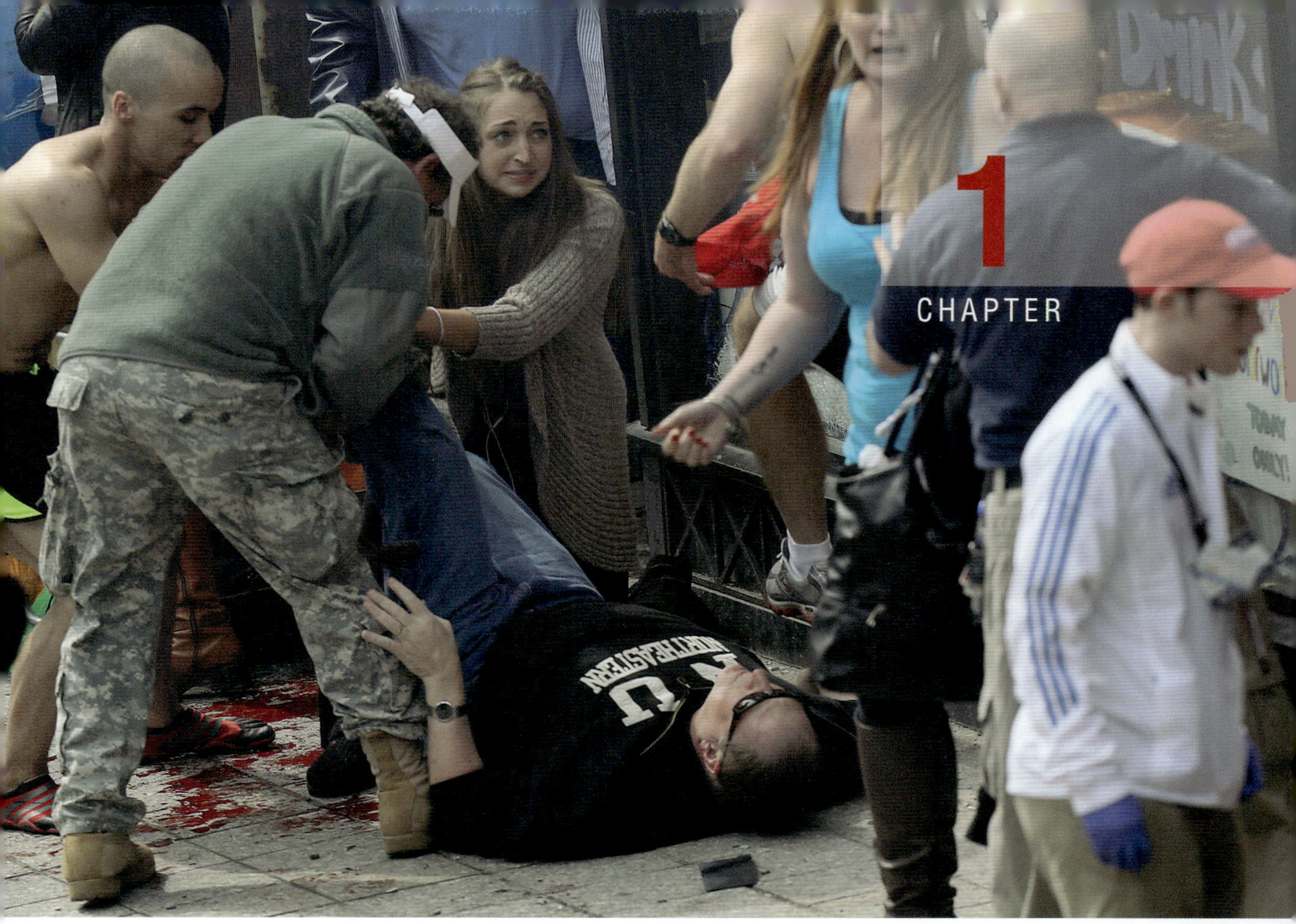

1
CHAPTER

응급처치 제공자로서의 역할

Your Role as a First Aid Provider

손상과 질병의 이해

부상을 입거나 갑작스럽게 질병에 걸려도 대부분의 사람이 사망에 이르지는 않는다. 입원을 하거나 응급실이나 진료실에서 치료를 받거나 응급처치 제공자의 처치를 받는다. 세계보건기구(WHO)의 보고에 따르면 고소득 국가에서 손상으로 인한 사망자가 한 명 발생할 때마다 수십 명의 환자는 입원 치료를 받고, 수백 명의 사람이 응급실 치료를 받는다고 한다. 또한 그보다 더 많은 숫자의 사람들이 응급실이 아닌 보건 의료시설이나 응급처치 제공자에게 처치를 받는다고 한다.

그림 1-1에 표시된 바와 같이 손상 피라미드는 손상 심각도의 분포를 설명하는 데 도움이 된다. 피라미드 꼭대기는 손상으로 인한 사망을 나타낸다. 비록 손상으로 인한 사망이 다른 유형의 부상보다 적게 발생하지만,

한눈에 보기

- 손상과 질병의 이해
- 응급처치의 중요성
- 돕기로 결정
- 침착한 대응
- 능숙한 처치 제공

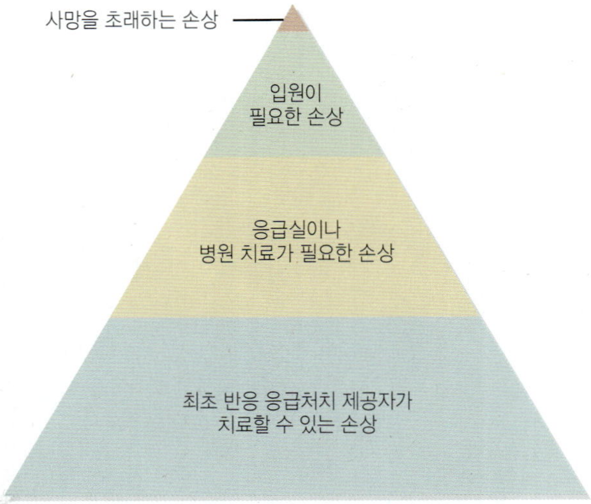

그림 1-1 손상 피라미드

이러한 사망은 텔레비전이나 소셜 미디어, 신문 등에서 자주 다뤄 더 자주 우리 눈에 띈다. 손상 피라미드의 두 번째 범주는 입원 및 장애를 초래하는 심각한 손상을 나타낸다. 심각한 손상 다음으로 오는 덜 심각한 손상 범주는 응급실 처치가 필요하거나 기본적인 보건의료시설 처치가 필요한 손상을 말한다. 마지막으로 피라미드의 가장 바닥에 있는 손상은 의료기관 처치가 필요하지 않거나 응급처치 제공자에 의한 치료만 요구되는 손상을 의미한다.

응급처치의 중요성

응급처치 방법은 사용하지 않더라도 알고 있는 것이 훨씬 낫다. 대부분의 사람은 언젠가는 다른 사람이나 자신을 위해 응급처치가 필요한 상황에 놓일 수 있기 때문에 모든 사람은 응급처치를 할 수 있어야 한다. 국제소생술교류위원회(ILCOR) 지침에서 응급처치태스크포스는 응급처치를 급성 질병이나 부상에 대해 제공되는 도움 행동 및 초기 치료로 정의했다. 이 지침에 따르면 응급처치 제공자의 목표는 '생명 보존, 고통 완화, 더 심한 질병이나 부상으로부터의 예방, 회복 촉진'이다. 미국 직업안전보건국(OSHA)은 응급처치와 의료를 구분하는 5가지 기준을 제시했다.

1. 응급처치는 대개 부상 또는 질병이 발생한 장소(예: 직장)에서 시행한다.
2. 응급처치는 일회성 또는 단기성 치료로 이루어진다.
3. 응급처치는 대개 간단하며 전문적 기술이 거의 필요하지 않다.
4. 응급처치는 응급처치 이상의 교육을 받지 않은 사람이나 심지어 부상자나 아픈 사람이 직접 시행할 수도 있다.
5. 응급처치는 보통 부상자나 아픈 사람이 치료를 기다리는 동안 상태가 악화되지 않도록 시행한다.

손상을 당하거나 갑작스러운 질병이 찾아왔다고 해서 생명을 급히 구해야 하는 상황과 맞닥뜨리는 것은 아니다. 우리는 평생 동안 의료 시설 밖에서 생명이 위급한 상황과 마주하는 경우는 거의 없다. 그렇기 때문에 응급처치에서는 생명을 구하는 것도 중요하지만 그보다 덜 심각한 상태에서 초기 치료를 제공하는 것을 더 강조한다. 왜냐하면 가벼운 부상이라도 즉시 치료하지 않으면 더 심각한 손상으로 발전할 수 있기 때문이다. 그래서 이러한 처치 술기는 응급처치 훈련 중에 중요하게 다뤄진다. 응급처치 제공자의 역할은 **차트 1-1**에 설명된 대로 5단계로 진행된다.

차트 1-1 응급처치 제공자의 역할

응급 상황에서 도움을 주기 위해서는 돕겠다고 마음먹고 행동하는 과정이 필요하다. 응급 상황이 발생하기 전부터 우리는 돕겠다는 마음을 가져야 한다.

1 응급 상황 인지 →

응급처치 제공자가 응급 상황을 인지하는 데 도움이 되는 요소는 다음과 같다.

- 손상 또는 질병의 심각성
- 응급 현장과의 접근성 및 응급 현장에 체류하는 시간(역자 주: 현장의 환경적 안전이 보장될 수 있는 시간)
- 괴로운 모습이나 공포에 사로잡힌 것처럼 보이는 사람
- 부상당하거나 아픈 사람을 사전에 알고 있거나 인지함
- 현장 상태(예: 광경, 냄새, 소리)

2 돕기로 결정 →

돕기 어려운 상황적 요소

- 자신에게 해롭다(예: 손상, 감염, 소송).
- 장애 요소가 있다(예: 도울 방법을 모름, 안전하지 않은 현장, 피, 구토, 화상 입은 피부를 보기 어려움).

3 돕기 전의 행동 →

- 현장을 파악한다.
- 도움이 필요한지 묻는다.
- 감염을 방지한다.

4 환자에게 어떤 문제가 있는지 확인 →

대부분의 경우 환자의 주호소(증상)만을 확인하는데, 응급처치 전 문제의 근원이 무엇인지부터 파악해야 한다.

5 응급처치 제공 →

당신이 확인한 것을 바탕으로 아래의 상황이 발생하기 전까지 응급처치를 제공한다.

- 응급의료서비스(EMS)의 도착 및 인계
- 의료시설에 도착 및 인계
- 응급처치와 재택 치료만 필요한 경우

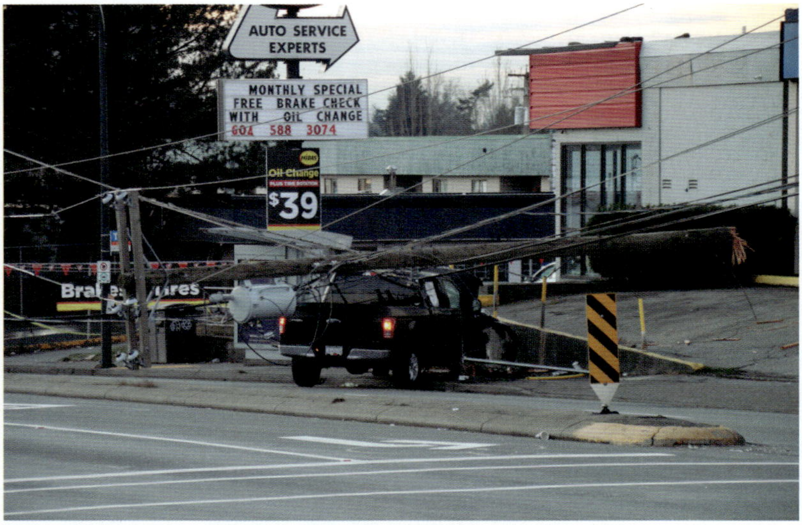

그림 1-2 응급처치의 첫 번째 단계는 응급처치의 필요성을 인식하는 것이다.
Courtesy of Shane MacKichan.

응급처치는 자가 치료를 포함하여 어떤 상황에서도 누구나 할 수 있지만 의학적, 과학적 근거와 전문가의 의견에 따라야 한다. 응급처치에는 다음의 것들이 필요하다.

- 응급처치의 필요성 인식, 상황 판단, 우선순위 결정(**그림 1-2**)
- 적절한 지식과 기술을 바탕으로 한 응급처치
- 한계에 대한 인식 및 추가 처치 여부 판단

응급처치는 심각한 손상이나 질병에 대한 전문적인 치료를 하는 것이 아니다. 응급처치가 필요한 대부분의 상황은, 다행스럽게도 전문적인 치료가 필요하지 않고 질병이나 손상은 자연스럽게 회복되는 경우가 많다.

돕기로 결정

우리는 때때로 도울지 말지를 결정해야 하는 순간을 만난다. 평소 응급 상황을 만나면 적극적으로 돕겠다는 마음을 갖고 있지 않는 한 응급 상황에서 선뜻 나서기는 어렵다. 대부분의 사람은 응급 상황을 피하고 싶어한다. 여러 응급 상황은 우리가 TV에서 보는 것과는 많이 다르기 때문에 그러한 상황을 직접 만났을 때 받아들이기도 어렵고 돕기도 어렵다. 그렇기 때문에 평소 응급 환자를 만나면 돕겠다는 마음가짐을 갖는 것이 중요하다.

응급 상황에서 가져야 할 태도는 다음과 같다.

- 부상을 입거나 갑자기 아픈 사람을 돕는 것의 중요성을 이해한다.
- 다른 사람이 있더라도 다치거나 아픈 사람을 돕는 것에 자신감을 가진다.
- 기꺼이 시간을 내어 돕는다.
- 도움을 줄 때 발생할 수 있는 잠재적인 위험을 생각한다.

- 평소 모의 훈련이나 교육을 통해 지속적으로 훈련한다면 응급 상황에서 능숙하게 대처할 수 있다.
- 피를 흘리거나 구토를 하거나 죽은 것처럼 보이는 사람을 보는 것을 두려워하지 않는다.

우리는 항상 위급한 상황에서 타인에게 도움을 주지 못하는 이유를 찾는다. 표 1-1은 이러한 이유들을 요약하고 그에 대한 반론을 제공한다.

표 1-1 응급 상황 시 돕지 않는 대표적인 사례

사례	반론
"제가 죽거나 다칠 수 있어요."	한 생명을 구하기 위해 다른 생명이 희생되어서는 안 된다. 구조할 때는 반드시 구조자의 안전을 전제로 해야 한다. 위험할 때는 전문가에게 도움을 요청하거나 주변인들이 다치지 않도록 막는 것이 더 현명할 수 있다.
"고소를 당할 수 있어요."	응급처치 제공자를 상대로 한 소송은 드물지만 만약 그런 일이 일어나더라도 처벌받는 경우는 거의 없다. 선한사마리아인법은 응급처치 제공자를 보호해줄 것이다.
"제가 감염될 수 있어요."	개인 보호 장비를 사용하면 질병 감염 위험을 줄일 수 있다.
"저는 피나 구토물을 보면 쉽게 도와줄 수 없을 것 같아요."	내가 돕지 않는다면 다른 누구도 도와주지 않는다는 마음가짐으로 스스로 용기를 갖는다. 눈을 감고 심호흡을 하는 것도 도움이 된다.
"제가 그 사람을 더 아프거나 곤란하게 만들 것 같아요."	응급처치 교육을 받았기 때문에 작은 처치라도 아무 것도 하지 않는 것보다 낫다는 생각을 가진다.
"저는 도와주기엔 숙련되어 있지 않아요."	대부분의 사람은 심폐소생술, 지혈대 사용법 등과 같은 구조 및 응급처치 술기를 모른다. 이때는 119로 신고해서 119의 지시에 따라 도와줄 수 있다.
"아무도 도와주지 않아서 그 상황이 별로 심각해 보이지 않아요."	절대 상황을 안이하게 판단하지 말아야 한다. 모든 것이 괜찮은지 확인한 뒤에 도움을 줄지 말지를 결정한다. 응급처치가 필요하다고 판단되면 도움을 요청한다.
"누군가가 도와주겠죠. 그래서 전 아무 것도 할 필요가 없어요."	누군가 이미 응급처치를 하고 있다면 119 또는 다른 긴급 번호로 신고했는지 확인하고 자신이 어떻게 도울 수 있는지 물어본다.

침착한 대응

당신은 응급처치 제공자로서 도움이 필요한 사람을 위로하고 안심시켜야 한다. 부상 당한 사람의 불안감을 줄이면 근육 경련과 긴장이 줄어 손상의 고통과 심각성이 줄어든다.

부상 또는 질병이 있는 사람 중 반응이 있는 사람에게는 다음과 같이 대응한다.

- 응급처치를 시행하는 중에 이름을 부른다.
- 당신이 상대방에게 하는 첫마디는 상호작용의 분위기를 결정한다.
- 개인의 고통과 불안을 가중시킬 수 있는 부정적인 표현은 피한다.
- 처치에 도움이 되지 않는 불필요한 질문은 하지 않는다.
- 상대방 질문에 현실적으로 대답하며 가능한 한 긍정적으로 표현한다.
- 지키지 못할 약속은 하지 않는다(예: "다 나을 것이다"라고 말하는 대신 "한고비는 넘겼다"라고 말한다).

- 당연한 것을 부정하지 않는다. "괜찮아요, 아무일 없어요." 대신에 "크게 넘어진 것 같네요, 조금 아플 수도 있지만, 잘 처치해 드릴게요."라고 말한다.
- 차분하고 정직하게 상대방 상태에 대해 말한다.
- 당신이 무엇을 하고 있고 왜 그것을 하고 있는지 설명한다.
- 상대방에게 자신의 감정을 표현하도록 격려한다. 의견을 듣되 판단하지 않도록 한다.
- 눈물 또는 웃음은 정상적인 반응일 수 있으므로 부상자에게 그러한 자신들의 반응에 당황하지 말라고 알려준다.

능숙한 처치 제공

응급처치가 전문적인 진료를 대신할 수는 없다. 하지만 응급 환자의 대부분은 전문적인 진료 없이 적절한 응급처치만으로 안전하게 회복된다. 전문적인 진료를 통해 삶과 죽음, 빠른 회복과 장기간의 입원, 일시적인 장애와 영구적인 장애의 차이가 결정난다.

자동차 충돌, 추락, 일산화탄소 흡입과 같은 비극적인 사건 사고에서는 현장의 사람들을 모두 구할 수 없다. 또한 적절한 응급처치를 하고 즉시 병원으로 이송하였음에도 불구하고 일부 손상과 질병은 환자에게 치명적이다. 예를 들어, 심장마비가 온 환자의 쓰러진 원인을 알지 못해 응급 상황임에도 오랜 시간을 지체하는 경우를 들 수 있다. 이 때문에 많은 사람이 응급처치와 응급치료 절차를 알고 있어야 한다.

응급처치로 생명을 구하는 일도 있지만 대부분 응급처치 제공자들은 비교적 심하지 않은 상태의 환자를 처치해야 하는 경우가 더 빈번하다. 환자의 상태가 위급하지 않다고 해서 환자를 적절하게 처치하지 않는다면 심각한 상태로 진행될 수 있음을 알아야 한다. 응급처치 제공자에게 필요한 처치의 수준을 처치의 표준이라고 한다. 응급처치 제공자는 의사나 응급의료 종사자와 같은 수준의 처치를 제공할 수 없다. 그렇기 때문에 응급처치를 할 때에는 다음의 치료 기준을 준수해야 한다. (1) 응급처치 교육과 실습에 기반한 것들을 배운 대로 시행한다. (2) 최선을 다해서 처치한다. 만약 제공한 응급처치가 표준에 미치지 못하면 책임을 져야할 수도 있기 때문이다.

의학 기술은 최신 연구를 바탕으로 계속 변하고 있다. 응급처치 제공자들은 국가 지침이 바뀔 때마다 정기적으로 훈련하고 기술을 점검해야 한다. 수십 년 전에 받은 훈련이나 과거의 치침 등 검증되지 않는 응급처치 절차는 과감히 개선해 나가야 한다. 사용해서는 안될 응급처치 절차에 대해 몇 가지를 제시한다.

- 화상 부위에 버터 바르기
- 독을 삼켰을 때 토근(ipecac) 시럽 투여
- 독사에 물린 부위 입으로 빨아내기
- 발작하는 사람의 치아 사이에 물건 끼우기
- 압박점을 사용하여 지혈하기

응급처치 제공자들이 알아야 하는 최신 응급처치법

- 지혈대 사용
- 지혈 붕대 적용

- 빠진 치아 보관
- 가슴 부위에 개방성 상처가 있는 경우 드레싱이나 밀봉 없이 상처를 노출시킨 채 그대로 두기
- 심한 알레르기 반응에 대한 에피네프린(epinephrine) 투여
- 저혈당 환자에게 경구용 포도당 사용
- 심장마비 환자에게 아스피린 복용 제안
- 뇌졸중 확인 방법 숙지
- 반응은 없지만 정상적인 호흡을 하는 환자는 옆으로 눕히기
- 실신 방지법 익히기
- 아편 과다 복용 시 날록손(naloxone) 투여

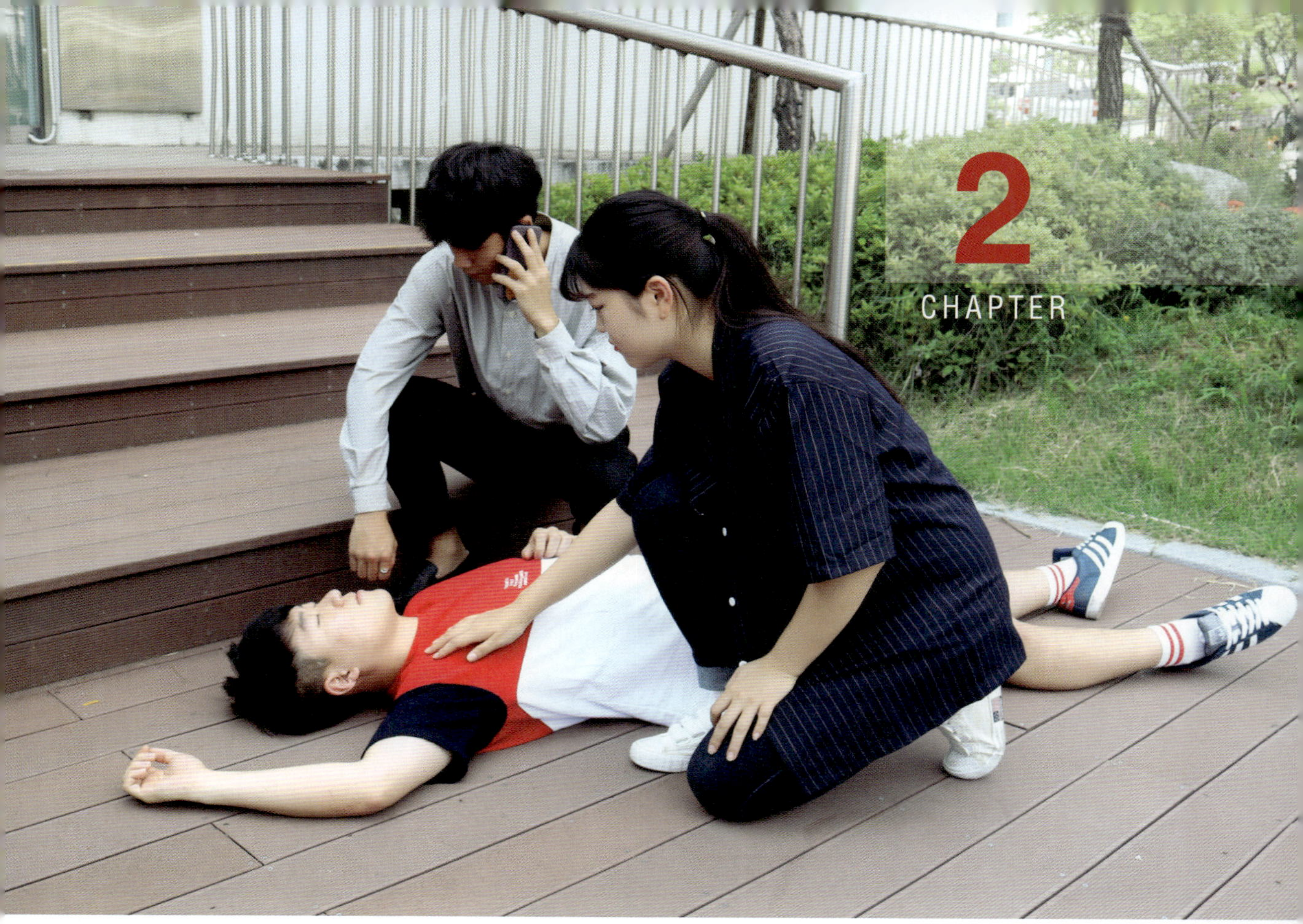

2 CHAPTER

도와주기 전에 할 일

Actions to Take Before Helping

한눈에 보기

- 개요
- 현장 조사
- 전문적인 진료 요청
- 응급처치의 법적 측면
- 질병 전파 방지

개요

응급처치의 가장 중요한 부분은 손상을 입었거나 갑자기 아픈 사람을 돌보는 것이라고 생각할 수 있다. 하지만 그보다 앞서 중요한 단계가 있다. 현장을 조사하고, 어떻게 도와줄 것인지 생각해 내는 것이다. 응급 상황에서 응급처치 제공을 결정하기 전 고려해야 할 몇 가지가 있다.

1. *현장 조사*(12페이지 참조)
   - 현재 위험한 요인이 있는가?
   - 얼마나 많은 사람이 응급처치를 필요로 하는가?(다수인 경우 147~149페이지 참조)
   - 환자에게 무슨 문제가 있을 수 있는가?
   - 무슨 일이 발생했는가?
   - 도와줄 사람이 있는가?

2. *도와줄 수 있는지 물어보기*(12페이지 참조)
3. *필요하면 전문적인 진료 요청.* 손상, 질병 그리고 상황의 심각성에 따라 응급의료서비스(Emergency Medical Services, EMS)를 받기 위해 119에 신고하거나 환자를 병원으로 데려간다. 상가 건물에 있다면, 건물의 응급대응 팀 또는 보안요원에게 연락하는 것도 한 방법이다. 심각한 상태의 환자를 마주했을 때나 무언가 잘못된 상황을 보았을 때 즉시 전문적인 진료를 받을 수 있도록 한다. 휴대폰을 가지고 있다면 환자를 돌보면서 동시에 전문의료서비스를 요청할 수 있다(13~14페이지 참조).
4. *질병 전파 방지.* 개인 보호 장비(Personal Protective Equipment, PPE)를 착용하여 혈액과 다른 체액 접촉을 피한다. 응급처치 키트에 있는 일회용 장갑은 가장 흔한 개인 보호 장비이다(**실습 2-1**). 자주 사용하지는 않지만 이용 가능한 개인 보호 장비로는 심폐소생술 시 사용하는 한 방향 밸브가 있는 인공호흡용 마스크, 혈액이나 체액이 튀거나 분사되는 것을 막아주는 안구 보호 장비(고글 또는 얼굴보호대)가 있다. 또한 공중위생 마스크 착용과 손씻기는 질병 전파를 막는 데 효과적이다.

주의: 모든 처치는 상황에 따라 달라진다. 손상을 입은 환자와의 관계나 건강 정보를 얼마나 알고 있느냐에 따라 개인 보호 장비가 필요하지 않을 수도 있다.

실습 2-1 장갑 벗기

주의: 맨손으로 장갑의 바깥 면을 만지지 말 것

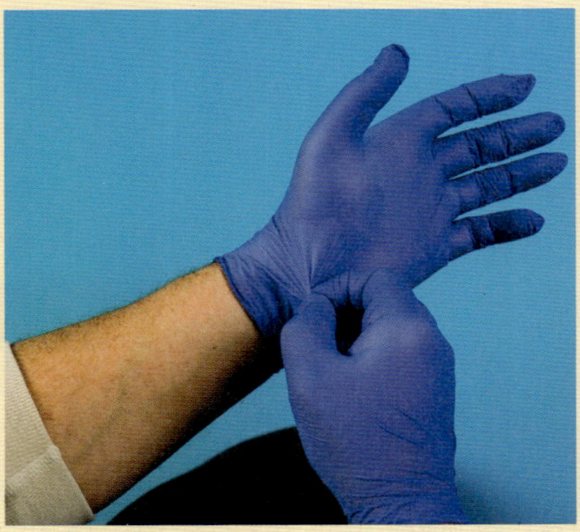

1 장갑을 착용한 다른쪽 손으로 한쪽 손목 안쪽을 집는다.

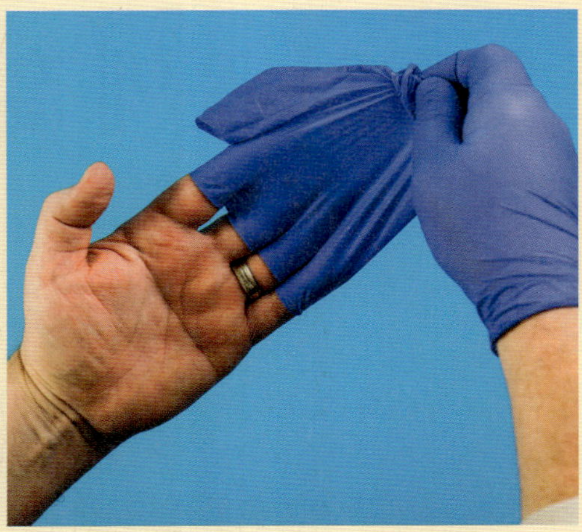

2 부드럽게 장갑을 잡아당기고, 장갑을 착용한 손을 이용해 안쪽 면이 바깥쪽을 향하게 잡아당긴다.

실습 2-1 장갑 벗기

(계속)

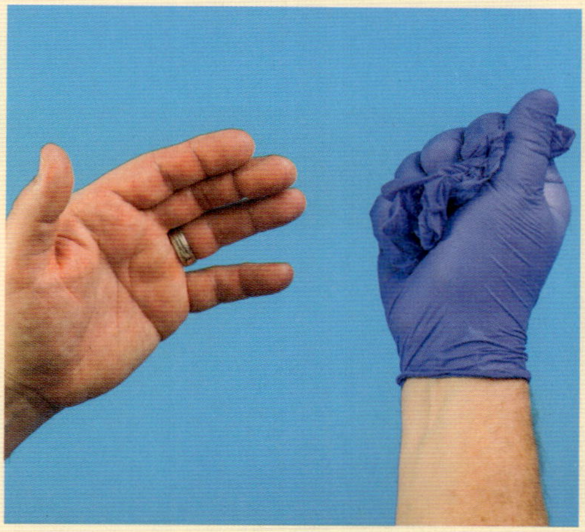

3 장갑이 제거되었으면 장갑을 낀 손으로 벗겨진 장갑을 잡는다.

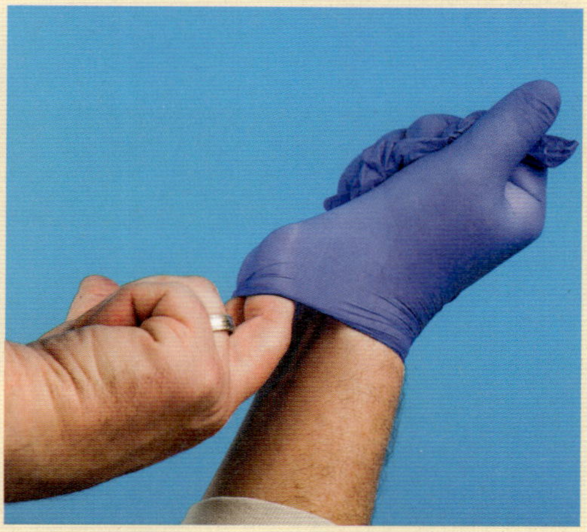

4 두 번째 장갑을 벗기기 위해 맨손의 두 개 손가락을 손목 부근에서 장갑 안으로 넣는다.

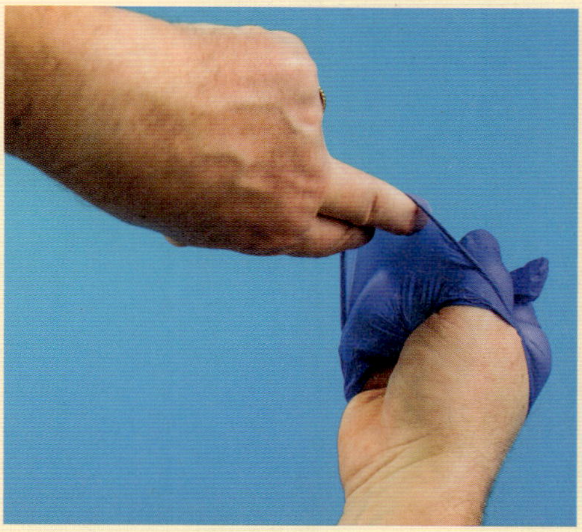

5 안쪽 면이 바깥쪽을 향하게 부드럽게 잡아당기면서 장갑을 제거한다. 첫 번째 장갑은 두 번째 장갑 안에 있다.

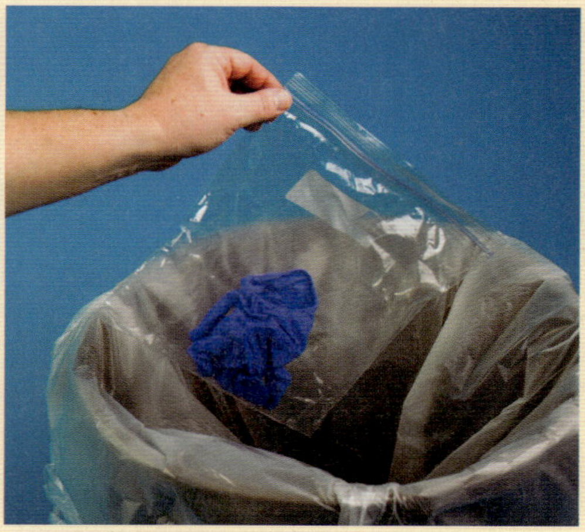

6 가능하면 생물학적 유해 물질 용기나 봉인된 플라스틱 백에 버린다. 담아 버릴 용기가 없다면 쓰레기통에 버린다. 손은 비누를 이용해 흐르는 물에 씻되, 상황이 여의치 않으면 알코올 성분의 손 세정제를 이용한다.

현장 조사

응급 상황에 대처할 때마다 현장 조사를 해야 한다. 현장에 접근하면서 **차트 2-1**에 제시된 일련의 질문을 스스로에게 한다.

차트 2-1 현장 조사

위험 요인이 있는가?

위험 요인이 있다면 멀리 떨어지고 가능한 한 빨리 119에 신고한다.

↓

얼마나 많은 사람이 응급처치를 필요로 하는가?

대부분의 응급 현장에는 한 명 정도의 환자가 있다. 만약 둘 또는 그 이상의 환자가 있다면, 121~122페이지에 나와 있는 다수 사상자의 우선순위 정하기와 분류 방법을 참고한다.

↓

무엇이 잘못되었는가?

접근하면서 환자의 첫인상을 빠르게 점검한다. 환자들은

1. 손상 환자인가 또는 질병을 가지고 있는가?
2. 반응이 있는가 또는 무반응인가?
3. 호흡을 정상적으로 하는가 말을 하는가?
4. 심각한 출혈이 있는가?

↓

무슨 일이 발생했는가?

손상의 원인 또는 질병의 특성에 대한 단서를 찾는다.

↓

도와줄 주변 목격자가 있는가?

목격자는 다음과 같은 도움을 줄 수 있다.

- 무슨 일이 발생했는지 말해줄 수 있다.
- 응급처치 제공자가 환자를 돕는 동안 목격자는 119에 신고해 줄 수 있다.

환자와의 관계에 따라 주변 목격자는 구조자에게 환자의 환자의 병력이나 일어난 일에 대해 알려줄 수 있고, 환자를 진정시킬 수 있다.

전문적인 진료 요청

전문적인 진료의 필요 여부를 빨리 파악해야 한다. 이때는 119에 신고하여 응급의료서비스에 연결하는 방법과 시기, 현장 응급대응시스템 활성화 방법, 독극물통제센터에 연락하는 방법(**그림 2-1**) 등을 알아두면 편리하다.

119에 신고해야 할 때

열상에도 봉합이 필요 없는 경우가 있듯이 화상도 전문의의 진료가 필요 없을 때가 있다. 이처럼 어떤 경우에 병원으로 이송해야 하고, 어떤 경우에 119에 신고해야 하는지 결정하기 어려운 때가 많다. 미국응급의학회(American College of Emergency Physicians, ACEP)에 따르면, 다음 질문 중 하나에서 '예'라는 대답이 나오면 119에 신고해야 한다.

- 환자의 상태가 생명을 위협하는가?
- 병원에 가는 길에 상태가 더 악화될 수 있는가?
- 환자를 옮기면 더 심한 손상을 초래할 수 있는가?
- 환자에게 응급의료서비스의 장비나 술기가 필요한가?
- 거리가 멀거나 차가 막혀 병원에 가는 게 지체될 것 같은가?

이러한 질문에 '예'라는 대답이 나오거나 확실하게 대답할 수 없다면 119에 신고해 숙련된 응급의료통신관리자에게 도움을 청하는 것이 안전하다.

미국응급의학회(ACEP)는 또한 다음과 같은 상태의 환자는 즉시 119에 신고해 병원으로 이송할 것을 권장한다.

- 호흡 곤란 또는 숨가쁨이 있는 경우, 특히 휴식을 취해도 나아지지 않을 때
- 2분 이상 지속되는 흉부 또는 상복부 통증 또는 압박
- 휴식 시 빠른 심박동(분당 120~150회 이상), 특히 호흡 곤란으로 의식이 흐려지는 경우

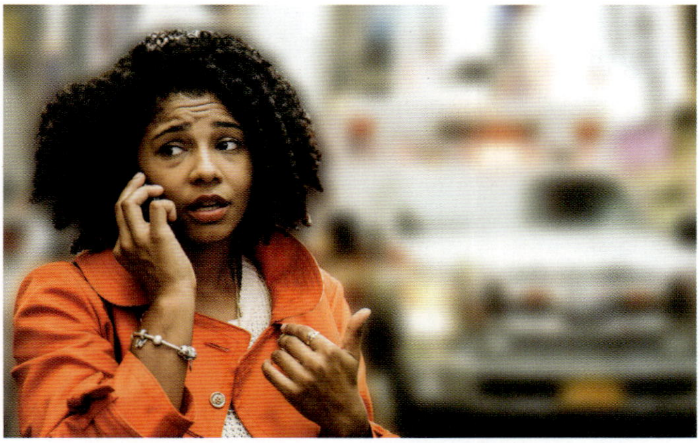

그림 2-1 119 응급의료정보센터

- 실신(기절) 또는 무반응
- 말하기 곤란, 신체 어느 부위의 마비 또는 쇠약
- 갑작스러운 현기증
- 의식의 혼란 또는 변화, 비정상적인 행동 또는 걷기 어려움
- 갑작스러운 실명 또는 시력 변화
- 직접적인 압박에도 멈추지 않는 출혈
- 부러진 다리의 열린 상처로 보이는 부러진 뼈
- 익사
- 심한 화상
- 극도로 높거나 낮은 체온
- 알레르기 반응, 특히 호흡 곤란이 있는 경우
- 비정상적인 복통
- 중독 또는 약물 과다 복용
- 반응 소실
- 척수, 머리 또는 뇌 손상
- 심한 두통
- 갑작스럽거나 심한 통증
- 심각하거나 지속적인 구토 또는 설사
- 기침이나 피가 섞인 구토
- 질식
- 행동 응급 상황(자신 또는 다른 사람을 다치게 하거나 죽이겠다고 위협함)

이 목록은 응급상황에서 전문적인 진료가 필요한 모든 징후나 증상을 나타낸 것은 아니므로 확실하지 않으면 119로 전화한다.

전문적인 진료 요청 방법

119 신고 시에는 천천히 정확하게 말해야 하며 응급의료 통신관리자에게 다음과 같은 정보를 제공한다.

- 환자의 위치
- 발신 전화번호와 신고자 이름
- 일어난 일에 대한 간략한 설명
- 도움이 필요한 환자의 수와 현장의 특별한 상황
- 환자의 상태 및 현재 일어나고 있는 것에 대한 설명

응급의료 통신관리자가 지시하는 것을 잘 듣고 필요한 경우 지시 사항을 기록한다.

응급의료 통신관리자가 말하기 전까지 전화를 끊지 말며 응급의료서비스 팀이 도착할 때까지 도움이 필요한 사람과 함께 있는다.

119 서비스

국립응급신고번호협회(National Emergency Number Association)와 캐나디안 라디오-텔레비전과 원격통신(Canadian Radio-television and Telecommunications)에 따르면 미국 및 캐나다 인구의 약 97%가 이 119 서비스를 이용할 수 있다. 또한 많은 지역은 강화된 119서비스를 가지고 있는데. 강화된 서비스에서는 유선전화가 걸려온 경우 발신자의 전화번호와 주소를 볼 수 있도록 해준다. 그러나 휴대폰으로 신고했을 때는 정확한 주소를 식별하지 못하고 대략적인 위치만 제공하기 때문에 휴대폰으로 신고할 때는 정확한 주소나 위치를 알고 있어야 한다.

응급처치의 법적 측면

부상자나 아픈 사람을 도와야 할 법적 의무가 없어도 대부분 사람은 그들을 돕는 것이 옳은 일이라고 생각한다. 그러나 반드시 도와야할 법적 의무가 있는 경우도 있다(**그림 2-2**).

- 직업상 필요한 경우(예: 구급대원)
- 도와야 할 관계인 경우(예: 부모-자식, 교사-학생, 운전자-승객)

기밀 정보

응급처치 제공자는 기밀 정보를 알게 될 수 있다. 누군가를 돌보면서 알게 된 정보는 공개되지 않도록 극도로 조심해야 한다. 법은 사람들의 사생활 보호 권리를 인정하고 있다. 의학적으로 알아야 할 필요가 있는 사람이 아닌 다른 사람과 당신이 알고 있는 것을 논의하지 말아야 한다. 다만 강간, 학대, 총상 등의 특정 사건에 대해서는 법률적으로 예외를 두고 있다.

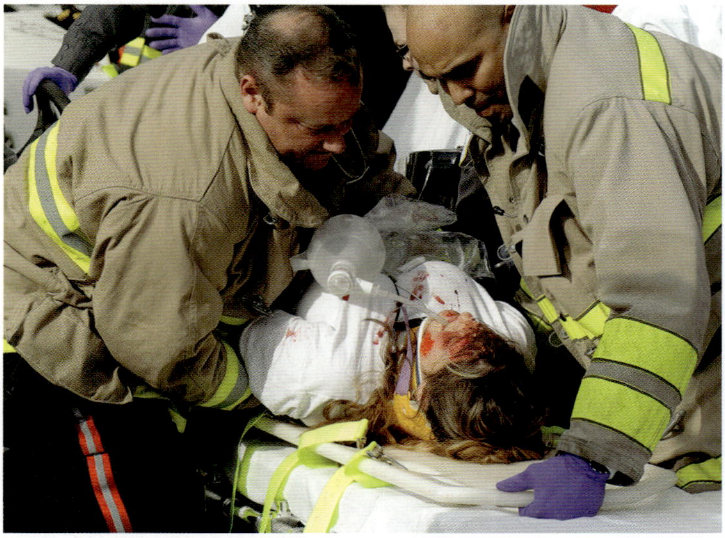

그림 2-2 행동 의무

선한 사마리아인 법

선한 사마리아인 법은 구조 중 본인 과실로 손해를 입힌 경우 책임을 면제해주고 비상시에 다른 사람을 돕도록 권장한다. 법률은 나라마다 다르지만 일반적으로 다음 조건을 충족해야 한다.

- 좋은 의도로 도움
- 보상을 기대하지 않고 처치를 제공함
- 훈련받은 범위 내에서 행동함
- 부주의한(무모한) 행동을 하지 않음

부주의한 행동에는 다음과 같은 것들이 있다.

- 수준 이하로 처치함
- 해야 할 법적 의무가 있는 상태에서 처치를 보류함
- 상해 또는 피해를 줌
- 훈련 받은 대로 처치하지 않음
- 환자를 포기함(처치를 하다가 전문 구조자가 오기 전에 처치를 멈추거나 자리를 떠남)

동의

응급처치 제공자는 응급처치 전 환자의 동의(허가)를 받아야 한다. 동의 없이 다른 사람을 만지는 것은 불법이며 소송의 근거가 될 수 있다. 그러므로 응급처치를 하기 전 항상 동의를 받는다.

만약...	그렇다면...
환자가 정신적으로 온전하며 법적 나이를 말하고 구두로 또는 고개를 끄덕여 처치를 허락함	응급처치로 환자를 돕는다.
환자가 도움을 거부했지만, 손상이나 질병이 심각함	환자에게 상태가 어떤지, 당신이 무엇을 하려고 하는지, 왜 응급처치가 필요한지 말한다. 그래도 처치를 거부하면 119에 신고한다. 잠재적인 법적 문제를 피하기 위해 증인을 확보한다.
성인이든 아동이든 반응이 없고 생명을 위협하는 상태	환자가 구조자의 도움을 받아들일 것이라고 가정하고 응급처치를 제공한다.
아동의 부모 또는 법적 보호자가 있거나 신속하게 연락할 수 있음	응급처치 전에 부모나 법적 보호자의 허가를 받는다.
아동의 부모 또는 법적 보호자가 없거나 연락할 수 없음	아동을 도울 수 있는 권한이 있다고 가정한다. 응급 상황 시에는 법률을 검토할 시간이 없다. 전문적인 진료가 필요한 경우 119로 신고한다. 동의 없이 아이를 태우고 병원으로 운전하지 않는다. 선한 의도라도 부모나 법적 보호자의 허락 없이 아동을 태우고 운전하는 것은 잠재적인 납치 혐의로 이어질 수 있다.
자기 결정 능력이 없는 성인 (이성적인 결정을 내릴 수 없음)	응급처치 전에 부모나 법적 보호자의 허가를 받는다. 대부분 상황에서 법 집행관은 사람을 제지하고 이송할 권한을 가진 유일한 사람이다.

질병 전파 방지

체액(예: 혈액, 타액 및 대변)은 때때로 질병을 일으키는 세균을 옮길 수 있다. 그러므로 항상 적절한 개인 보호 장비(PPE)를 착용해야 한다. 장갑을 사용할 수 없는 경우에는 비닐봉지에 손을 넣는다. 장갑을 착용했더라도 처치를 제공한 뒤에는 손을 철저히 씻는다. 비누와 물을 사용할 수 없다면 알코올 성분의 손 세정제를 사용하고 눈, 코, 입을 포함하여 노출된 부분까지 씻거나 헹군다. 직장에서는 감독자에게 알리고 체액에 노출되었을 때 주치의에게 연락해야 한다. 다음과 같은 질병에 걸리지 않기 위해서는 적절한 예방 조치를 취한다.

- HIV/AIDS
- B형 간염 바이러스
- C형 간염 바이러스
- 결핵
- 뇌수막염
- 코로나 바이러스-19

개인 보호 장비(PPE)

다음을 포함하는 개인 보호 장비를 착용하여 혈액 및 기타 체액과의 접촉을 피한다.

- 일회용 검진 장갑(가능한 경우 라텍스 성분이 아닌 장갑을 사용하고 니트릴 장갑을 권장, **그림 2-3**)
- 안구 보호 장비(고글 또는 얼굴보호대)
- 심폐소생술 시행 시 입보호기구(안면 마스크 또는 얼굴보호대)(**그림 2-4**)
- 질병 전파 방지를 위한 안면 마스크(마스크 또는 얼굴보호대)(**그림 2-5**)

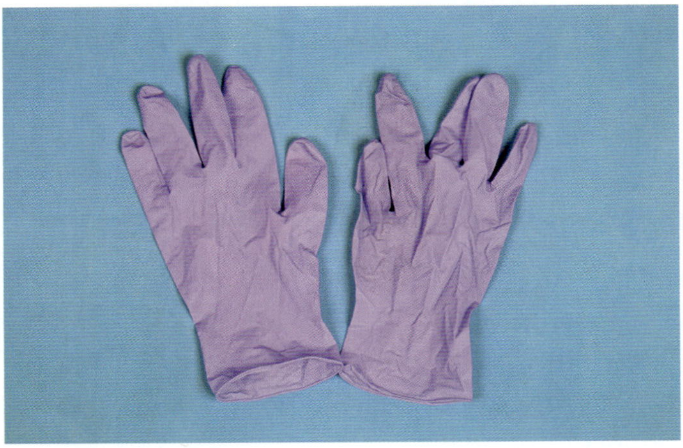

그림 2-3 일회용 장갑

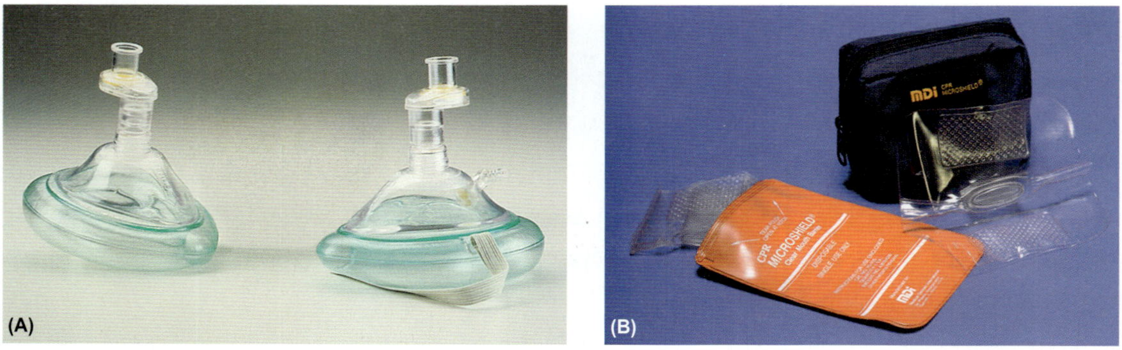

그림 2-4 입 차단 장치(Mouth-to-barrier) **(A)** 마스크 **(B)** 얼굴보호대

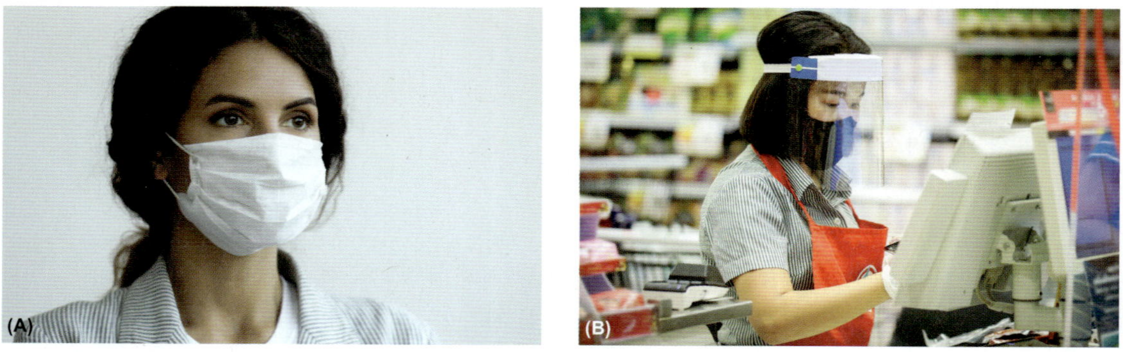

그림 2-5 **(A)** 공중위생을 위한 안면 마스크, **(B)** 공중위생을 위한 얼굴보호대

마스크

수년 동안 안면 마스크라는 용어는 CPR(그림 2-4 참조) 중 구조 호흡을 제공할 때 사용되는 입-보호기구를 의미한다. CPR 안면 마스크는 질병 예방을 위해 공공장소에서 착용하는 안면 마스크(예: 코로나 바이러스-19 대유행 동안 사용된 것, 그림 2-5 참조)와 매우 다르다. 다른 용어로 입-얼굴보호대(Mouth-to-face shield)라고도 하는데, 안면 마스크와 혼동할 수 있으니 두 개의 용어를 구분해서 사용해야 한다.

과거에는 일반적으로 의료 제공자만 마스크를 착용했기 때문에 안면 마스크를 착용하는 것은 응급처치 제공자에게 익숙치 않을 수 있지만 코와 입을 가리는 마스크를 착용하면 감염과 감염 확산을 방지하는 데 도움이 되므로 증상이 없어도 마스크를 착용하는 것이 중요하다. 가족이 아닌 사람을 도울 때 특히 그렇다. 마스크를 착용할 때는 마스크 앞면의 얼굴을 덮는 부분은 만지지 않도록 한다. 고리나 끈 이외의 부분을 만진 경우 손을 씻거나 알코올 60%가 함유된 손 소독제를 사용한다.

응급처치 시에는 적절한 안면 마스크를 착용하는 것이 좋다. 마스크를 코 아래, 목 주위 또는 이마 위로 두지 않는다(**그림 2-6**). 또한 가능하면 응급처치를 받는 사람도 얼굴 마스크나 입과 코를 가리는 얼굴보호대를 착용하는 것이 좋다.

안면 마스크를 올바르게 착용하기 위해 다음 단계를 따른다.

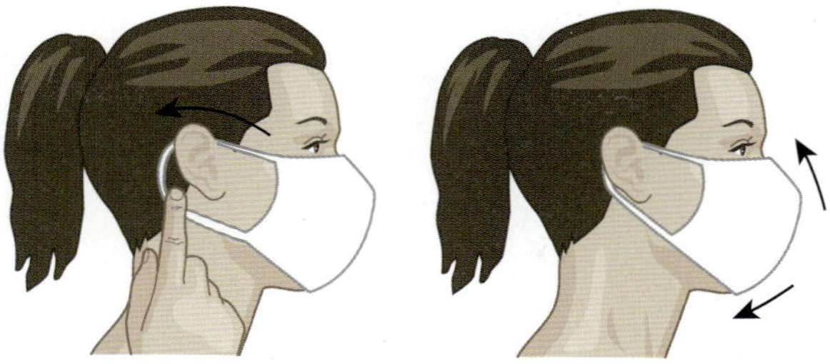

그림 2-6 올바르게 착용한 안면 마스크는 코와 입을 덮고 귀나 머리 주위에 고정되어야 한다.
© Jones & Bartlett Learning.

1. 손을 씻는다.
2. 귀 걸이나 머리에 두르는 끈으로만 마스크를 집는다. 마스크 앞면을 만지지 않는다.
3. 귀 걸이나 끈을 이용하여 마스크를 얼굴 쪽으로 당겨 코와 입을 가린다.
4. 마스크를 얼굴 측면과 턱 아래에 꼭 맞도록 맞추고 귀 걸이 또는 머리에 두르는 끈을 고정한다.

체액 세척

체액을 안전하게 세척하기 위해 다음 단계를 따른다.

1. 개인 보호 장비(PPE)를 착용한다.
2. 종이 수건으로 체액을 닦는다.
3. 표백제 희석 용액액체 표백제와 물을 1:10으로 섞은 용액을 분무하여 장소를 소독하고 건조시킨다.
4. 생물학적 위험 용기에 물질을 넣어 폐기한다. 불가능할 경우 이중으로 싸서 비닐봉지에 넣는다.
5. 끝나면 손을 씻는다.

손씻기

가능하면 응급처치 전후에 다음과 같이 손을 씻는다(장갑을 착용한 경우에도, 그림 2-7).

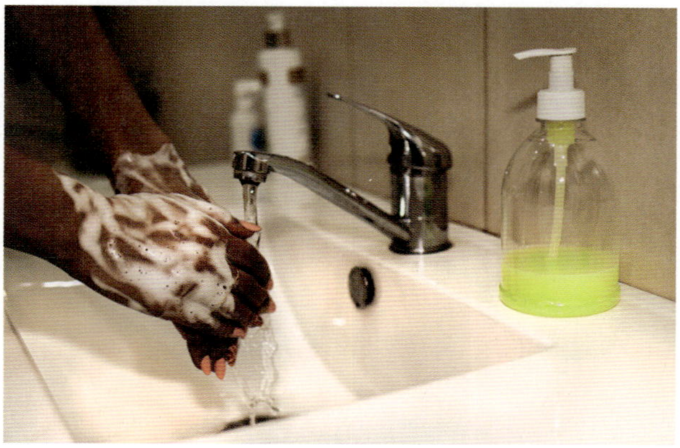

그림 2-7 손씻기
© diy13/Shutterstock.

1. 흐르는 깨끗한 물로 손을 적시고 비누를 바른다.
2. 손을 비비면서 거품을 내어 손등, 모든 손가락 사이, 손톱 아래를 구석구석 씻는다.
3. 손 표면을 최소 20초 동안 문지른다.
4. 흐르는 깨끗한 물로 비누를 완전히 헹군다.
5. 물이 계속 흐르는 상태에서 깨끗한 타월이나 종이 타월로 손을 닦는다. 수도꼭지를 만지지 말고 수건으로 감싼 채 잠근다.

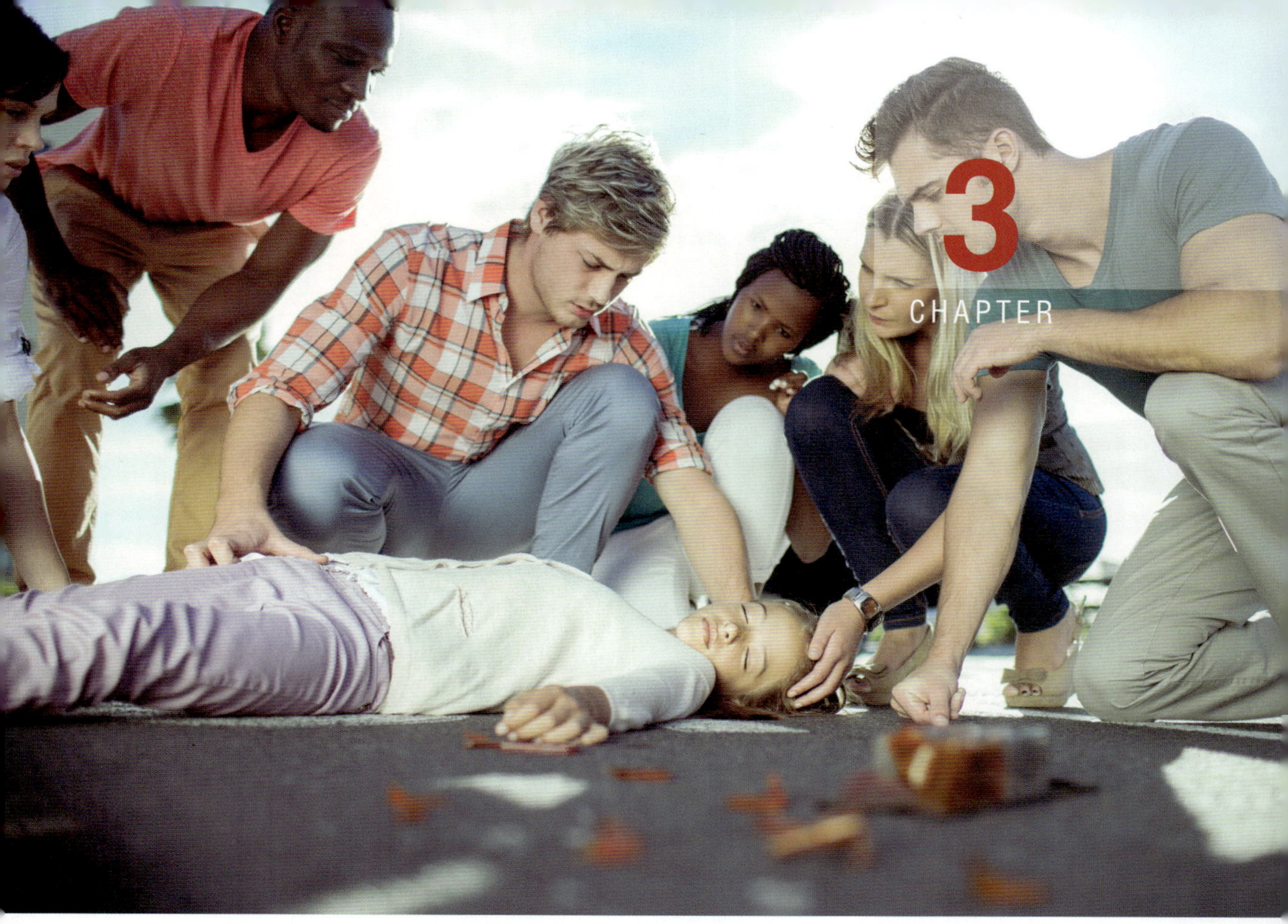

손상과 질병 확인

Checking an Injured or Ill Person

손상과 질병 확인

응급 상황에서는 해야 할 것과 하지 말아야 할 것을 아는 것이 중요하다(**차트 3-1**).

도움을 주기 전에 2장에서 설명한 적절한 조치를 취해야 한다. 응급처치가 필요한 사람은 반응 또는 무반응의 두 가지 유형으로 나뉘는데, 생명이 위태롭다고 판단되는 환자는 상태를 평가하기 전에 우선적으로 치료해야 한다.

한눈에 보기

- 손상과 질병 확인
- 반응이 없는 환자 확인
- 반응이 있는 환자 확인
- 부상자 또는 질병자 병력 청취
- 신체검사 (머리부터 발끝까지 확인)

차트 3-1 환자 상태 파악 순서도

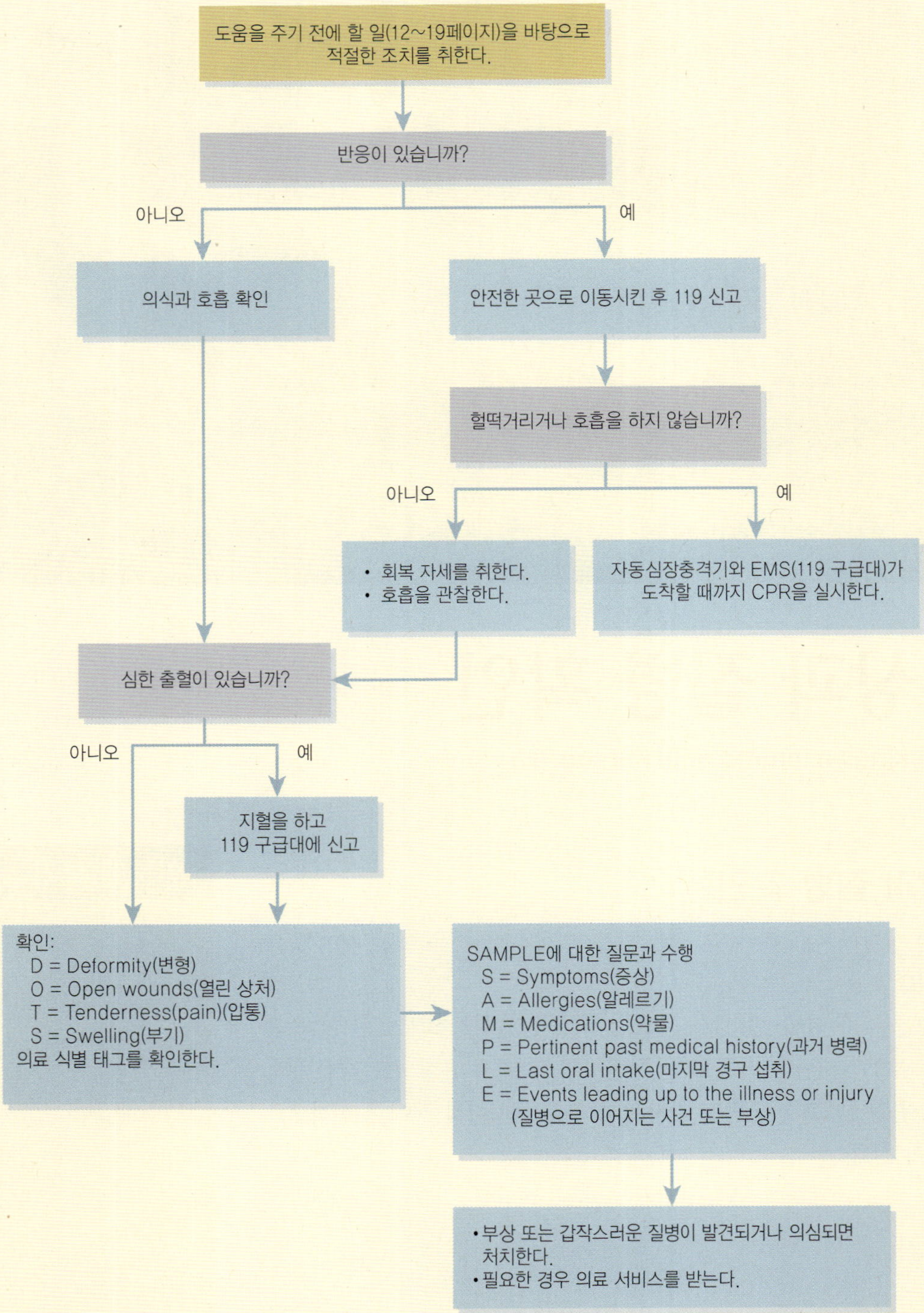

Abbreviations: AED, automated external defibrillator; CPR, cardiopulmonary resuscitation; EMS, emergency medical services.

반응이 없는 환자 확인

반응이 없는 환자란 몸을 두드리거나 상태를 물어도 움직이거나 말하지 못하며 눈을 뜨거나 신음을 내지 못하는 사람이다.

반응이 없는 환자는 다음 단계를 따른다.

1. 상대방의 어깨를 두드리며 "괜찮으세요?"라고 소리친다.
2. 반응이 없다면 도움을 요청한다.

만약...	그렇다면...
누군가 도우러 왔다면	119에 신고하고 구급상자와 AED을 요청한다.
주변에 도와줄 사람이 없고 휴대폰을 가지고 있다면	**1.** 휴대폰을 스피커폰으로 전환하고 119 구급대에 전화해 119 상담원의 지시를 따른다. **2.** 구급상자와 AED를 가지러 간다.
주변에 도와줄 사람이 없고 휴대폰도 없다면	전화를 찾아 119에 신고한 후 구급상자와 AED를 가지러 간다.

3. 호흡을 확인한다.

만약...	그렇다면...
정상적으로 호흡하고 있다면	**1.** 환자를 옆으로 눕혀 회복 자세를 취한다(**그림 3-1**). **2.** 119에 신고한다. **3.** 응급 의료팀이 도착할 때까지 환자와 함께 있는다.
정상적으로 호흡하지 않거나 헐떡거린다면	**1.** 119에 신고한다. **2.** 심폐소생술을 시작하고 AED를 사용한다(114~123페이지 참조).

4. 피가 흐르거나 뿜어져 나오는지 확인한다. 출혈이 있다면 즉시 지혈한다.
5. 의료 식별 태그를 확인한다(**그림 3-2**). 의료 식별 태그는 환자가 몸에 지니고 있거나 휴대전화에 저장되어 있을 수 있는데, 그 사람의 병력이나 상태를 확인하는 데 도움을 준다. 디지털 의료 인식 태그는 전화기의 잠금을 해제하지 않아도 확인할 수 있다.

반응이 있는 환자 확인

반응이 있는 사람은 두드리면 움직이고, 말하고, 눈을 뜨며, 반응하고 질문에 대답한다.

반응이 있는 사람이라면 다음 단계를 따른다.

1. 상대방에게 "괜찮으세요?"라고 물어본다.
2. 반응을 한다면 자신을 소개하고 응급처치 훈련을 받았음을 알린다. 환자의 이름을 확인해 소통할 때 사용한다.
3. 응급처치에 대한 환자의 동의를 얻는다.
4. 환자에게 장소, 날짜에 대해 묻는다. 환자의 대답에 따라 의식 상태를 판단한다.
5. 호흡곤란이 있는지 빠르게 확인한다.
6. 심각한 출혈이 있는지 확인하고, 상처에 피가 흐르거나 솟구치는 경우 27~35페이지의 설명과 같이 지혈한다.
7. 생명이 위태롭다고 판단되면 즉시 치료한다.

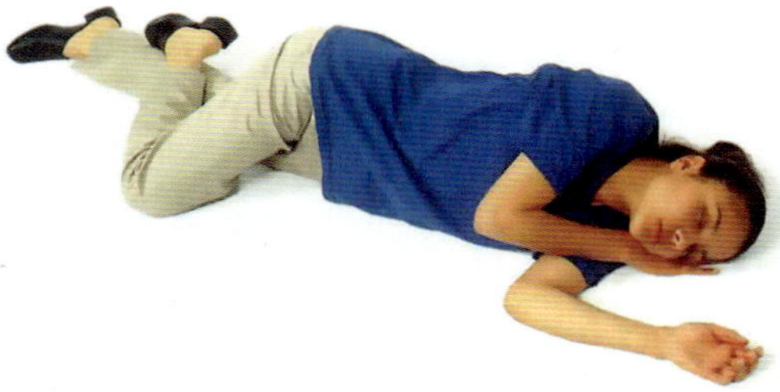

그림 3-1 회복 자세. 위쪽 손은 볼 아래에 받쳐 주고 기도를 열어 체액이 빠져나갈 수 있도록 턱을 들어올려 입을 살짝 아래로 향하게 한다. 척추 손상이 의심되는 경우 움직이지 않는다.
© Jones & Bartlett Learning.

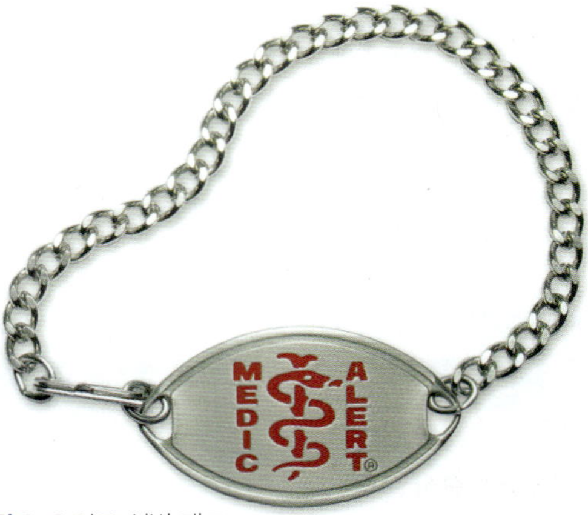

그림 3-2 의료 식별 태그
Courtesy of the MedicAlert Foundation®. © 2006. All Rights Reserved. MedicAlert® is a federally registered trademark and service mark.

8. 큰소리로 도움을 요청한다.

만약...	그렇다면...
누군가 도우러 왔다면	119 구급대에 신고하고 구급상자를 요청한다.
주변에 도와줄 사람이 없고, 휴대폰도 없다면	우선 생명에 지장이 없도록 처치하면서 119에 신고하고 119 상담원의 지시에 따른다.

9. 의료 식별 태그를 찾거나 물어본다.

부상자 또는 질병자 병력 청취

'SAMPLE 기억법'을 이용하여 환자의 정보를 수집한다. SAMPLE 기억법은 반드시 물어보아야 할 질문들로 구성하여 환자의 상태를 파악하기 쉽도록 한다. 환자들은 대개 SAMPLE 기억법의 질문에 잘 대답하지만 환자가 말하지 못하는 경우에는 가족, 친구, 주변인을 통해 듣거나 의료 식별 태그를 통해 정보를 얻는다.

S = 증상(Symptoms)(주 증상): "어디를 다쳤나?"
A = 알레르기(Allergies): "알레르기가 있는가?"
M = 약물(Medications): "약을 복용하고 있는가, 무엇 때문에 복용했나, 언제 마지막으로 복용했나?"
P = 과거 질환(Pertinent past medical problems): "과거에 이런 적이 있었나? 다른 증상이 있는가?
L = "마지막으로 먹은 음식이나 음료(Last food or drink): 먹은 음식이나 음료는 무엇인가, 언제 먹었나, 얼마나 먹었나?"
E = 사고나 질병으로 이어진 사건(Events leading up to the condition, the injury or illness)

- 부상: "어떻게 다쳤나?"
- 질병: "왜 아픈가?

질병과 관련된 환자의 주호소만으로는 환자의 상태를 정확히 파악하기 어렵다. 그러므로 원인을 확정하는 대신 환자의 상태가 심각하다면 전문적인 진료가 필요한지 판단해야 한다. 응급의료서비스(EMS)가 도착하면 구급대원에게 SAMPLE 기억법을 통해 알아낸 정보를 반드시 알려준다. 무엇이 잘못되었는지, 환자에게 필요한 의료서비스가 무엇인지를 결정하는 데 도움이 될 수 있다.

신체검사(머리부터 발끝까지 확인)

무엇이 잘못되었는지 알기 전에는 응급처치를 할 수 없다는 것을 기억해야 한다. 갑작스럽게 질병이 발현된 대부분의 사람들이 머리부터 발끝까지 하는 신체검사를 받지는 않는다. 특정 신체 부위의 주호소(주증상)만 검사할 가능성이 높다. 이러한 신체검사는 응급 상황에서 신속하고 빠르게 행동할 수 있도록 한다. 반면 머리부터 발끝까지 검사해야 하는 경우도 있다. 이때는 DOTS을 이용하여 몸 전체를 살펴보고 질문한다(반응이 없는 환자라면 가족, 친구 또는 주변 사람에게 물어볼 수 있다. **그림 3-3**).

D = 변형(Deformity): 신체 부위의 모양이 비정상적이다. 다치지 않은 부위와 비교한다. 변형은 뼈가 부러지거나 관절이 탈구될 때 발생한다.
O = 열린 상처(Open wounds): 피부가 찢어졌거나 출혈이 보인다.
T = 압통(Tenderness): 아픈 부위 및 상처 부위에 통증이 없는지 확인한다.
S = 부기(Swelling): 신체 부위가 평소보다 커 보인다. 몸의 한쪽을 다른 쪽과 비교한다.

신체검사 전에 우선 환자에게 검사의 시작을 알리고 DOTS를 바탕으로 신체 각 부위를 검사한다. 머리에서 시작하고 팔과 손을 마지막으로 확인한다.

- 머리와 목
- 어깨
- 가슴과 복부
- 골반
- 다리와 발
- 팔과 손

평가 도중 심각한 문제를 발견하면 중단하고 응급처치를 시작한다. 갑작스럽게 발생한 응급상황에서는 정확한 원인을 찾지 못할 수도 있다. 그렇더라도 전문적인 진료가 필요할 정도로 심각한지 확인해야 한다.

신체검사 시 주의 사항

응급처치 제공자는 검사 시 부득이하게 부상자나 기타 질병의 환자와 접촉해야 한다. 그렇기 때문에 신체검사를 하는 동안에는 개인 보호 장비를 착용해 가능한 한 환자를 직접 만지거나 확인하는 것을 피해야 한다.

구조자와 환자의 접촉을 줄이기 위해 신체검사는 다음 지침에 따른다.

DOTS을 이용하여 환자에게 질문한다. 네 가지 증상 중 세 가지, 즉 변형, 열린 상처, 부기는 눈으로 확인할 수 있지만 압통은 확인할 수 없다. 그러므로 환자에게 증상을 물어보거나 신체 부위를 눌러 통증을 느껴보도록 한다. 검사를 진행하는 동안에는 한 번에 하나씩 신체 부위를 확인하도록 한다.

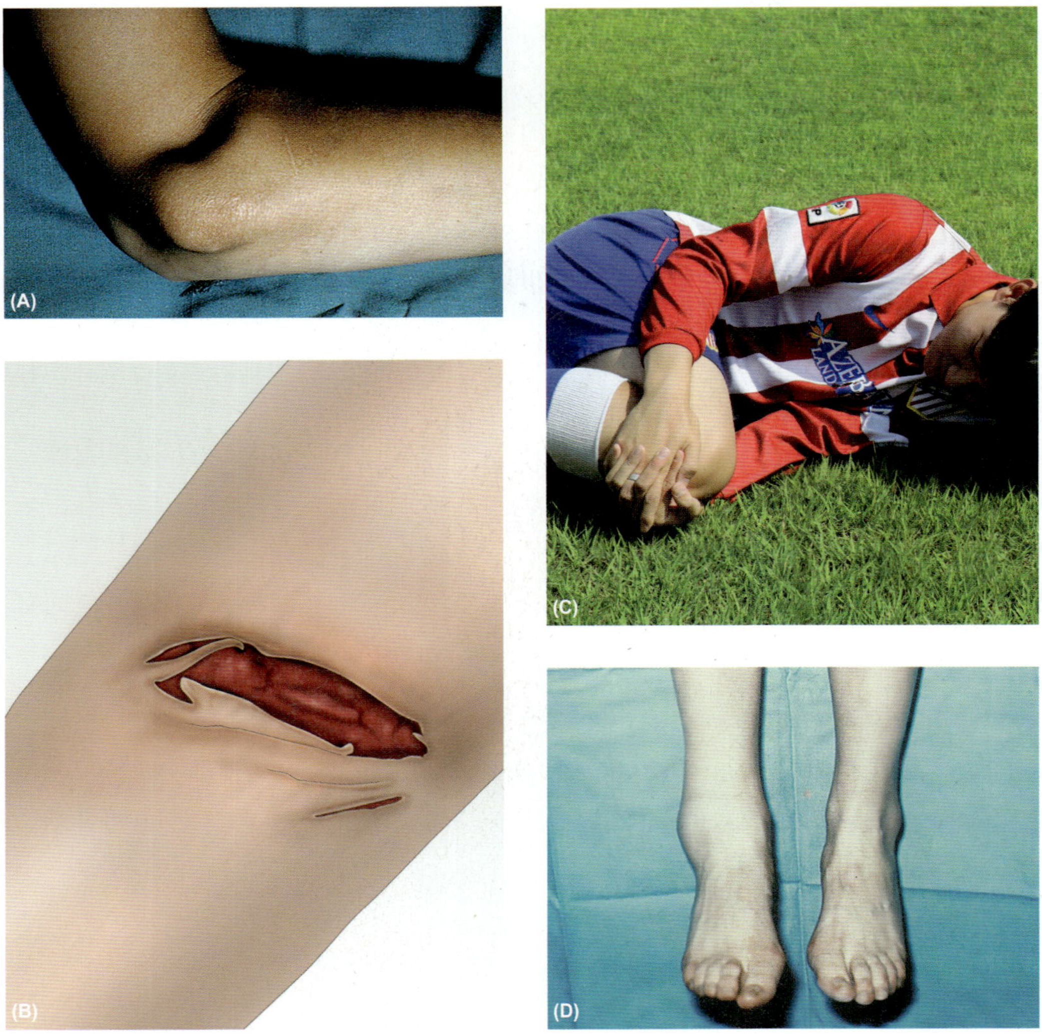

그림 3–3 머리부터 발끝까지 DOTS를 확인한다. **(A)** 변형 **(B)** 열린 상처 **(C)** 압통(통증) **(D)** 부기

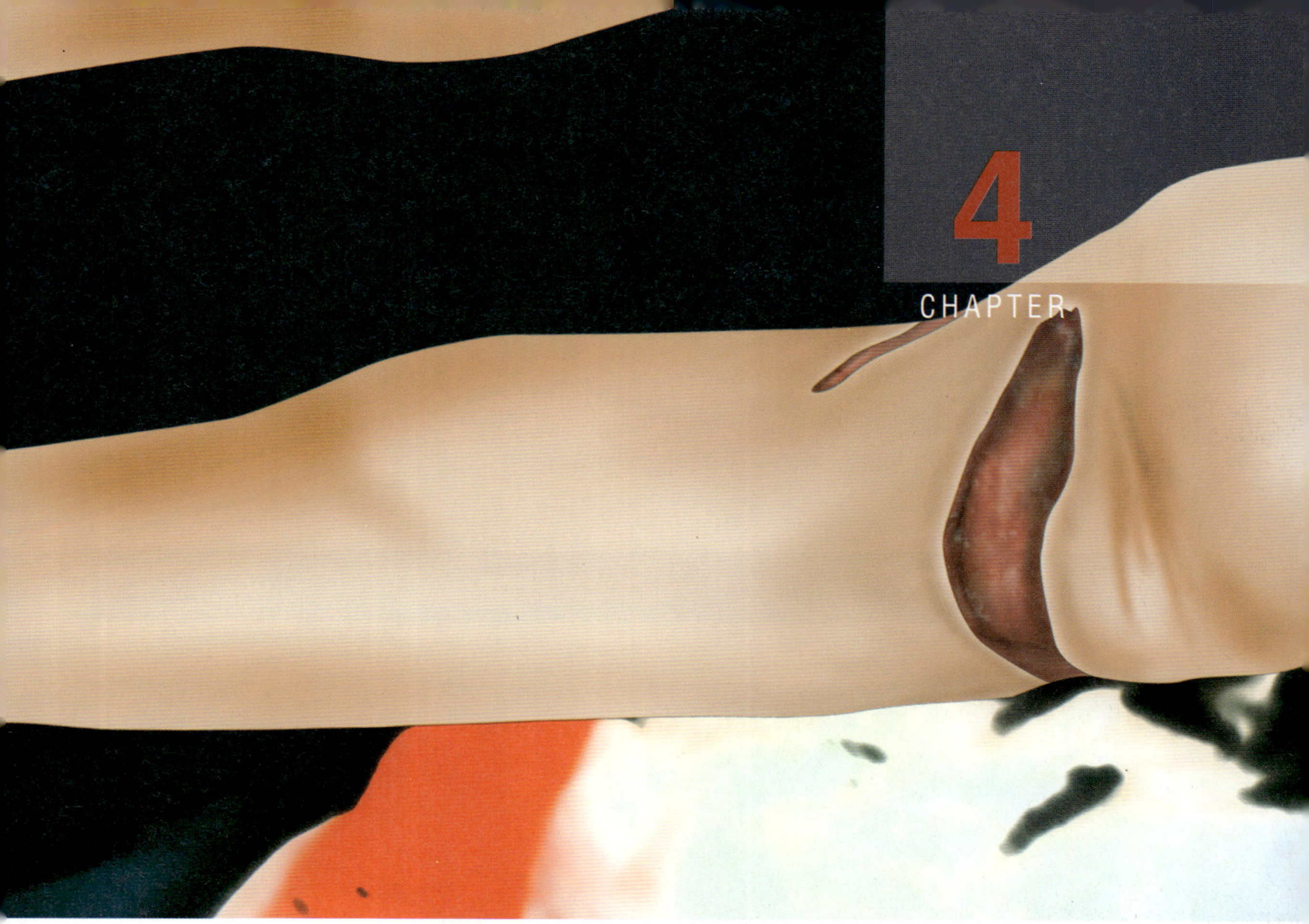

4

CHAPTER

손상 응급

Injury Emergencies

지혈

다양한 유형의 손상이 혈액과 관련될 수 있으므로 출혈과 대량 출혈(단시간에 다량의 출혈)을 제어하는 방법을 아는 것이 중요하다. 어떤 경우에는 응급처치 제공자가 기도를 확인하기 전에 대량 출혈이 있는지부터 살펴야 하는 경우도 있다. 출혈은 가장 눈에 띄는 손상이자 잦은 부상이다.

지혈을 위해서는 드레싱과 붕대를 사용하여 **실습 4-1** 단계를 따른다. 드레싱은 열린 상처에 직접 닿게 덮는다(**그림 4-1**). 가능하면 드레싱은 무균 상태이고, 상처보다 크고, 두껍고, 부드럽고, 압박 가능한 것이어야 하며, 보풀이 없어야 한다. 붕대는 열린 상처 위의 드레싱을 제자리에 고정하며 지혈을 위해 압박을 가하는 데 사용된다. 또한 부기를 예방하거나

한눈에 보기

감소시키고 팔다리나 관절에 안정성을 제공한다. 대부분의 출혈은 직접 압박으로 지혈된다.

직접 압박을 가한 후에도 출혈이 지속된다면 상처에서 약 2~3인치(5~8cm) 높은 위치에 지혈대를 사용하여 꽉 조인다. 그러나 관절 위에 지혈대를 조여서는 안 된다. 지혈대를 상처 위 2~3인치 위에 적용할 경우 관절 위에 놓이게 되면 지혈대를 보다 위쪽에 둔다. 지혈대는 팔과 다리에만 적용하며(표 4-1) 지혈 시 팔이나 다리를 들어올리거나 압박 지점에 압력을 가해서는 안 된다. 이러한 기술은 아직 검증되지 않았으며 다른 손상을 악화시키거나 보다 효과적인 처치를 지연시킬 수 있기 때문이다. 또한 압박 지점(예: 위팔동맥, 넙다리동맥)에 압박을 가하는 것은 어렵고 비효율적일 수 있다.

실습 4-1 지혈

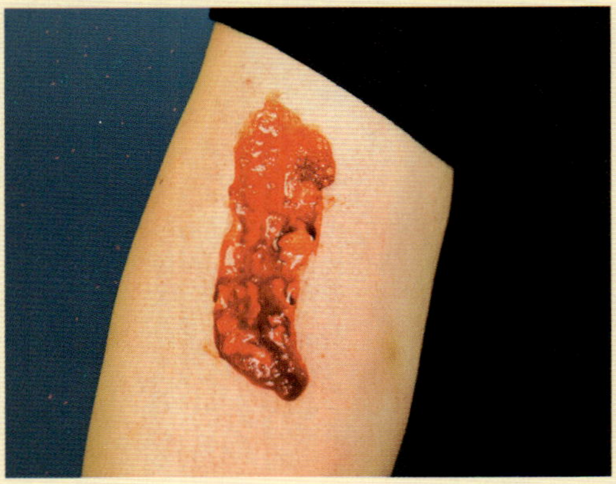

1 파우더 프리 일회용 라텍스 장갑(가능한 한 니트릴 장갑 선택)을 끼고 상처를 노출시킨다. 장갑을 사용할 수 없는 경우 깨끗한 것을 이용하여 덮어 준다(예: 비닐 봉지, 비닐 랩, 여분의 드레싱, 천). 이러한 것들을 사용할 수 없는 경우 손으로 압박을 가한다. 박힌 물체를 제거하거나 압박을 가하지 않는다.

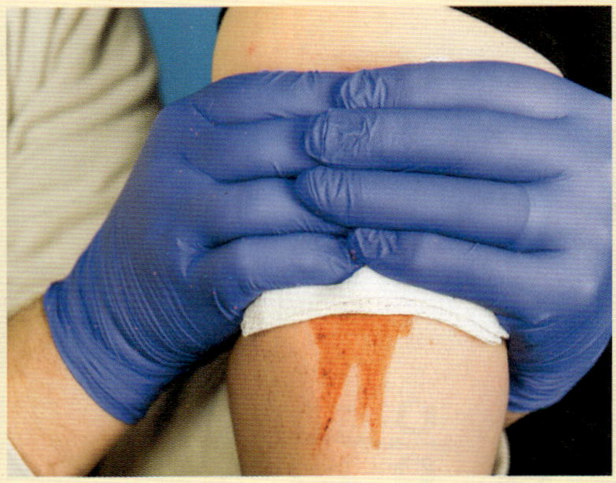

2 멸균 또는 깨끗한 드레싱으로 상처를 덮는다. 작은 상처는 손가락, 큰 상처는 손바닥의 평평한 부분으로 압박을 한다. 출혈이 멈출 때까지 압박을 지속적으로 가한다. 드레싱이 없으면 장갑을 낀 손을 이용하거나 환자가 손으로 압박을 가하도록 한다. 박힌 물체를 제거하거나 압박을 가하지 않는다. 팔다리의 경우 직접적인 압박으로 첫 1분 이내에 대량 출혈이 멈추지 않으면 지혈대를 적용한다(적절한 지혈대 적용은 Step 5 참조).

실습 4-1 지혈

(계속)

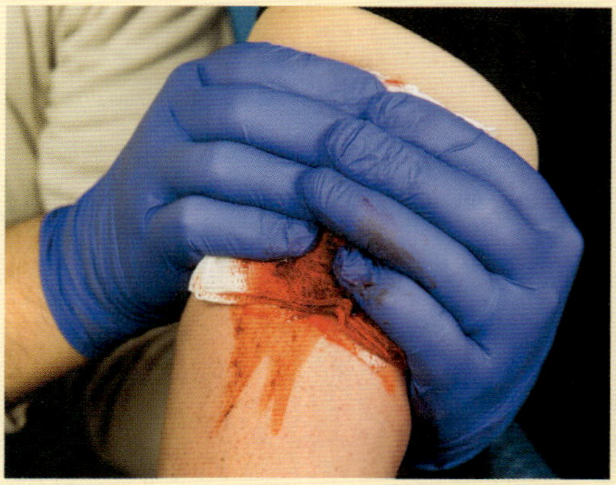

3 생명을 위협하는 대량 출혈이 아니고 5~10분 동안 직접 압박을 시행해도 출혈이 멈추지 않으면 첫 번째 드레싱 위에 새로운 드레싱을 덮어 준 후 보다 넓은 부위를 좀 더 세게 압박한다. 피가 묻은 드레싱을 제거하지 말고 기존 드레싱 위에 새로운 드레싱을 추가한다.

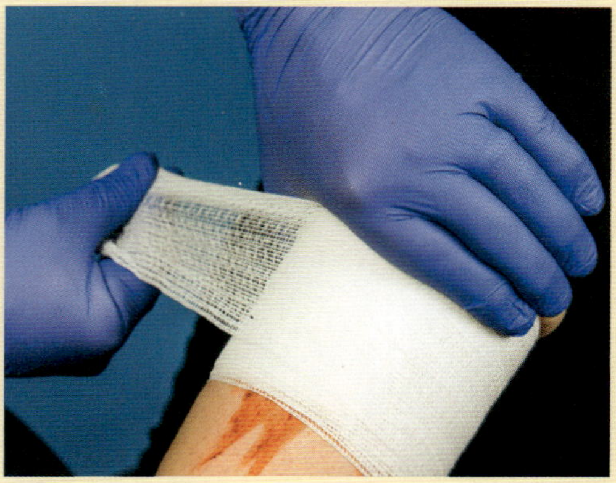

4 출혈이 멈췄거나 상처를 더 이상 압박할 수 없으면 드레싱 위에 붕대를 단단히 감아 상처에 압박을 가하고 드레싱을 제자리에 고정한다. 팔이나 다리의 경우 접착력이 있는 롤러 붕대를 감는다(실습 4-5 참조). 순환을 차단할 정도로 너무 단단히 압박해서는 안 된다. 대부분은 이러한 방법으로 출혈이 멈춘다(상처 관리는 35페이지 참조).

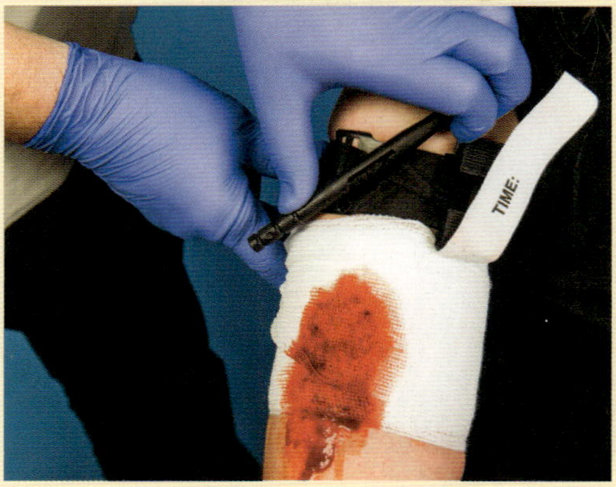

5 직접적인 압박으로 팔이나 다리의 출혈이 즉시 멈추지 않으면 제조된 지혈대를 사용한다(실습 4-2 참조). 지혈대를 착용할 수 없는 신체 부위(예: 가슴, 등, 어깨, 엉덩이) 또는 지혈대 적용 후에도 출혈이 계속되는 경우는 지혈 드레싱 거즈(혈액 응고를 돕는 특수 드레싱 거즈)를 상처 위에 직접 덮은 후 출혈이 멈출 때까지 5분 동안 강하게 직접 압박한다.

(계속)

실습 4-1 지혈

(계속)

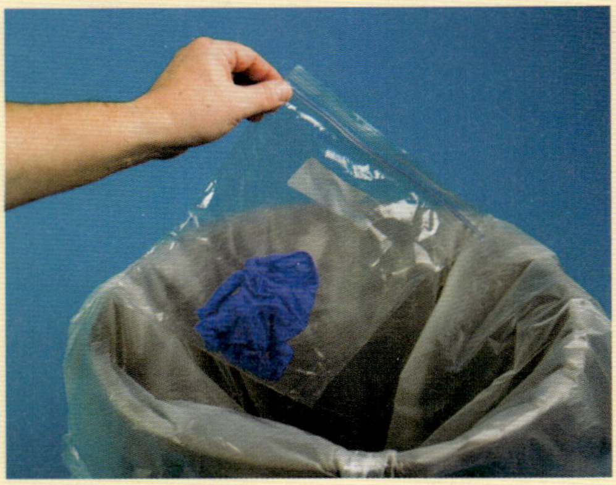

6 출혈이 멈춘 후

a. 상처를 돌본다(35~37페이지 참조).
b. 장갑과 혈액에 오염된 의복은 적절히 폐기한다.
c. 손을 씻는다.
d. 필요한 경우 상처 부위를 세척하거나 상처를 봉합하고, 파상풍 접종을 위한 진료를 받는다.
e. 생명을 위협하는 대량 출혈의 경우 EMS에 신고한다.

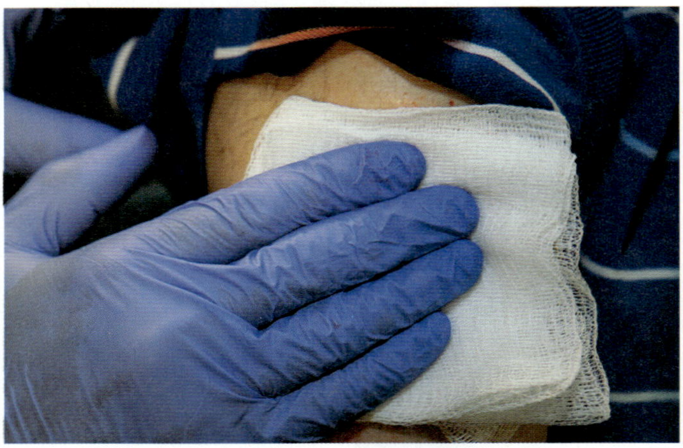

그림 4-1 드레싱

표 4-1 일반적인 지혈대 실수

출혈을 최소화하기 위해 지혈대를 사용해야 할 때 사용하지 않음
출혈이 적은 부위에 지혈대 사용
지혈대를 출혈 부위에서 너무 먼 곳에서 조이는 경우
출혈이 멈출 만큼 충분하게 지혈대를 조이지 않은 경우
필요할 때 두 번째 지혈대를 사용하지 않음
밧줄, 철사, 끈, 줄, 벨트와 같이 좁은 것을 사용하는 경우
너무 오랜 시간 동안 지혈대를 착용한 경우
손상된 말단까지 혈류를 보내기 위해 주기적으로 지혈대를 느슨하게 함
지혈대 착용 효과를 모니터링하지 않음

관찰할 것	해야 할 것
출혈이 조절된다.	**1.** 상처를 돌본다(35~37페이지 참조). **2.** 필요시 상처 부위를 세척하거나 상처를 봉합하고, 파상풍 접종을 위한 진료를 받는다.
출혈이 지속된다.	**1.** 제조된 지혈대를 상처 부위보다 2~3인치(5~8cm) 위를 조인다(**그림 4-2**). • 지혈대는 팔과 다리에만 사용한다. • 지혈대를 출혈이 멈출 때까지 조인 다음 제자리에 고정한다. 출혈이 지속되면 첫 번째 지혈대보다 2~3인치(5~8cm) 위에 두 번째 지혈대를 적용한다. **2.** 즉석 지혈대는 종종 지혈에 실패하는 경우가 있다. 그러므로 필요한 경우 자가 구조를 위해 한 손으로 사용할 수 있도록 설계된 전문 지혈대를 사용하는 것이 좋다(**실습 4-2**). **3.** 지혈대가 보이지 않게 덮거나 지혈대를 느슨하게 풀거나 제거하지 않는다. 'TQ' 또는 'TK' 지혈대용 테이프를 이용하여 지혈대 착용시간을 기록하여 환자 이마에 붙인다. 제조된 지혈대에는 착용한 시간을 기록할 수 있는 식별표가 있다. 메모 지혈대는 사격이나 전쟁과 같은 위험한 상황이나 자연 재해, 폭발, 자동차 및 항공기 충돌과 같이 2명 이상 응급처치가 필요한 대형 사고가 발생했을 때 신속하게 사용할 수 있다. 지혈대는 '높고 단단한' 위치에 고정해야 하는데, 팔의 경우 겨드랑이 근처, 다리의 경우 사타구니 근처에 지혈대를 사용하면 신속하게 지혈할 수 있고, 심각한 부상으로부터 생명을 보호할 수 있다.
출혈이 여전히 지속된다.	**1.** 다음과 같은 경우 지혈 드레싱을 사용한다. • 직접적인 압박은 지혈에 효과적이지 않다. • 지혈대를 사용할 수 없거나 효과가 없다(예: 상처가 복부, 가슴, 등에 있음). **2.** 지혈 드레싱(혈액 응고에 도움이 되는 특수 드레싱)을 출혈 부위에 붙이고 압박 붕대를 사용해 단단하게 압박한다. 대체적으로 지혈 드레싱은 효과적이고 안전한 것으로 입증되었다(**그림 4-3**). 지혈 드레싱을 사용할 수 없는 경우에는 거즈나 깨끗한 천을 사용한다. 지혈 드레싱 사용 방법은 아래와 같다. • 상처에 고인 피를 닦는다. • 지혈 거즈 드레싱(또는 깨끗한 천이나 거즈)으로 상처를 직접 막는다(단지 덮개로 사용하지 않음). • 지혈 거즈 즈레싱을 적용한 상처 부위를 5분 정도 또는 출혈이 멈출 때까지 강하게 직접 압박한다. **3.** 지혈 드레싱을 사용하기 전에 119에 신고한다. **4.** 전문 지혈대가 없거나 직접 압박과 지혈 드레싱 처치만으로는 출혈이 멈추지 않을 때는 즉석 지혈대 사용을 고려한다(**실습 4-3**).

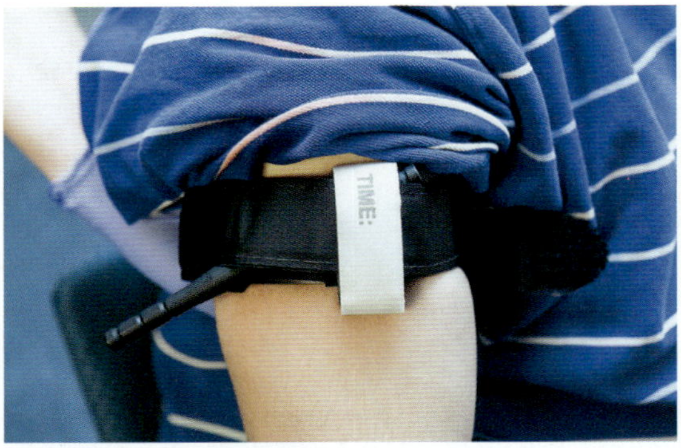

그림 4–2 지혈대는 혈류를 멈추기 위해 팔다리를 단단히 감싸 조이는 기구이다.

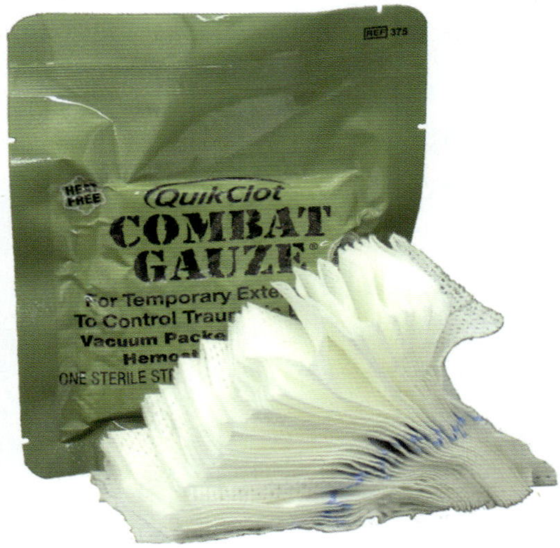

그림 4–3 지혈 드레싱은 지혈제를 적신 거즈 스타일의 드레싱이다.

실습 4–2 대량 출혈 관리: 제조된 지혈대 적용

직접적인 압박만으로 출혈이 멈추지 않을 때 제조된 지혈대를 사용하여 생명을 구한다(실습 4–1: 출혈 제어 참조).
지혈대 사용 전에 119에 신고한다.

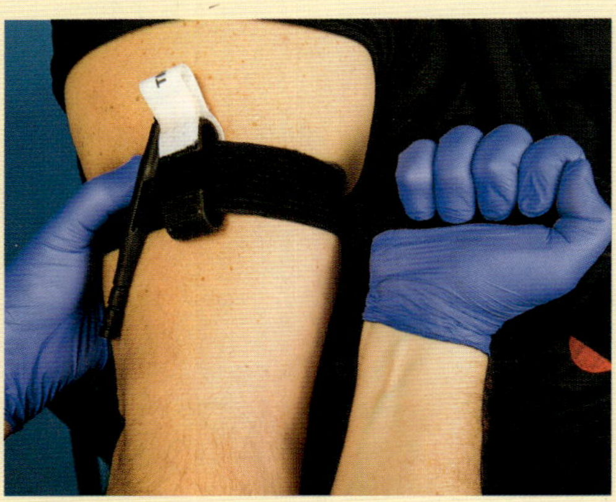

1 지혈대를 상처 위 약 2인치(5cm) 위치에 단단히 조인다. 팔이나 다리 이외의 곳이나 관절(예: 팔꿈치, 손목, 무릎)에는 사용하지 않는다.

실습 4-2 대량 출혈 관리: 제조된 지혈대 적용 *(계속)*

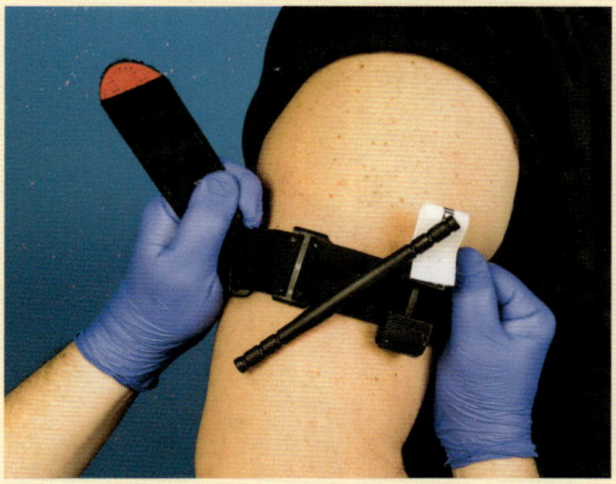

2 지혈대의 당겨 최대한 조인 후 끝을 고정한다. 버클에 벨크로 스트랩을 끼우고 끝 스트랩을 단단히 당겨 지혈대를 조인다.

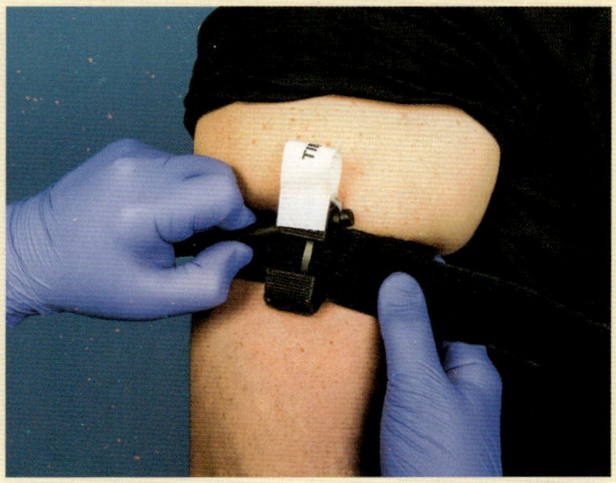

3 출혈이 멈출 때까지 막대를 한 방향으로 돌려서 지혈대를 계속 조인다. 그런 다음 벨크로나 홀더를 사용하여 꼬임 막대를 제자리에 고정하여 막대가 풀리지 않도록 한다.

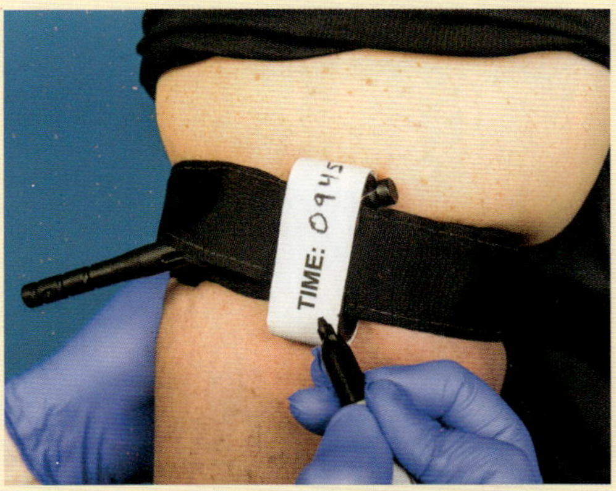

4 지혈대의 식별표에 지혈대 시작 시간을 기록한다. 식별표가 없으면 지혈대용 테이프에 'TQ' 또는 'TK'와 지혈대 사용 시작 시간을 적어 이마에 붙인다. 지혈대를 보이지 않게 덮거나 풀어서 제거하지 않는다.

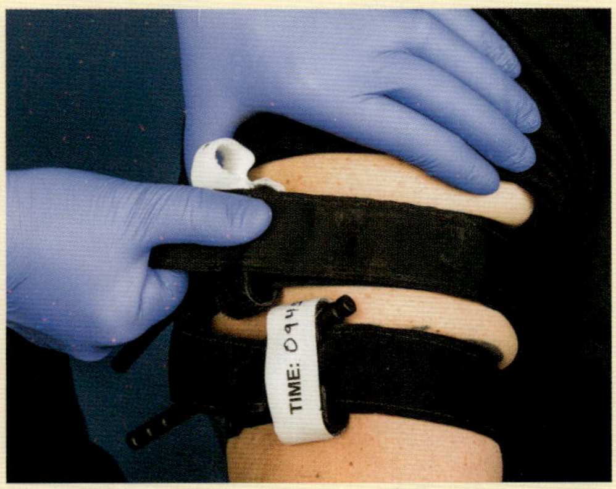

5 대량 출혈이 지속되면 지혈대가 충분히 조여지지 않은 것이므로 지혈대를 더 조인다. 그래도 효과가 없다면 첫 번째 지혈대 근처에 두 번째 지혈대를 적용한다. 그러나 대체적으로 두 번째 지혈대는 거의 필요하지 않다.

실습 4-3 대량 출혈 관리: 즉석 지혈대 적용하기

전문 지혈대나 지혈 드레싱이 없고 직접적으로 압박해도(실습 4-1 참조) 효과가 없을 때에는 즉석에서 지혈대를 만들어 생명을 구할 수 있다(실습 4-2 참조). 지혈대 시행 전에 119에 신고한다.

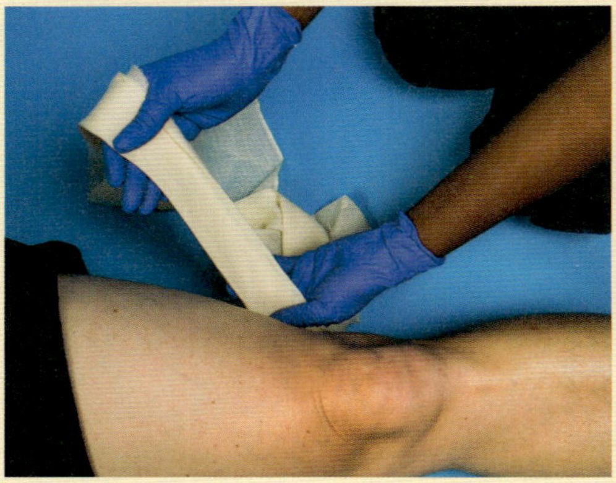

1 상처를 드러낸다. 접힌 삼각형 붕대, 넓은 롤러 붕대 또는 이와 유사한 천을 약 5cm(2인치) 정도의 폭에 두께가 여러 겹인 긴 밴드로 접어 사용한다. 표면적이 좁은 철사나, 로프, 노끈 등은 사용하지 않는다.

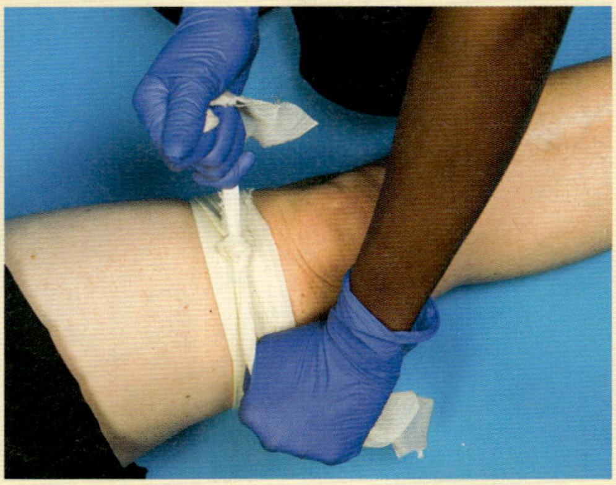

2 접은 밴드를 상처 위 약 2~3인치(5~8cm) 위로 두 번 감고 오버핸드 매듭을 묶는다. 팔이나 다리 이외의 관절 위에 적용하지 않는다.

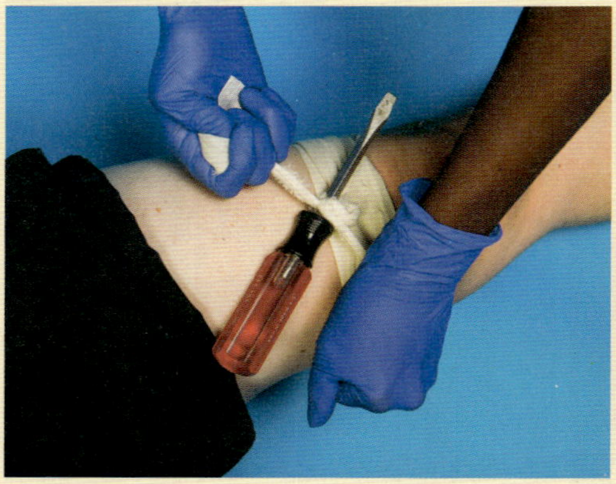

3 매듭 위에 드라이버나 막대기와 같은 짧고 단단한 물체를 놓고 천 밴드의 끝으로 물체 위에서 사각형 매듭을 묶는다.

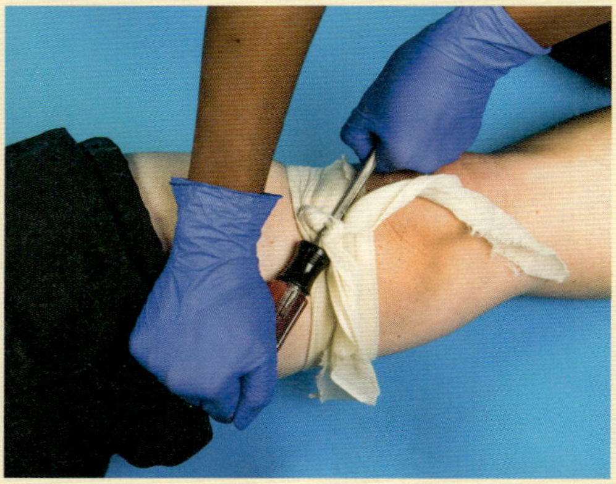

4 출혈이 멈출 때까지 드라이버나 막대기를 한 방향으로 돌려 조인다. 적절한 압박이 가해지면 다른 천이나 테이프로 드라이브나 막대기를 고정하여 지혈대가 풀리는 것을 방지한다.

실습 4-3 대량 출혈 관리: 즉석 지혈대 적용하기 (계속)

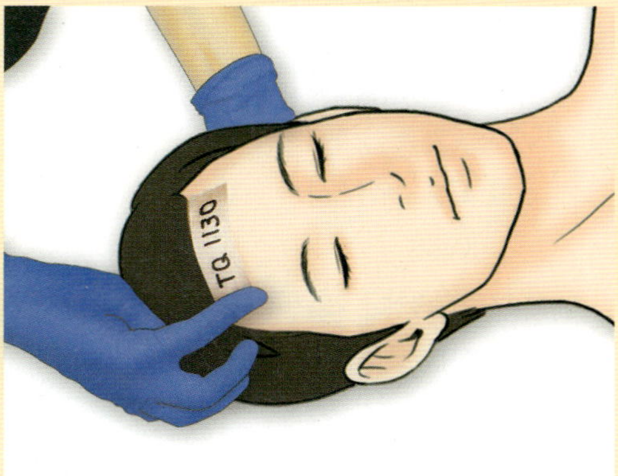

5 지혈대용 테이프에 'TQ' 또는 'TK'와 적용 시간을 적어서 환자의 이마에 붙인다. 지혈대를 덮거나 풀거나 제거하지 않는다.

6 대량 출혈이 지속되면 지혈대가 충분히 조여지지 않은 것이므로 지혈대를 더 조인다. 그래도 효과가 없다면 첫 번째 지혈대 근처에 두 번째 지혈대를 적용한다. 그러나 두 번째 지혈대는 거의 필요하지 않다.

상처 처치

상처는 외부의 물리적인 힘으로 생긴 손상이다. 상처를 닦기 전후에는 비누로 흐르는 물에 손을 세게 문지르며 씻고 물이 없다면 알코올 손 소독제를 사용한다. 일회용 의료 검사 장갑을 착용하는 것도 질병으로부터 자신과 환자를 보호하는 좋은 방법이다.

얕은 상처

1. 따뜻한 물 또는 상온의 흐르는 물로 비누 유무에 상관없이 상처 내부와 주위를 부드럽게 씻는다. 찬 물은 따뜻한 물만큼 효과적이지만 불편할 수 있다. 흐르는 물이 없으면 깨끗한 물을 사용한다.
2. 흐르는 물(예: 수도꼭지에서)로 상처 내부를 씻어내고(**그림 4-4**). 해당 부위를 두드려 건조시킨다.
3. 출혈이 다시 시작되면 직접 압박을 가한다.
4. 환자가 약물에 민감하지 않은 경우 상처에 항생제 연고를 얇게 바른다. 과산화수소, 알코올 또는 요오드를 바르지 않는다.
5. 멸균된 깨끗한 드레싱과 붕대로 상처를 덮는다(**실습 4-4**).

심한 상처

어떤 상처들은 감염 위험이 더 높다(**표 4-2**). 감염 위험이 높은 상처는 다음 조치를 취한다.

1. 상처 부위를 최대한 깨끗하게 한다.
2. 멸균된 깨끗한 드레싱으로 덮고 붕대로 고정한다.
3. 쇼크 관리: 체온이 떨어지거나 열이 오르지 않도록 한다.

전문적인 진료를 받아야 할 때

고위험 상처는 전문적인 진료를 받아야 한다. 봉합은 필요한 경우 손상 후 6~8시간 이내에 시행하는 것이 가장 좋다. 10년(상처가 오염된 경우 5년) 이내에 파상풍 예방접종을 하지 않은 경우에는 72시간 이내에 전문적인 진료를 받아 파상풍 접종을 해야 한다.

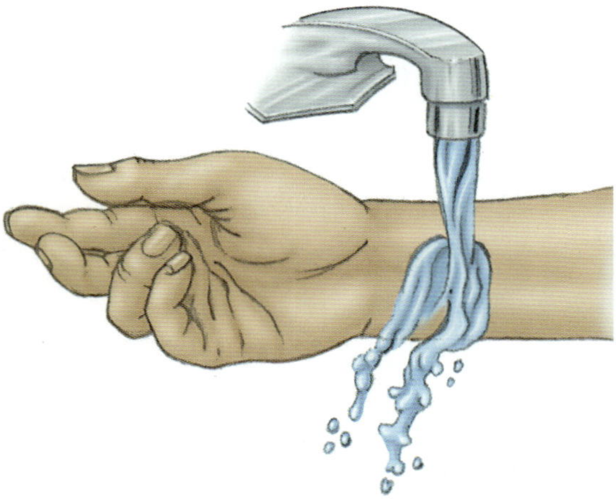

그림 4-4 상처 씻기
© Jones & Bartlett Learning.

표 4-2 고위험 상처

물린 상처
매우 더럽거나 오염된 상처
으깨지고 들쭉날쭉한 상처
개방 골절
관절이나 힘줄의 상처
깊이 찔린 상처

실습 4-4 팔뚝에 롤러 붕대 적용(나선형 방법)

팔에는 2인치(5cm) 롤러 붕대를 사용하고 다리에는 4인치(10cm) 롤러 붕대를 사용한다.

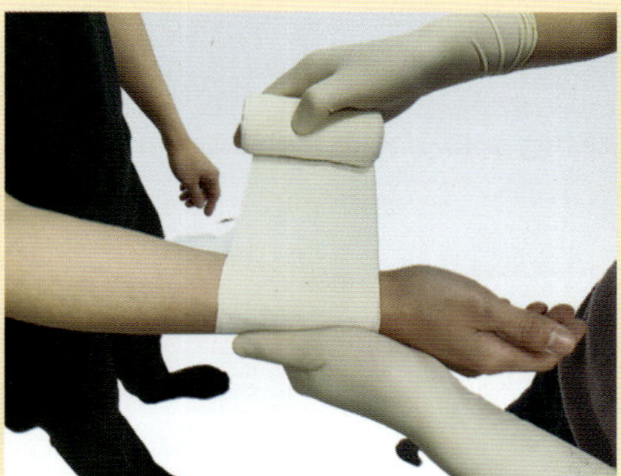

1 드레싱의 아래쪽과 가장자리에서 시작하여 2회 그대로 감는다.

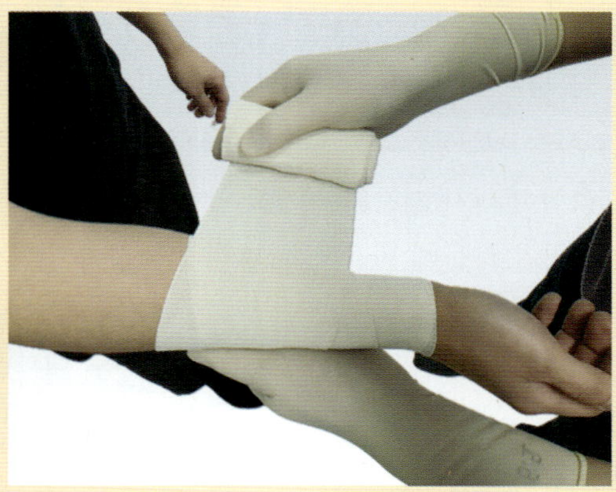

2 팔이나 다리의 넓은 부분을 향해 위쪽으로 감싸서 붕대를 더 단단히 고정한다.

실습 4-4 팔뚝에 롤러 붕대 적용(나선형 방법)

(계속)

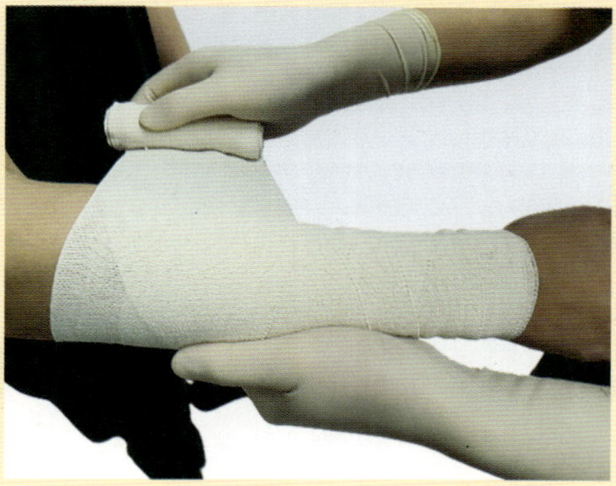

© Jones & Bartlett Learning.

3 십자형(8자형) 모양이 연속으로 나타나도록 겹겹이 감아 올라간다. 감을 때마다 붕대와 붕대는 50% 정도 겹쳐지게 하고 마지막에는 2회 그대로 감아서 고정한다(예: 테이프).

감염된 상처

크든 작든 모든 상처는 감염될 수 있다. 상처 부위를 청결하게 하는 것은 감염을 예방하는 데 도움이 된다.

관찰할 것	해야 할 것
■ 상처 주변이 붓고 붉어짐 ■ 주변 부위보다 온도가 상승한 느낌 ■ 욱신거리는 통증 ■ 고름 배출	**1.** 따뜻한 물에 상처를 담그거나 감염된 상처에 따뜻하고 젖은 팩을 올려 둔다. 고름이 빠져나갈 수 있도록 상처 가장자리를 분리한다. **2.** 항생제 연고를 바른다. **3.** 진통제를 주준다. 단, 열을 내리면 더 심각한 감염을 알아챌 수 없다는 점에 유의한다. **4.** 감염이 악화되면 전문적인 진료를 받는다.

물집

잘 맞지 않은 신발 때문에 발에 생기는 마찰 물집은 우리가 흔히 경험하는 손상 중 하나다. 마찰 물집이 생겼을 때는 다음 절차에 따라 처치한다(**그림 4-5**). 옻독(94~95페이지 참조), 화상(58~62페이지 참조) 또는 동상(87~89페이지 참조)과 관련된 물집에는 이 절차를 사용하지 않는다.

관찰할 것	해야 할 것
핫스팟(비비면 통증이 있는 붉은 부분)	**1.** 물집 위치에 따라 다음 중 하나를 활용하여 해당 부위의 압박을 완화한다. • 물집 붕대(예: 블리스트 오 밴) • 수술용 테이프(예: 마이크로포어 종이 테이프) • 탄성 테이프(예: 엘라스티콘) **2.** 테이프가 벗겨지지 않도록 가장자리를 다듬고 둥글게 만든다.
터지지 않고 아프지 않은 물집	물집의 위치에 따라 앞서 언급했던 것 중 가장 적절한 방법을 사용한다.
터지지 않았지만 매우 고통스러운 물집	**1.** 물집과 바늘을 알코올 패드로 닦는다. **2.** 바늘로 물집 바닥에 몇 개의 작은 구멍을 내되(**그림 4-6**) 구멍을 크게 만들지 않는다. 부드럽게 물집을 눌러서 액체를 밖으로 내보낸다. 찢어지지 않는 한 물집을 덮은 피부는 제거하지 않는다. **3.** 물집 위에 테이프를 붙인다. 나중에 떼어낼 때 피부가 찢어지지 않도록 주의한다. **4.** 종이 테이프를 탄성 또는 접착 테이프로 덮는다. **5.** 테이프가 벗겨지지 않도록 가장자리를 다듬고 둥글게 만든다. **6.** 감염 징후를 관찰한다.
터지거나 찢어지고, 매우 고통스러운 물집	**1.** 가위로 물집을 덮은 피부를 조심스럽게 잘라낸다. **2.** 물집 패드(예: 스펜코 세컨드스킨)를 원래 피부 위에 놓는다. **3.** 물집 패드를 종이 테이프로 덮는다. **4.** 종이 테이프를 탄성 또는 접착 테이프로 덮는다. 테이프가 벗겨지지 않도록 가장자리를 자르고 둥글게 만든다. **5.** 감염 징후를 관찰한다.

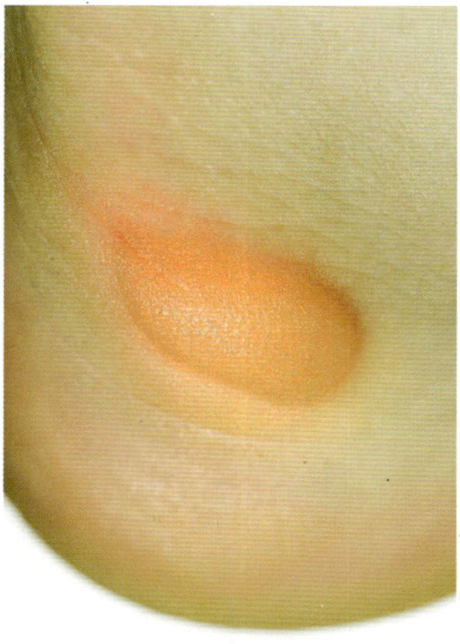

그림 4-5 마찰 물집(터지지 않은 상태)

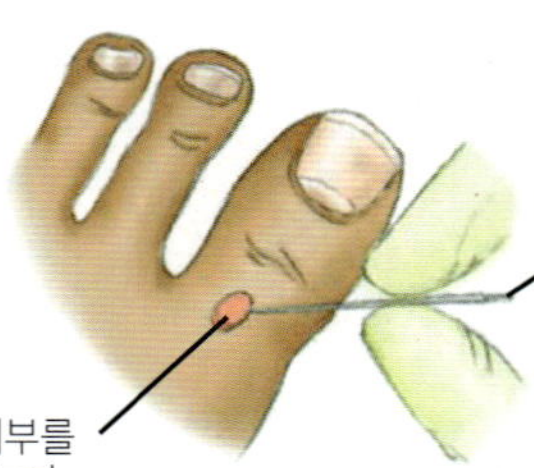

그림 4-6 물집 치료

코 손상

코 손상은 스포츠, 싸움 또는 낙상과 같은 다양한 활동 중에 발생할 수 있다.

관찰할 것	해야 할 것
부러진 코 ■ 맞은 경우 ■ 비뚤어짐	**1.** 코에서 피가 나면 치료한다. **2.** 15분 동안 얼음찜질한다. **3.** 전문적인 치료가 늦어질 수 있다. **4.** 비뚤어진 코를 곧게 펴려고 하지 않는다.
코피 ■ 부기 ■ 출혈 ■ 호흡 곤란	**1.** 코를 맞았다면 코뼈 골절을 의심한다. **2.** 상체를 약간 앞으로 기울이고 앉게 한다(**그림 4-7**). 머리를 뒤로 기울이거나 눕히지 않는다. **3.** 엄지와 검지로 코의 연한 부분을 잡고 압박한다. 입으로 숨을 쉬고 피를 삼키지 않도록 한다. **4.** 출혈이 계속되면 환자에게 부드럽게 코를 풀도록 해서 응고된 혈액과 남아 있는 혈액을 제거한다. 10분 동안 다시 코의 연한 부분을 잡고 압박한다. **5.** 출혈이 계속되면 코를 잡는 것 외에 얼음찜질을 하거나 콧구멍에 항울혈제 분무제를 뿌리는 등의 다른 방법을 시도한다. **6.** 출혈이 계속되거나 콧속에 이물질이 있거나 코가 부러진 경우가 아니면 전문적 치료가 필요하지 않다.
코의 이물질(주로 어린이에게 발생)	아래의 방법들을 사용하여 이물질을 제거한다. **1.** 반대쪽 콧구멍을 압박하면서 코를 부드럽게 풀도록 한다. **2.** 이물질이 보이면 핀셋으로 잡아당겨 빼낸다. 이때 이물질을 더 깊이 밀어 넣지 않도록 주의한다. **3.** 이물질을 제거할 수 없는 경우 전문적인 진료를 받는다.

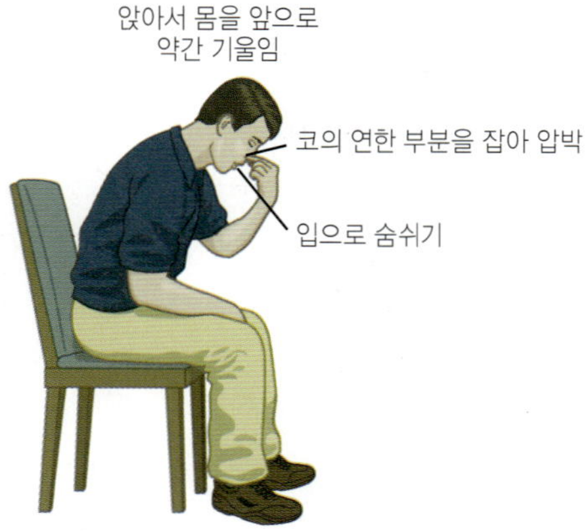
앉아서 몸을 앞으로
약간 기울임
코의 연한 부분을 잡아 압박
입으로 숨쉬기

그림 4-7 코피를 멈추기 위해 코의 연한 부분을 잡아 압박하는 자세

치아 손상

어떤 치아라도 손상이 왔을 때는 가능한 한 빨리 치과 진료를 받는 것이 좋다.

관찰할 것	해야 할 것
치통	**1.** 따뜻한 물로 입을 헹구게 한다. **2.** 치실을 사용하여 치아에 낀 음식을 제거한다. **3.** 볼 바깥쪽에 아이스팩을 대어 부기를 가라앉힌다. **4.** 아픈 치아나 잇몸 조직에 아스피린을 바르지 않는다. **5.** 진통제(예: 아세트아미노펜, 이부프로펜)를 준다. **6.** 치과의사에게 진료을 받는다.
부러진 치아(**그림 4-8**)	**1.** 부상의 심각성 정도에 따라 다르지만 상태에 따라 치아를 다시 부착할 수도 있으므로 모든 치아나 치아 조각은 수집한다. **2.** 따뜻한 물로 입을 헹구게 한다. **3.** 다친 부위가 부어오를 때는 볼 바깥쪽에 얼음찜질을 한다. **4.** 통증이 있는 경우 입을 다물고 공기 노출을 최소화하도록 한다. 먹는 진통제를 투여할 수도 있다. **5.** 턱 골절이 의심되는 경우 턱 아래와 머리 위쪽에 붕대를 감아 턱을 고정시킨다. **6.** 치과의사에게 진료을 받는다. **7.** 부러진 치아와 치아 조각도 치과에 가지고 간다(다음 항목 참조).
빠진(탈구된) 치아 (**그림 4-9**)	**1.** 영구치이고 1시간 이내에 치과에 갈 수 없는 경우에만 재식립을 시도한다. • 뿌리를 만지지 않는다. 치아 뿌리가 아닌 크라운(입을 들여다볼 때 일반적으로 보이는 치아 부분)으로 치아를 잡는다. • 치아가 더러우면 따뜻한 물에 헹군다. 붙어있는 조직 조각을 문지르거나 제거하지 않는다. • 윗니가 인접 치아와 수평이 되도록 치아를 소켓에 부드럽게 밀어 넣는다. 환자는 거즈나 손수건을 치아 사이에 대고 부드럽게 물 수 있다. **2.** 다시 이식할 수 없는 경우 빠진 치아를 용액에 보관하여 생존 가능한 상태로 유지한다(치아를 보관하는 방법은 아래와 같다). • 생리식염수(예: Save-A-Tooth®) • 투명 플라스틱 랩 • 우유(지방 비율) 이들 중 어느 것도 사용할 수 없다면 작은 용기에 침을 모아 그 속에 치아를 보관한다. 단 입에 넣어 오거나 물에 보관해서는 안 된다. **3.** 가능한 한 빨리 치과의사에게 진료을 받는다.

관찰할 것	해야 할 것
감염되거나 농양이 생긴 치아 ■ 아픈 치아 주변 잇몸의 부기 ■ 구취	**1.** 하루에 여러 번 따뜻한 물로 입을 헹구게 한다. **2.** 진통제를 준다. 환자에게 아스피린을 주지 말고 치아나 잇몸 조직에 아스피린을 바르지 않는다. **3.** 볼에 얼음찜질을 하면 도움이 된다. **4.** 치실을 이용하여 치아 사이에 낀 음식물을 제거한다. **5.** 치과의사를 찾아간다.
와동(치아 구멍) – 충치 또는 충전 손실로 인해 발생 ■ 더위, 추위, 과자에 대한 과민성 ■ 터치에 대한 감도	**1.** 따뜻한 물로 입을 헹구게 한다. **2.** 가능한 경우 와동 치과용 충전재로 임시 충전한다. 다른 옵션으로는 무설탕 츄잉껌, 양초 왁스 또는 스키 왁스가 있다. **3.** 치과 의사를 찾는다.
입에서 출혈	**1.** 피를 뱉어내도록 한다. **2.** 혀에서 피가 나는 경우 상처 부위에 드레싱을 하고 압박한다. **3.** 입술을 절개하려면 입술과 잇몸 사이에 롤링된 드레싱을 놓고 다른 드레싱을 입술 바깥쪽에 대고 누른다. **4.** 전문적인 진료를 받는다.

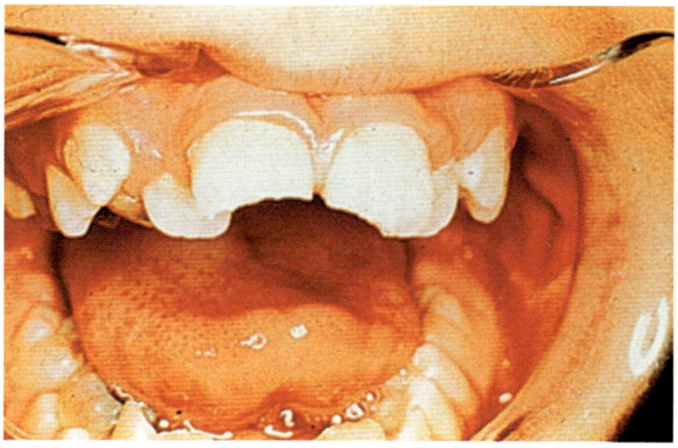

그림 4-8 부러진 치아
© American Academy of Orthopaedic Surgeons.

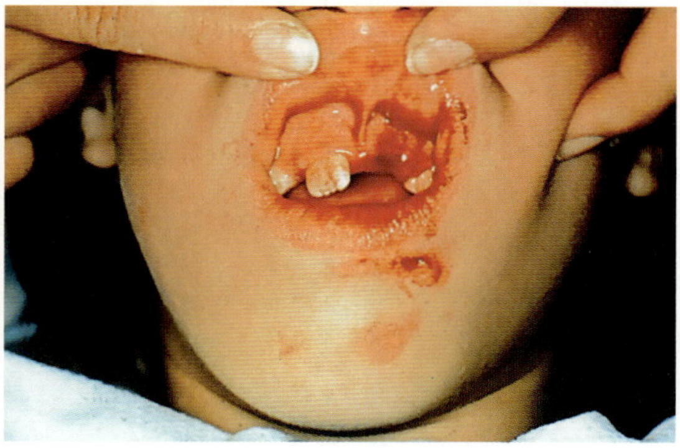

그림 4-9 빠진 치아
© American Academy of Orthopaedic Surgeons.

눈 손상

눈에 입은 손상은 아무리 그 증상이 경미하다고 해도 전문의의 진료를 받는 것이 좋다. 일부 눈 손상은 가능한 한 빨리 119를 불러 대처해야 하며 복시, 통증, 시력 저하 증상도 전문적인 진료를 받아야 한다.

관찰할 것	해야 할 것
눈의 타격 ■ 주먹, 팔꿈치, 공 또는 기타 둔기로 맞음	**1.** 눈 주변을 15분 정도 얼음찜질하되 팩을 눈 위에 두어 압력을 가하지 않는다. **2.** 눈을 감게 한다. **3.** 전문적인 진료를 받는다.
눈의 이물질 ■ 심한 통증 ■ 눈물	눈에 이물질이 들어갔을 때는 아래의 단계대로 대처한다. **1.** 눈을 여러 번 깜박이게 한다. **2.** 속눈썹을 잡고 위 눈꺼풀을 아래 눈꺼풀 위로 부드럽게 당긴다. **3.** 깨끗하고 따뜻한 물로 눈을 부드럽게 세척한다. 이때 눈에서 이물질이 빠져 나와 다른 눈으로 들어가는 것을 방지하기 위해 이물질이 들어간 눈이 위로 오도록 하여 세척한다. **4.** 아래를 보게 한 후 속눈썹을 잡고 면봉을 이용해 눈꺼풀을 들어 올린다. 눈에 들어간 이물질이 보이면 젖은 거즈 패드의 모서리로 제거한다. **5.** 일반적으로 이물질 제거 후 통증이나 가려움증이 멈추었다면 전문적 진료를 받지 않아도 된다.
눈에 박힌 물체	**1.** 물체를 제거하지 않는다. **2.** 긴 물체가 눈에 박혔다면 물체 주변에 패드를 둘러 물체가 움직이지 않도록 하고, 종이컵이나 이와 유사한 물건으로 긴 물체를 덮어 박힌 물체에 자극이 가해지지 않도록 보호한다. **3.** 짧은 물체의 경우 도넛 모양의 패드를 눈 주위에 대고 머리까지 붕대를 감아 패드를 고정한다. **4.** 다치지 않은 눈의 움직임이 부상당한 눈의 움직임을 유발하므로 두 눈을 가린다. **5.** 의식이 있는 경우 앉은 자세를 유지한다. **6.** 가능한 한 빨리 119에 신고한다.
안구 파열	**1.** 눈에 압박을 가하지 않도록 한다. **2.** 두 눈에 거즈 패드를 덮어 가볍게 붕대로 머리까지 감아 패드를 고정한다. **3.** 가능한 한 빨리 119에 신고하거나 부상자를 병원으로 데려 간다.
화학 물질이나 연기 또는 기타 자극 물질에 의한 손상	**1.** 손상받은 눈을 아래로 하여 눈을 크게 벌리고 최소 15분 동안 또는 응급의료서비스(EMS)가 도착할 때까지 따뜻한 물로 씻어낸다. 수돗물을 사용할 수 없는 경우 생리식염수 또는 기타 안구 세척액을 사용할 수 있다(**그림 4-10**). **2.** 눈은 느슨하게 붕대를 감아야 할 수도 있다. **3.** 화학적 눈 부상의 경우 독극물 관리 부서에 문의한다. 그렇지 않으면 가능한 한 빨리 전문의를 찾거나 119에 신고한다.
빛(햇빛, 용접 불꽃, 플래시, 눈이나 물의 반사)에 의한 화상: 시간이 지날수록 점점 고통스러워 질 수 있다.	**1.** 촉촉하고 시원한 천으로 두 눈을 가린다. **2.** 필요한 경우 진통제를 제공한다. **3.** 전문적인 의학적 조언을 구한다.

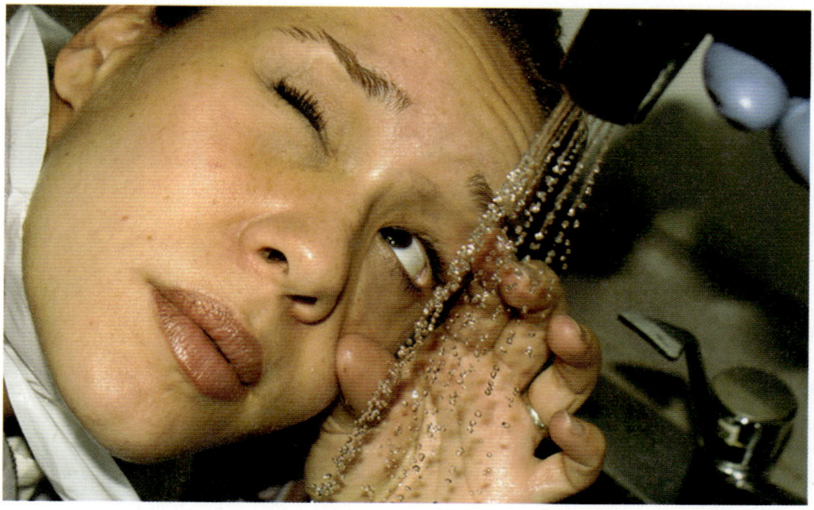

그림 4-10 화학 화상의 경우 부상당한 눈이 화학 물질에 노출되는 것을 방지하기 위해 부상당한 눈이 아래쪽을 향하도록 하여 물로 눈을 세척한다.

귀 손상

관찰할 것	해야 할 것
귀에 이물질이 들어간 경우	**1.** 핀셋 등을 이용하여 이물질을 빼려고 하지 않는다. **2.** 귀에 들어간 이물질은 병원에서 제거한다. 디스크배터리와 살아있는 곤충이 아니라면 이물질을 즉시 제거하지 않아도 괜찮다. **3.** 살아 있는 곤충이 들어간 경우, 손전등으로 귀속에 불빛을 비추어 본다. 곤충은 빛을 향해 기어 나올 수 있다. 그렇지 않으면 따뜻한 물을 귀에 부어 물이 흘러나오게 한다. 그렇게 하면 곤충을 죽이거나 혹시 살아있더라도 물과 함께 흘러나오게 할 수 있다. 귓속의 물은 머리를 옆으로 돌려 빼낸다. 벌레를 제거할 수 없으면 전문적인 진료를 받는다.
귀에서 체액이 나오는 머리 손상(귀에서 혈액이나 맑은 체액이 나온다면 두개골 골절을 의심해볼 수 있음)	**1.** 귀에서 혈액이나 맑은 액체[뇌척수액(CSF)으로 알려짐]가 흘러 나온다면 막아서는 안 된다. 막으면 뇌에 압박이 가해져 영구적인 손상을 일으킬 수 있다. **2.** 귀에 멸균 거즈 드레싱을 대고 느슨하게 붕대를 감아 박테리아가 뇌로 들어가는 것을 방지한다. **3.** 머리와 목이 움직이지 않도록 고정한다. **4.** 119에 신고한다.

찔림과 박힘

물체에 찔리거나 물체가 박혔다면 그 처리는 물체의 크기에 따라 달라진다.

관찰할 것	해야 할 것
조각(파편이라고도 함)	**1.** 핀셋으로 제거한다(파편을 제거하기 좋은 위치로 이동하기 위해 멸균 바늘을 사용할 수도 있다). **2.** 비누와 물로 해당 부위를 씻는다. **3.** 항생제 연고를 바른다. **4.** 접착 붕대를 붙인다.
큰 물체(칼, 연필, 쇠막대 등 **그림 4-11**)	**1.** 물체를 제거하거나 움직이지 않는다. **2.** 물체가 움직이지 않도록 부피가 큰 드레싱이나 패드로 물체를 고정한다. **3.** 출혈이 있는 경우, 박힌 물체 주변을 압박하여 지혈한다. 물체나 물체의 날카로운 모서리 주변의 피부에 압박을 가하지 않는다. **4.** 필요한 경우 물체를 자르거나 부수어 길이나 무게를 줄인다. **5.** 처치하기 전 119에 신고한다.

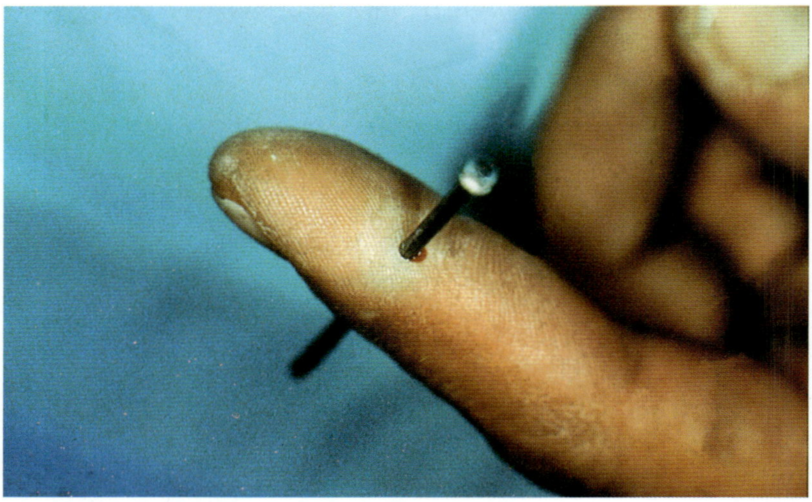

그림 4-11 찔린(박힌) 물체

절단 및 박리

절단(ationation)은 사지(팔다리) 또는 기타 신체의 일부분이 잘려 나간 것을 말한다. 신체 부위가 절단된 경우 재부착을 위해 즉각적인 조치가 필요하므로 바로 119로 신고해야 한다. 절단된 신체 부위는 6시간 이상 냉각하지 않고 방치되면 생존 가능성이 희박하다.

몸에서 살점이 떨어져 나와 붙어 있는 상태는 박리라고 한다.

관찰할 것	해야 할 것
절단(그림 4-12)	**1.** 119로 신고한다. **2.** 직접 압박하여 출혈을 조절한다. 압박해도 안 되면 지혈대나 지혈 붕대를 사용한다. **3.** 절단된 부분 관리 • 물이나 식염수에 적신 깨끗한 천이나 멸균 거즈로 절단된 부분을 감싼다. • 감싼 신체 부분을 방수 용기(예: 비닐 봉지, 비닐 랩)에 넣는다. • 방수 용기에 넣은 신체 부분을 얼음이 담긴 용기에 넣어 차갑게 유지한다. 절단된 신체 부위는 절대 얼음에 묻거나 얼음에 닿지 않도록 해야 하며 물에 담그지도 말아야 한다. • 절단된 부분을 환자와 함께 의료기관으로 보낸다. **4.** 절단된 부분이 발견되지 않으면 다른 사람에게 찾아달라고 부탁하고, 발견되면 환자가 있는 의료기관으로 가져가도록 한다.
박리(그림 4-13)	**1.** 피부를 부드럽게 원래 위치로 되돌린다. **2.** 멸균 또는 깨끗한 드레싱으로 덮는다. **3.** 지혈한다.

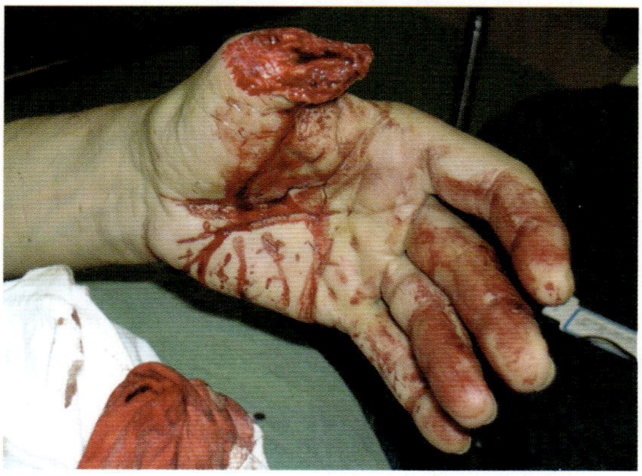

그림 4-12 절단
© E. M. Singletary, M.D. Used with permission.

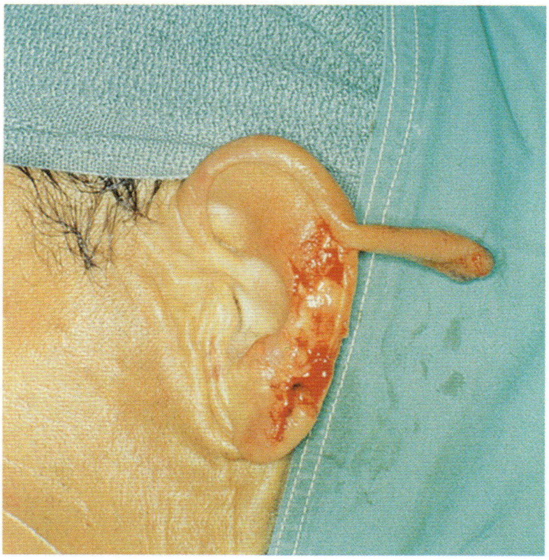

그림 4-13 박리(avulsion)
© American Academy of Orthopaedic Surgeons.

머리 손상

머리 손상을 입은 사람은 척수 손상을 의심해 볼 수 있다(46~48페이지 참조). 머리 손상은 작은 상처나 타박상에서 심각한 뇌 손상에 이르기까지 심한 정도가 다양하다. 여기에는 두피, 두개골 또는 뇌 손상이 포함된다.

관찰할 것	해야 할 것
두피 상처	**1.** 상처를 눌러 출혈을 조절한다. 피부판(skin flap)을 원위치하여 압박을 가하거나 출혈을 조절하기 위해 얼음찜질이나 인스턴트 냉찜질을 한다. **2.** 두개골 골절이 의심되는 경우 과도한 압박을 가하지 않는다. 이러한 행동은 뼈 조각을 뇌로 밀어 넣을 수 있기 때문이다. 출혈을 조절하는 데 도움이 되도록 상처 가장자리를 누른다. **3.** 건조하고 멸균된 또는 깨끗한 드레싱을 사용한다. **4.** 척추 손상이 의심되지 않으면 머리와 어깨를 들어 올린다. **5.** 출혈이 계속되면 첫 번째 드레싱에 피가 많이 묻어 있어도 제거하지 말고 그 위에 다른 드레싱을 추가한다. **6.** 다음과 같은 경우 119에 신고한다. • 상처가 광범위하고 출혈이 있다. • 심각한 안면 손상이 있다. • 뇌진탕 징후가 나타난다(예: 메스꺼움 및 구토, 두통, 졸음).

두개골 골절

관찰할 것	해야 할 것
■ 통증 ■ 두개골 변형 ■ 귀나 코에서 출혈 ■ 귀나 코에서 맑은 물의 누출 ■ 손상 후 몇 시간 후에 나타나는 눈 주위 또는 귀 뒤의 변색 ■ 크기가 같지 않은 동공 ■ 심한 두피 출혈(두개골이 손상되었거나 뇌 조직이 노출될 수 있음) ■ 관통하거나 박힌 물체	**1.** 상처에 멸균되거나 깨끗한 드레싱으로 부드럽게 압박해 제자리에 고정한다. **2.** 뼈 조각이 뇌를 누르지 않도록 상처의 가장자리와 중앙을 부드럽게 눌러 출혈을 조절한다. 도넛 모양의 패드는 의심되는 두개골 골절의 가장자리 주위에 압박을 가하는 데 유용하다. **3.** 119로 신고한다. **4.** 주의사항 • 머리, 목, 척추를 움직이지 않는다. • 상처를 닦지 않는다. • 박힌 물체를 제거하지 않는다. • 귀나 코에서 흘러나오는 혈액이나 맑은 액체를 막지 않는다. • 골절 부위를 누르지 않는다.

뇌 손상(뇌진탕)

뇌진탕은 경미한 외상성뇌손상(TBI)으로 뇌의 정상적인 기능을 방해할 정도의 머리 부딪힘, 타격 또는 충격으로 인해 발생한다. 대부분의 뇌진탕(80~90%)은 7~10일 이내에 해결되지만 일부 사람들은 회복하는 데 그보다 오랜 시간이 걸린다. 뇌진탕은 인식하기가 어렵고 몇 분 또는 몇 시간에 걸쳐 증상이 악화될 수 있다.

관찰할 것	해야 할 것
뇌진탕 또는 경미한 외상성 뇌 손상의 징후, 수 분 또는 수 시간이 지나면서 악화될 수 있음 *생각/기억 증상* ■ 일시적 혼돈(멍하거나 놀란 것처럼 보임) ■ 질문이나 지시에 느리게 반응 ■ 집중하기 어려움 ■ 기억상실(손상 직전 또는 직후의 사건을 기억할 수 없음) *신체 증상:* ■ 두통 ■ 흐릿한 시야 ■ 메스꺼움 또는 구토(초기) ■ 어지러움 ■ 소음이나 빛에 대한 민감성 ■ 균형 문제 ■ 피곤하거나 기운이 없음 *감정/기분 증상* ■ 과민성 ■ 슬픔 ■ 더 감성적 ■ 신경과민 또는 불안 *수면 장애 증상:* ■ 평소보다 더 많이 잔다. ■ 평소보다 적게 자다 ■ 잠이 오지 않는다	**1.** 반응이 없으면 호흡을 확인한다. 호흡이 없으면 119에 신고하고 심폐소생술(CPR)을 실시한다(114~123페이지 참조). **2.** 목 손상이 의심되거나 반응이 없는 경우 • 머리, 목, 척추를 움직이지 않는다. • 환자에게 가능한 한 움직이지 못하게 한다. • 119로 신고한다. **3.** 다음과 같은 경우 가능한 한 빨리 전문적인 진료를 받는다. • 매우 졸려 보이거나 깨어나지 못한다. • 다른 쪽보다 한쪽의 동공(눈 중앙의 검은 부분)이 커져 있다. • 발작이 있다. • 사람이나 장소를 인식하지 못한다. • 점점 더 혼란스러워하거나 안절부절못하거나 초조해한다. • 비정상적인 행동을 보인다. • 무반응 상태이다. • 두통이 사라지지 않거나 심해진다. • 구토 또는 메스꺼움이 반복된다. • 발음이 불분명하다. **4.** 부상 후 환자는 다음을 수행해야 한다. • 밤에는 충분히 자고 낮에는 휴식을 취한다. • 시각 및 감각 자극(예: 비디오 게임 및 시끄러운 음악)을 피한다. • 천천히 하나씩 일상적인 활동을 시작한다. • 심박수를 높이거나 많은 집중력을 요하는 격렬한 신체활동을 피한다. 육체적 활동과 정신적 노력은 회복을 더디게 할 수 있다. • 의료 제공자가 허락할 때까지 운전, 자전거 타기, 기계 조작 또는 스포츠를 피한다. • 머리나 몸에 또 다른 타격을 줄 수 있는 모든 행위를 피한다. • 출혈의 위험이 있으므로 아스피린이나 이부프로펜, 나프록센과 같은 항염증제를 사용하지 않는다. 아세트아미노펜은 뇌진탕 후 두통에 사용할 수 있다.

척추 손상

척추 손상에는 목, 등, 엉덩이 또는 골반의 손상이 포함된다. 이러한 유형의 부상은 특정 사건(예: 자동차 충돌, 높은 곳에서 추락, 관통상)에서 흔히 발생하므로 다음과 같은 경우 척추 손상을 의심하여야 한다.

- 차량 사고로 탑승자가 튕겨나감, 차량 전복, 고속 충돌 또는 보행자가 자동차와 부딪힌 경우
- 다른 유형의 자동차 충돌 사고[예: 오토바이, 스쿠터, 전지형차(all-terrain vehicle), 설상차]
- 자전거나 스케이트보드 충돌 사고
- 키보다 높은 곳에서 떨어진 사고, 특히 나이가 많은 경우 위험
- 얕은 물에서 다이빙한 후 머리를 부딪힌 경우
- 머리에 가해진 타격

관찰할 것	해야 할 것
척추 손상의 징후가 있지만 의식이 명료함 ■ 허리 통증, 다리 저림 및 따끔거림	**1.** 팔다리 모두의 감각과 움직임을 테스트한다. • 눈을 감고 있는 동안 여러 손발가락을 꼬집고 "이것이 느껴지나요?" 그리고 "어떤 손가락/발가락을 만지고 있습니까?"라고 질문한다. • "손가락/발가락을 흔들 수 있습니까?"라고 질문한다. • 환자에게 구조자의 손을 쥐어짜거나 밀게 하고 구조자는 환자의 발을 당겨본다. **2.** 119로 신고한다. 적절한 장비를 갖춘 훈련된 구조자가 사람을 옮길 때까지 기다린다. 환자를 움직이려 하지 말고 발견한 위치에 그대로 둔다. 환자에게는 가능한 한 가만히 있으라고 말한다. 단, CPR 제공, 막힌 기도 개방, 생명을 위협하는 출혈의 지혈, 안전한 장소로의 이동이 필요한 경우에만 환자를 옮긴다. **3.** 경추보호대[cervical (neck) collar]를 사용하지 않는다(**그림 4-14**). **4.** 열 손실을 방지하기 위해 담요나 코트로 덮는다.

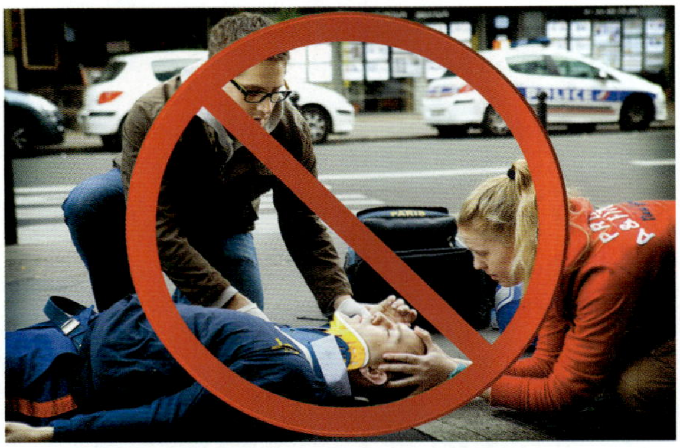

그림 4-14 척추 손상이 의심되는 환에게는 경추보호대를 사용하지 않는다.

가슴 손상

흉부 손상에는 뼈 부러짐, 관통 손상, 개방 또는 폐쇄 상처가 포함된다. 흉부 손상이 의심되는 모든 상황에서는 아래의 사항들을 점검해 보아야 한다.

- DOTS: 변형(Deformity), 열린 상처(Open wounds), 압통(Tenderness) 및 부기(Swelling)
- 비정상적인 호흡 속도나 소리(예: 꽥꽥거림)
- 보호(이동 중 다친 부위 보호)

갈비뼈 골절

갈비뼈 골절은 주로 갑작스러운 사고(예: 낙상, 차량 충돌)로 발생한다.

관찰할 것	해야 할 것
▪ 심호흡, 기침 또는 움직일 때 느끼는 날카로운 통증 ▪ 보호 ▪ 압통 ▪ 정상 또는 심호흡에서 발생하는 통증으로 인한 얕은 호흡 ▪ 상처 부위의 피부 타박상(보통 가슴 옆면을 따라 발생)	**1.** 편안한 자세를 찾도록 도와준다. **2.** 다음을 통해 가슴을 안정시킨다. • 해당 부위에 베개나 기타 유사한 부드러운 재료를 댄다. • 통증을 줄이기 위해 필요한 경우 부상당한 팔을 슬링이나 바인더(목걸이)로 묶는다. **3.** 가슴 주위에는 붕대를 단단하게 묶지 않는다. **4.** 진통제를 투여한다. **5.** 환자를 병원 응급실로 데려가거나 119에 신고한다.

가슴 관통

관찰할 것	해야 할 것
박힌 물체(보통 쉽게 볼 수 있음)	**1.** 부피가 큰 드레싱이나 옷으로 물체를 제자리에 고정시킨다. 물체를 제거하려고 하지 않는다. **2.** 119로 신고한다.

열린 가슴 상처

관찰할 것	해야 할 것
▪ 숨을 내쉴 때 흉부 상처에서 피거품이 일어남 ▪ 흡입 시 빠는 소리가 들림	**1.** 출혈이 발생하지 않으면 드레싱이나 밀폐 재료 없이 상처를 공기에 노출된 상태로 둔다. **2.** 출혈이 발생하면 마른 거즈 드레싱으로 직접 압박하여 출혈을 조절한다. 드레싱이 피에 흠뻑 젖으면 가슴에 공기가 갇혀 사망에 이르게 할 수 있으므로 이를 방지하기 위해 교체한다. **3.** 119로 신고한다.

복부 손상

어떤 사람이 복부 손상을 입었거나 위장 근처의 가슴 아래 및 기타 장기에 손상을 입었을 경우에는 아무것도 먹거나 마시지 않도록 한다. 통증이 유발되지 않는다면 무릎을 구부린 상태로 등을 대고 눕힌다. 쇼크를 치료하고, 환자의 체온이 떨어지거나 열이 나지 않도록 한다.

관찰할 것	해야 할 것
관통하고 있는 물체(예: 칼, 막대기 또는 기타 날카로운 물체)	**1.** 관통하고 있는 물체를 제거하지 않는다. **2.** 부피가 큰 붕대를 감거나 물체 주변에 두어 움지이지 않도록 고정한다. **3.** 119로 신고한다.

(계속)

(계속)

관찰할 것	해야 할 것
상처에서 돌출된 장기	**1.** 반듯하게 눕힌 후 무릎을 구부려 준다 **2.** 튀어나온 장기를 다시 복부로 밀어 넣지 않는다. **3.** 장기를 만지지 않는다. **4.** 촉촉하고 깨끗한 드레싱으로 덮는다(그림 4-15). 드레싱이 움직이지 않도록 느슨하게 테이프로 고정한다. 젖었을 때 달라붙거나 분해되는 재료를 사용하지 않는다. **5.** 119로 신고한다.
복부에 강한 타격을 받은 경우 내부 부상의 징후 ■ 통증이 점점 심해짐 ■ 약간의 움직임만으로도 급격하게 통증이 증가함 ■ 복부를 만지면 매우 부드러움 ■ 피를 토하거나 혈변이 나옴 ■ 복부에 멍이 듦	**1.** 다리를 구부린 상태로 한쪽으로 눕힌 후 구토를 유발한다. **2.** 내부 부상의 징후가 나타나면 전문적인 진료를 받도록 한다.

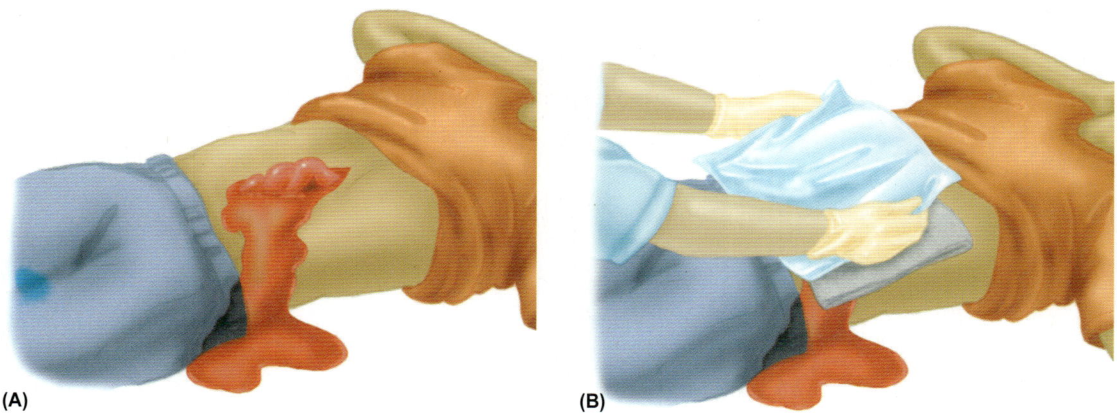

(A) (B)

그림 4-15 **(A)** 돌출된 장기 **(B)** 촉촉하고 깨끗한 드레싱으로 돌출된 장기를 덮는다.

뼈, 관절 및 근육 손상

뼈, 관절 및 근육 손상의 경우 **실습 4-5**의 RICE 절차를 따른다.

R = Rest(휴식)

I = Ice(얼음)

C = Compression(압박)

E = Elevation(거상)

실습 4-5 뼈, 관절 및 근육 손상에 대한 RICE 절차

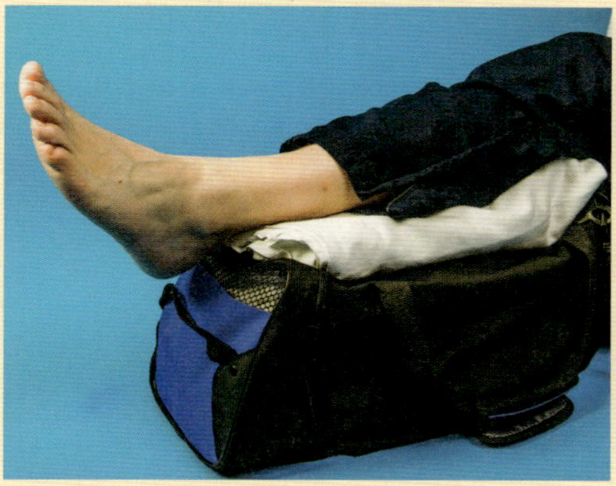

1 R = Rest(휴식)
신체 일부를 사용하거나 이동하지 않는다.

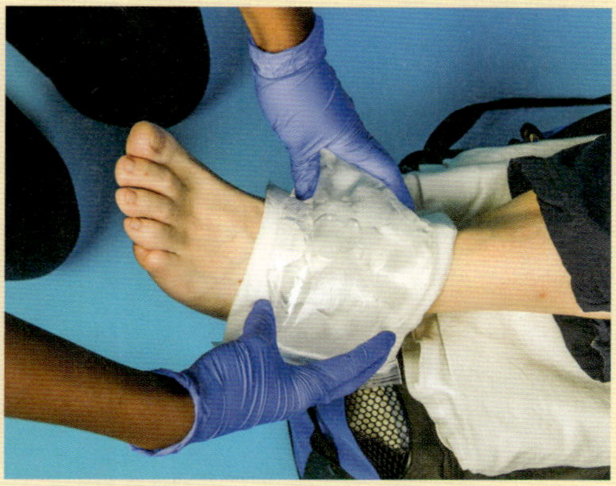

2 I = Ice(얼음)
처음 24~48시간 동안 2~3시간마다 20분(불편한 경우 10분) 동안 냉찜질 또는 얼음찜질을 한다. 피부 위에 천을 올려 놓은 후 으깨거나 작은 얼음을 넣은 얼음주머니, 또는 얼음물에 적신 차가운 물수건을 대어준다. 얼음팩을 피부에 직접 갖다 대지 않는다. 탄성 붕대를 사용하여 팩을 제자리에 고정한다.

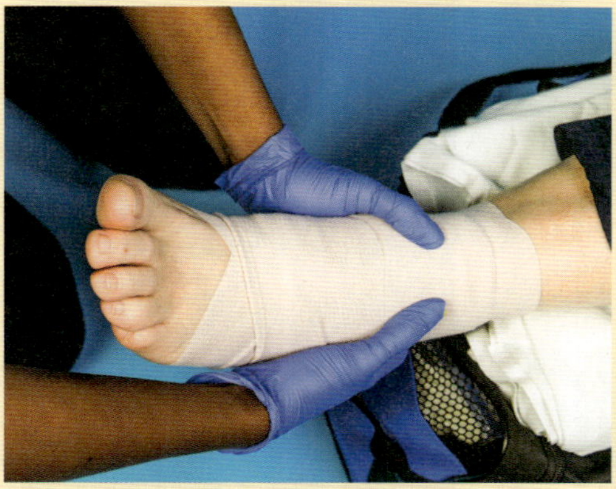

3 C = Compression(압박)
얼음을 사용한 후에는 탄력붕대를 감는다.

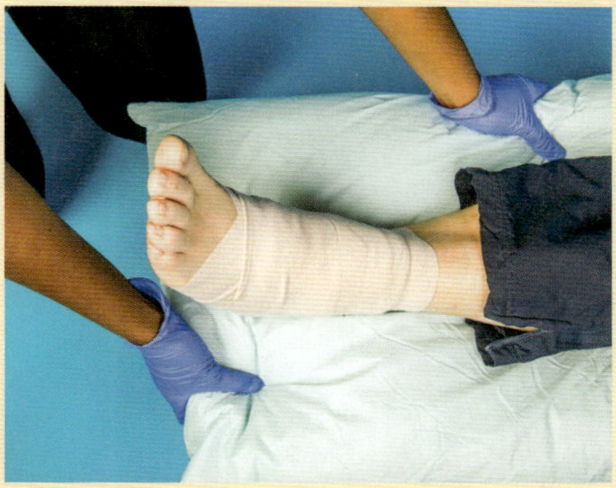

4 E = Elevation(거상)
뼈가 부러지지 않은 경우 부상당한 부분을 심장보다 최대한 높게 유지한다.

뼈 손상(골절)

골절은 확인하기 어려우므로 의심스러운 경우 뼈 부상은 골절로 생각하고 치료한다. 골절은 모두 119에 신고할 필요는 없지만 전문의의 진료가 필요한 부상이다.

관찰할 것	해야 할 것
DOTS를 찾고 질문한다. ■ D = Deformity(변형): 손상되지 않은 부분과의 비교(**그림 4-16**) ■ O = Open wound(열린 상처) ■ T = Tenderness and pain(압통 및 통증) ■ S = Swelling that happens rapidly(빠르게 발생하는 부기)	**1.** 근거리에 있는 의료기관으로 이송할 때까지, 또는 EMS가 도착할 때까지 골절 부위를 고정한다. EMS가 지연되거나 장거리 이송 시 • RICE 절차를 따른다. • 부목을 사용하여 골절 부위가 움직이지 않도록 고정한다. **2.** 손상된 팔다리를 움직이거나 곧게 펴려고 하지 않는다(병원으로 이동하는 시간이 오래 걸리는 경우는 예외일 수 있음). **3.** 팔다리가 파랗거나 창백할 때, 열린 상처, 넙다리뼈(허벅지) 또는 골반 골절이 의심될 때는 119에 신고한다. **4.** 열린 상처에서 출혈이 있는 경우 • 상처 가장자리를 압박하여 지혈한다. • 노출된 뼈를 멸균 드레싱으로 덮는다. 뼈를 누르지 않는다.

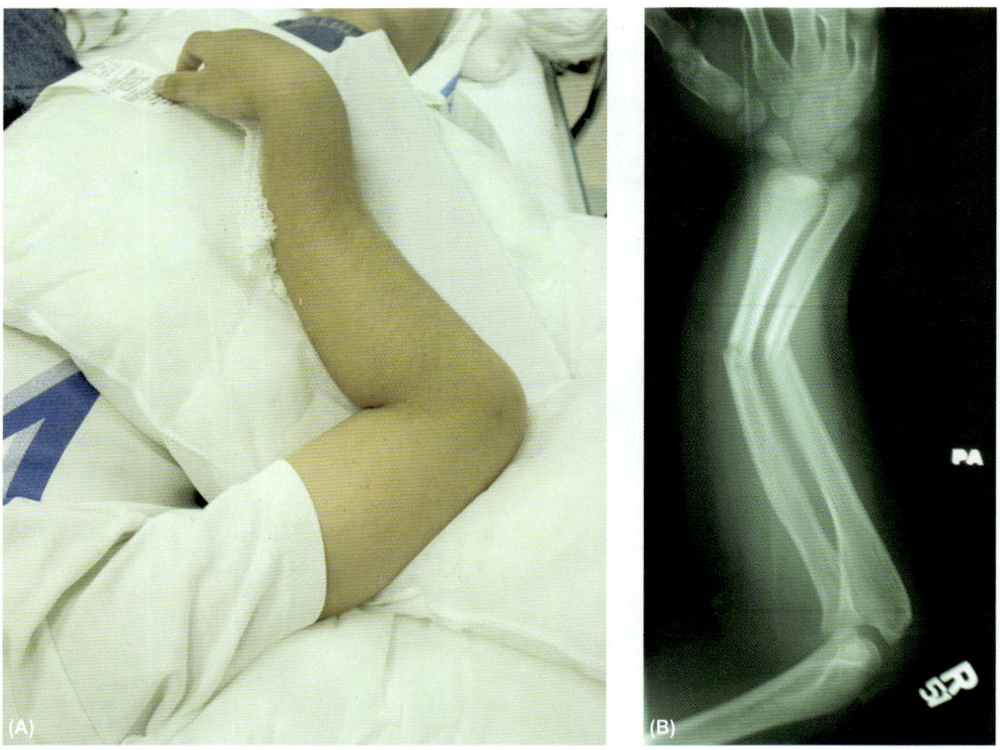

그림 4-16 **(A)** 폐쇄된 팔뚝 골절 **(B)** 골절을 보여주는 방사선 사진

부목 지침

모든 부러진 뼈와 탈구는 환자를 옮기기 전에 고정해야 하기 때문에 골절이나 탈구가 의심스러운 경우 부목을 사용한다. 골절이나 탈구를 고정하기 위해 다양한 물체를 사용할 수 있다. 부목 기구는 단단한 것이든 부드러운 것이든 사용할 수 있다(**그림 4-17, 18**). 자가 부목은 손상된 신체 부위를 손상되지 않은 신체 부위에 묶는 것이다. 손상된 손가락을 인접한 손가락에 테이프로 붙이기(**그림 4-19**), 두 다리를 함께 묶기(**그림 4-20**) 가슴과 팔 묶기(**그림 4-21**)가 이에 해당한다.

1. 개방된 상처를 건조하고 멸균된 깨끗한 드레싱으로 덮는다.
2. 환자에게 눈을 감게 하고 발가락이나 손가락을 가볍게 쥐어짜는 느낌이 드는지 묻고 손상되지 않았다면 발가락이나 손가락을 흔들게 한다.
3. 부목을 단단히 붙이되 혈류에 영향을 줄 만큼 세게 묶지 않는다. 편안함을 위해 의복이나 기타 재료로 부목을 덧댄다(부러진 팔은 부목과 함께 팔걸이와 바인더에 넣어야 한다. **실습 4-6**).
4. 탈구된 관절을 맞추려고 시도하지 않는다.
5. 꼭 필요한 경우가 아니면 척추 손상이 의심되는 환자는 움직이지 못하게 한다.

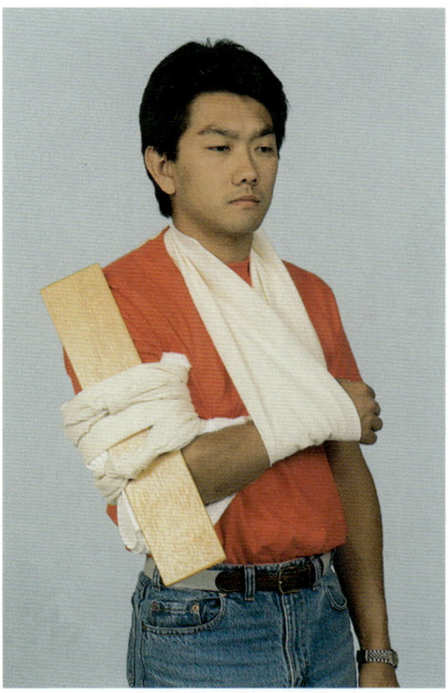

그림 4-17 부목으로 고정 후 팔과 가슴 사이에 패딩(충격을 완화하는 재료)을 넣은 후 팔걸이함

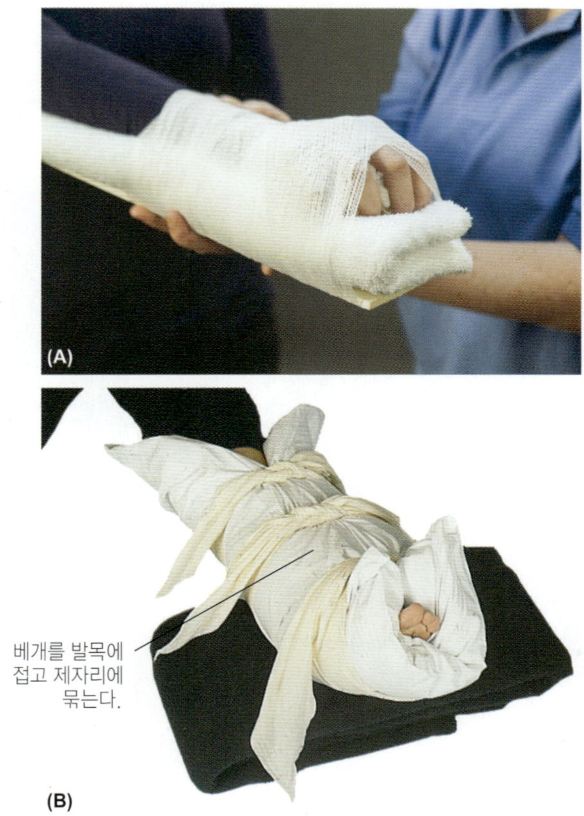

그림 4-18 부드러운 부목 **(A)** 단단한(목판) 부목과 부드러운(두꺼운 목욕 수건) 부목의 조합이 적용된 팔뚝 부목 **(B)** 발목과 발

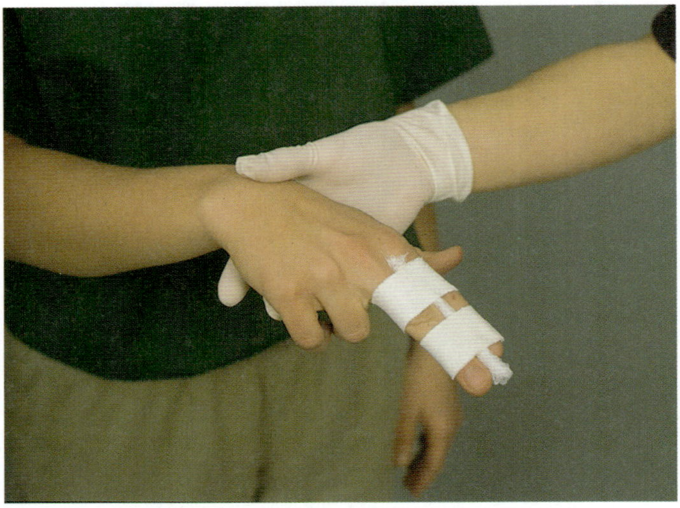

그림 4-19 자가 부목 또는 해부학적 부목

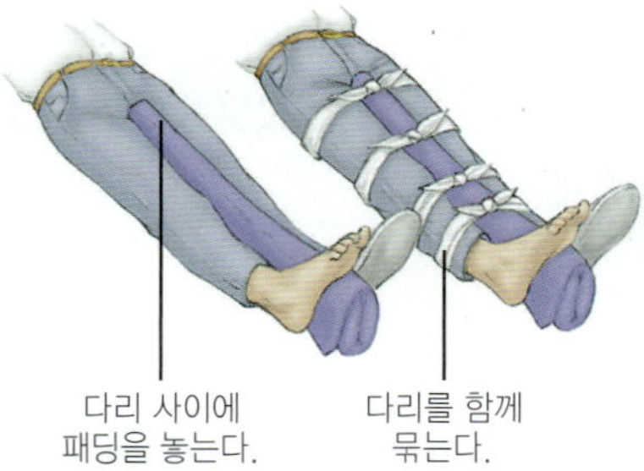

그림 4-20 다친 다리가 다치지 않은 다리에 묶여 있다.

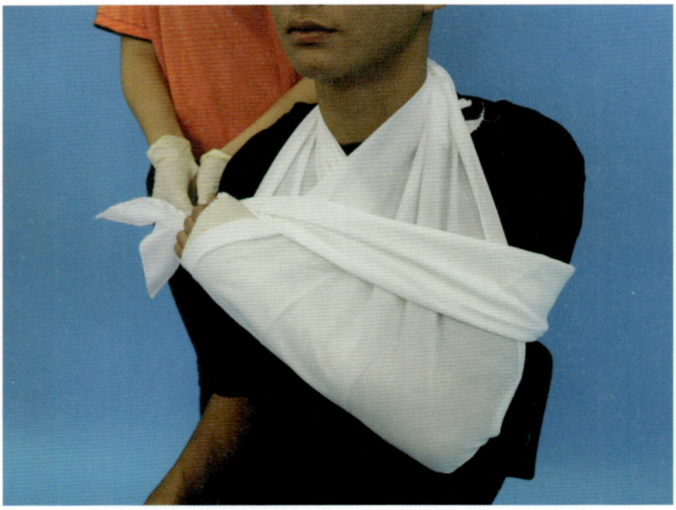

그림 4-21 붕대로 만든 팔걸이(arm sling)

실습 4-6 팔걸이(arm sling) 적용

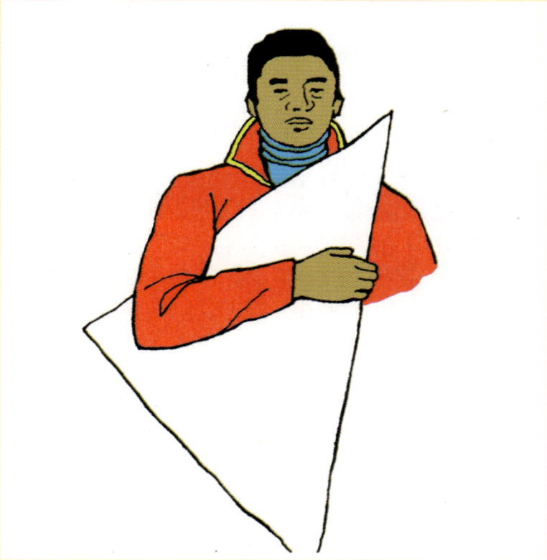

1 팔뚝과 가슴 사이에 붕대를 놓고 붕대 끝이 팔꿈치를 향하도록 하고 팔꿈치 너머로 늘인다. 부상당하지 않은 어깨 위로 붕대의 위쪽 끝을 당긴다.

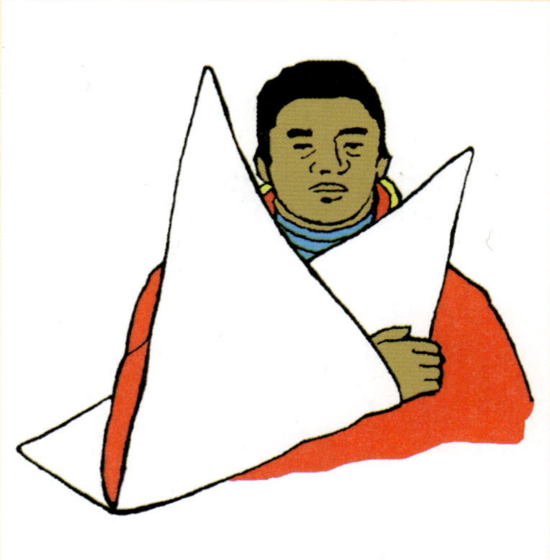

2 붕대의 아래쪽 끝을 팔뚝 위로 가져온다.

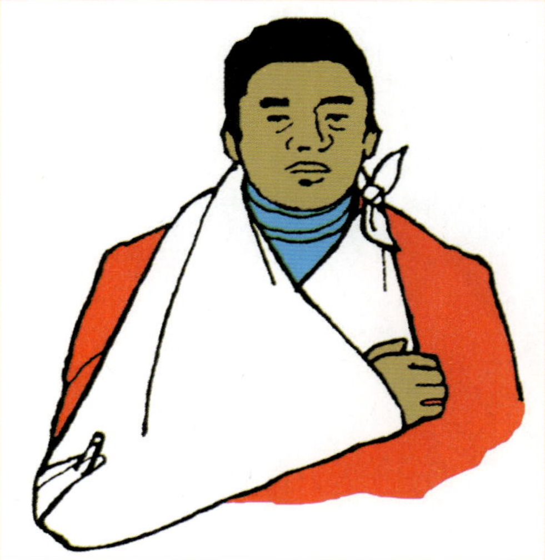

3 목에 두른 붕대의 끝을 다치지 않은 쪽 빗장뼈 위의 움푹 들어간 곳에서 다른 끝과 묶는다.

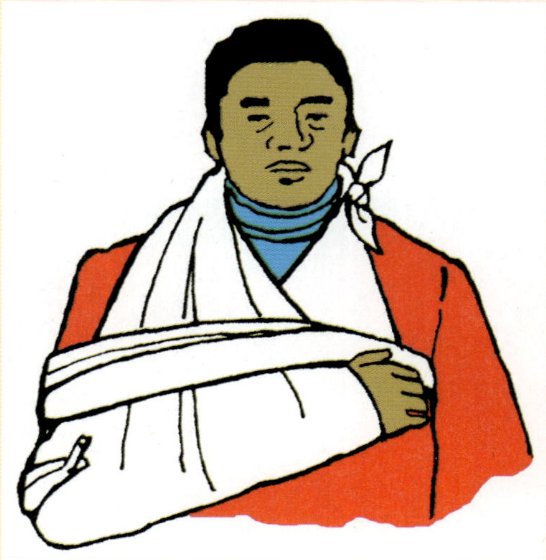

4 윗팔과 몸통을 붕대로 감는다. 붕대의 중심은 팔 위에 위치해야 한다. 손은 걸이 안에서 엄지손가락을 위로 향하게 하고 팔꿈치 높이보다 약간 위에 오도록 해야 한다.

관절 손상

탈구는 관절(예: 어깨)이 떨어져 나와 분리되는 것이다. 탈구라고 해서 모두 119에 신고해야 하는 것은 아니지만 전문의의 진료가 필요한 부상이다. 관절 손상은 일반적으로 쉽게 확인할 수 있지만 탈구와 심각한 골절은 구별하기 어려운 경우가 많으므로 섣불리 뼈를 맞추려고 해서는 안 된다.

관찰할 것	해야 할 것
탈구 ■ 앞쪽 어깨(모든 어깨 탈구의 95%를 차지, **그림 4-22**) • 다친 팔의 손으로 반대쪽 어깨를 만질 수 없음 • 팔을 몸에 붙일 수 없음 • 반대쪽 어깨에 비해 변형되어 있음 • 극심한 통증 ■ 무릎뼈(무릎, **그림 4-23**) • 무릎뼈가 무릎관절 바깥쪽으로 이동한 경우(피부 아래에 큰 돌출이 있음) • 다치지 않은 무릎뼈와 비교했을 때 변형되어 있음 • 극심한 통증 ■ 손가락(**그림 4-24**) • 다치지 않은 손가락과 비교했을 때 변형되어 있음 • 손가락을 움직이지 못함	**1.** 119에 신고하거나 전문적인 진료를 받는다. **2.** 근거리의 의료기관으로 이동할 때나 EMS가 도착할 때까지 다친 부위를 고정한다. EMS가 지연되거나 장거리로 이송하는 경우 • RICE 절차를 따른다. • 부목을 사용하여 탈구 부분이 움직이지 않도록 고정한다. **3.** 변형된 각을 줄이기 위해 교정하지 않는다. 현장 응급처치 과정에서 다음 세 가지 탈구가 교정될 수 있음을 배울 수 있다. 앞쪽 어깨, 무릎뼈 및 손가락. **4.** 열린 상처에서 부상 부위에 출혈이 있는 경우 • 상처 가장자리에 압박을 가하여 지혈한다. • 뼈를 누르지 않는다.
■ 염좌(삠)(**그림 4-25**) • 압통/통증 • 부기 • 멍	**1.** 대부분의 염좌는 전문적인 진료가 필요하지 않다. 회복 기간이 길다면 의사와 상의한다. **2.** RICE 절차를 따른다(50페이지 참조).

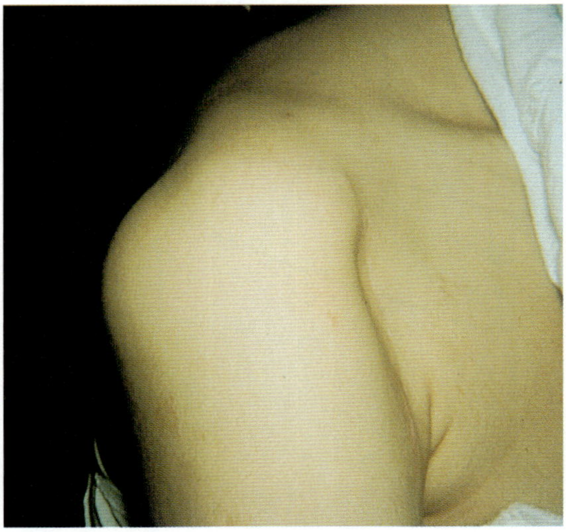

그림 4-22 어깨 탈구

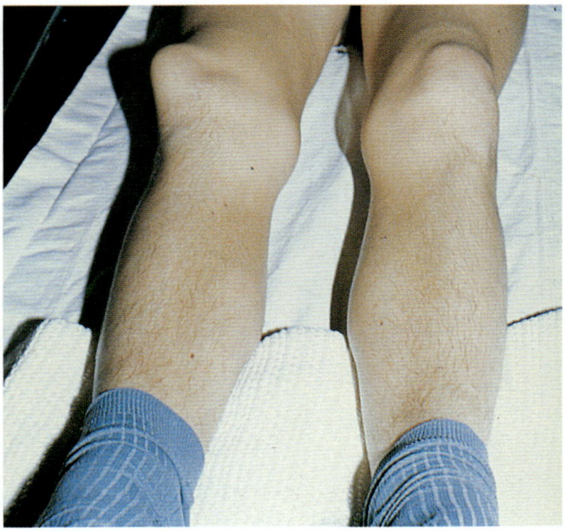

그림 4-23 무릎 탈구

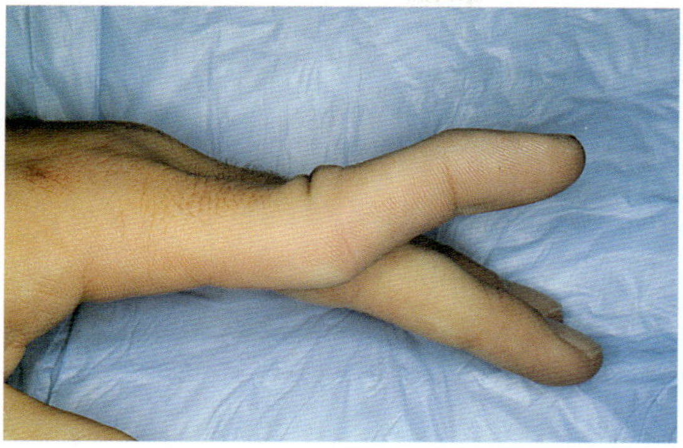

그림 4-24 손가락 탈구
© Jones & Bartlett Learning.

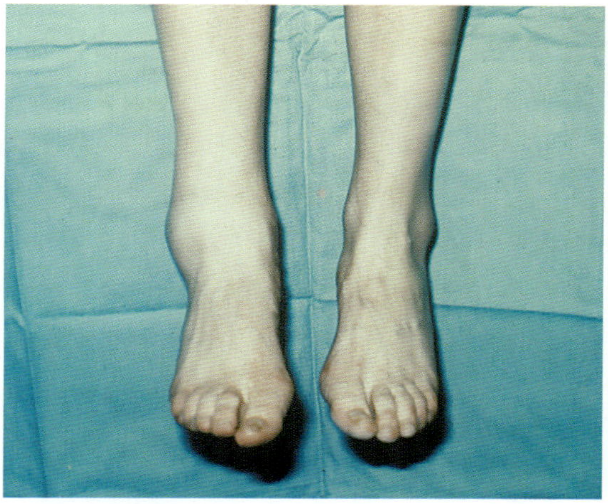

그림 4-25 발목 염좌(삠)
© American Academy of Orthopaedic Surgeons.

근육 손상

근육 손상의 세 가지 유형은 근육 경련, 근육 타박상, 근육 염좌이다.

관찰할 것	해야 할 것
근육 경련 ▪ 갑작스러운 근육통 ▪ 근육 수축으로 인해 딱딱하게 느껴지는 근육(종아리 근육) ▪ 몇 시간 동안 지속될 수 있는 잔류 불편감	**1.** 다음 방법 중 하나 이상을 시도하여 근육을 이완시킨다. • 경련이 일어난 근육을 부드럽게 스트레칭한다. • 근육을 누른다. • 얇은 천을 놓고 냉찜질 또는 얼음찜질을 한다. • 더운 환경에서 운동하다 경련이 발생했다면 약간 소금기가 있는 시원한 물 [물 1쿼트(약 1L)에 소금 1/4 티스푼(1.25mL)] 또는 시중에 판매되는 스포츠 음료를 마신다. **2.** 소금 정제를 주지 않는다.
근육 타박상 ▪ 근육에 타격 ▪ 부기 ▪ 압통 및 통증 ▪ 검은색 및 푸른색 멍은 몇 시간 후에 나타난다.	RICE 절차를 따른다.
근육 긴장 ▪ 신체활동 중에 발생 ▪ 예리한 통증 ▪ 극심한 압통 ▪ 부상 부위를 움직이지 못함 ▪ 근육을 사용할 때의 뻣뻣함과 통증	RICE 절차를 따른다.

화상

열 화상

대부분의 열 화상은 경미하다. 표재성 및 작은 부분층 화상은 전문적인 진료가 거의 필요하지 않다. 반면 큰 부분 화상 및 모든 전층 화상, 기도 화상 및 원주 화상(신체 부위를 완전히 둘러싼)의 경우 가능한 한 빨리 전문적인 진료가 필요하다.

1. 먼저 불을 꺼야 한다. 옷에 불이 붙은 경우 '멈추기', '떨어뜨리기', '구르기' 방법을 사용하여 사람을 땅에 구르게 한다. 담요를 덮어 불을 끄거나 몸에 물을 뿌린다. 화상 부위에서 의복과 모든 장신구, 특히 반지를 제거한다.
2. 사고 현장에 폭발이 있었거나 뜨거운 공기를 흡입한 경우에는 환자의 호흡을 확인하고 모니터링한다.
3. 화상의 깊이를 진단해야 한다. 이것은 어려울 수 있지만 어떤 응급처치를 해야 하는지 결정하는 데 도움이 된다.
4. 손의 법칙을 사용하여 화상의 크기를 결정한다. 환자의 손(주먹을 쥔 손바닥)은 전체 신체 표면적(TBSA)의 약 1%와 같다.
5. 신체의 어느 부분이 화상을 입었는지 확인한다. 얼굴, 손, 발 및 생식기의 화상은 다른 신체 부위의 화상보다 더 심각하다.
6. 다음 사항에 대해서는 전문적인 진료를 받거나 119에 신고한다.
   - 얼굴, 목, 손, 발 또는 생식기 화상
   - 호흡 곤란
   - 물집이 생기거나 피부가 벗겨짐
   - 넓은 부위 화상(예: 등, 몸통)
   - 3도 화상 및 광범위한 2도 화상
   - 기타 주의 깊게 관찰할 사항(예: 기침, 쌕쌕거림, 쉰 목소리 또는 일산화탄소 노출)

관찰할 것	해야 할 것
1도 화상(표피상, **그림 4-26**)의 증상 ■ 붉어짐 ■ 가벼운 부기 ■ 압통 ■ 통증	**1.** 화상 부위를 찬 곳이나 흐르는 찬물에 담그거나, 가능한 한 빨리 적어도 10분 동안 습윤, 냉찜질 또는 냉습포를 한다(**그림 4-27**). 차가운 물을 사용할 수 없는 경우 얼음, 얼음물, 소금물 등 다른 차가운 액체를 이용한다. **2.** 이부프로펜 투여(어린이 및 청소년의 경우 아세트아미노펜 투여). **3.** 가능한 한 토하지 않도록 하면서 물을 마시게 한다. **4.** 화상을 입은 팔이나 다리를 올린 상태로 유지하고 장신구를 제거한다. **5.** 열을 식힌 후 알로에베라 젤이나 비싸지 않은 피부 보습제를 바른다. 1도 화상은 덮을 필요가 없다.

관찰할 것	해야 할 것
20% 미만 TBSA(부분 두께, 그림 4-28)의 작은 2도 화상의 증상 ■ 물집 ■ 부기 ■ 수액의 눈물 ■ 심각한 통증	1도 화상의 경우 다음을 추가하여 1~4단계를 따른다. **1.** 화상 부위를 식힌 후 항균 연고를 얇게 바른다. **2.** 느슨하고, 건조하며, 달라붙지 않는 멸균 드레싱이나 깨끗한 드레싱으로 화상 부위를 덮는다. **3.** 물집을 터뜨리지 않는다.
20% 이상 TBSA(부분 두께)의 큰 2도 화상	1도 화상의 경우 다음을 추가하여 1~4단계를 따른다. **1.** 냉찜질을 하되 저체온증이 오지 않도록 주의한다. **2.** 어떤 물집도 터뜨리지 않는다. **3.** 119로 신고한다.
3도 화상(전체 두께, 그림 4-29)의 증상 ■ 건조하거나 가죽 같거나 회색빛을 띠거나 까맣게 탄 피부	**1.** 건조하고 달라붙지 않는 멸균된 또는 깨끗한 드레싱으로 화상 부위를 덮는다. **2.** 냉찜질을 하지 않는다. **3.** 화상 부위에 젤이나 연고를 바르지 않는다. **4.** 119로 신고한다.

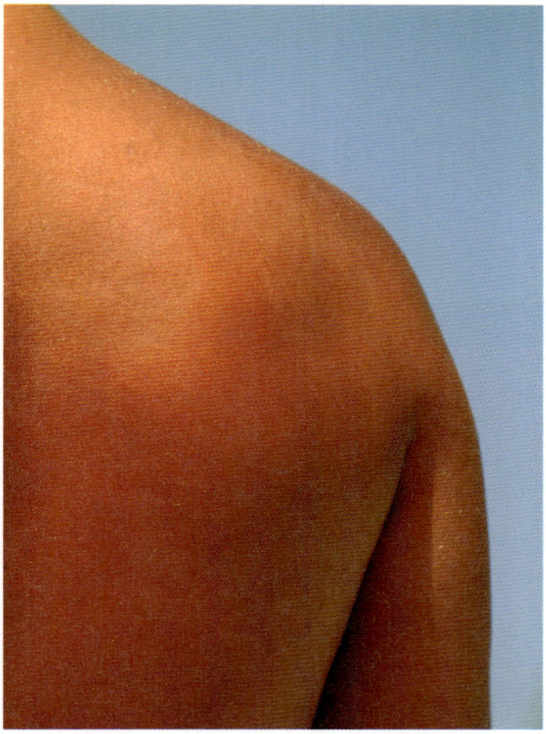

그림 4-26 1도 화상

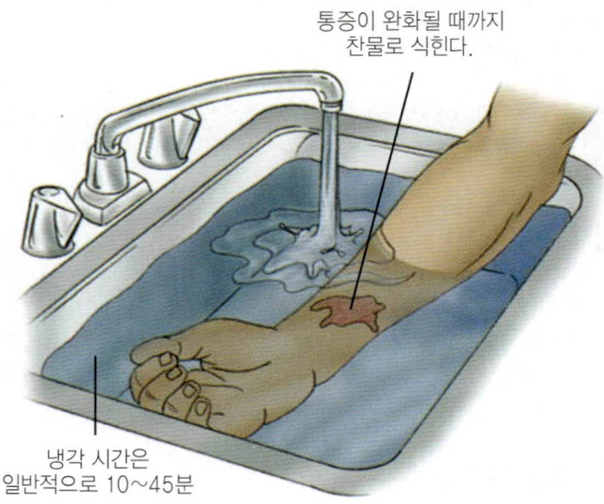

그림 4-27 화상 부위를 식히기 위해 차가운 물에 담근다.

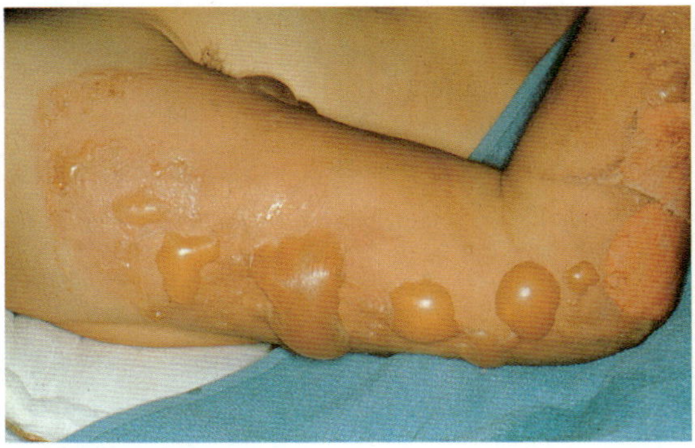

그림 4-28 2도 화상

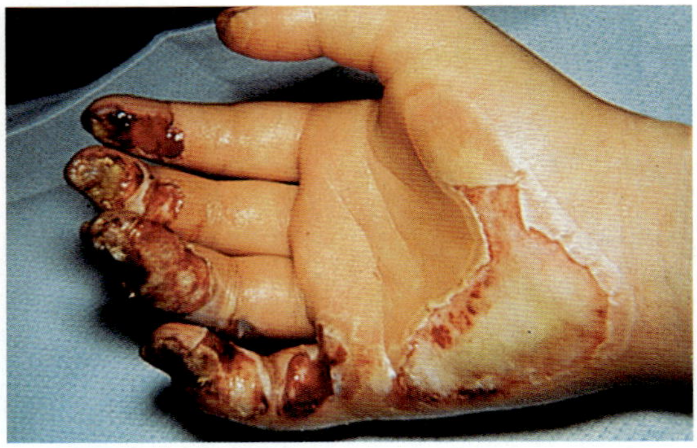

그림 4-29 3도 화상

전기 화상

감전을 당한 모든 사람은 전문적인 진료가 필요하므로 119를 불러야 한다. 외부 화상은 작아도 신체 내부에 주요 손상이 올 수 있기 때문이다(**그림 4-30** 참조). 사람이 건물 안에 있는데도 계속 전기에 접촉되어 있다면 퓨즈 박스, 회로 차단기 또는 외부 스위치 박스에서 전기를 끄거나 제품의 플러그를 뽑는다. 감전된 사람이 고압 전선에 접촉한 경우 다음 조치를 취한다.

- 119에 전화하여 전기를 끄거나 전선을 끊는다.
- 전선을 만지거나 환자를 옮기지 않는다.
- 나무 기둥, 밧줄 또는 기타 물건으로 전선이나 장치를 옮기려고 하지 않는다.
- 사람들이 주변에 접근하지 못하도록 한다.

관찰할 것	해야 할 것
▪ 작게 보일 수 있는 화상 상처 ▪ 전기의 입구 및 출구 상처(일반적으로 신체가 지면[즉, 금속 물체]과 접촉하는 곳으로 전기가 나간다. 대부분 손이나 발이다.) ▪ 다발성 화상(대부분의 전기 화상은 3도 화상이다.) ▪ 호흡/맥박 없음(전기에 의해 사람의 호흡이나 심장이 멈출 수 있다.)	감전으로부터 안전해지면 **1.** 반응이 없는 사람의 호흡을 확인하고 호흡이 없는 경우 CPR을 시작한다. **2.** 즉시 119에 신고한다. 감전을 당한 모든 사람은 전문적인 진료가 필요하다. **3.** 넘어지면서 뼈나 척추 손상이 생기지 않았는지 확인한다. **4.** 대부분의 전기 화상은 3도 화상이므로 모든 화상 상처를 멸균 드레싱으로 덮는다. 3도 화상을 입은 것과 같이 치료한다.

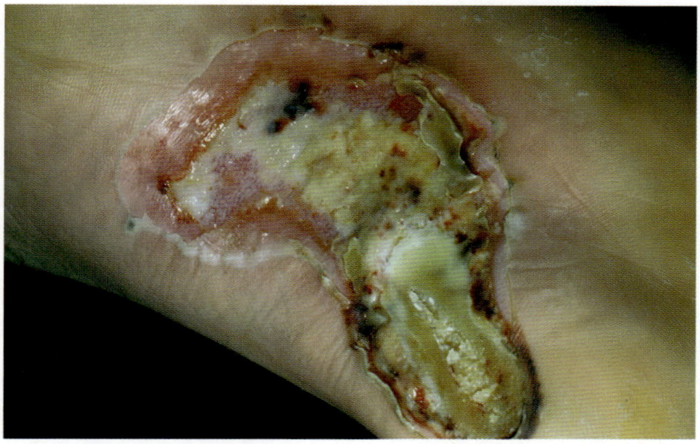

그림 4-30 전기 화상
© Charles Stewart MD, EMDM, MPH.

화학 화상

모든 화학 화상에 대해서는 즉시 119에 신고한다. 화학적 접촉을 피한다. 장갑을 착용하고 가능한 경우 고글을 착용한다(그림 4-31). 작업장에서 화학 화상이 발생한 경우 사람을 보내어 작업장에서 사용한 유해물질에 대한 물질안전보건자료(Safety Data Sheets, SDS)를 확인해야 한다. SDS는 응급처치 절차를 상세히 설명해준다. 산업안전보건청(Occupational Safety and Health Administration)은 고용주가 라벨을 사용하여 화학적 위험을 식별하도록 하고 있다(그림 4-32).

관찰할 것	해야 할 것
■ 통증 ■ 불타는 감각 ■ 호흡 곤란 ■ 눈의 통증 또는 시력 변화	대부분의 화학 화상에 대한 응급처치는 동일하다. 화상 부위가 안전해지면 **1.** 물로 씻어내기 전에 장갑을 낀 손이나 천 조각으로 피부에 묻은 건조된 분말 화학 물질을 털어낸다. **2.** 산과 알칼리의 경우, 즉시 다량의 시원한 물(흐르는 물)로 화상 부위를 최소 20분 동안 씻어내되 EMS가 도착할 때까지 한다. 세척하는 동안 의복과 장신구를 제거한다. **3.** 모든 화학 화상은 즉시 119에 신고한다. **4.** 화학 물질을 중화하려고 하지 않는다. **5.** 눈에 화학 물질이 들어간 경우 들어간 쪽으로 고개를 옆으로 기울이되 눈이 코보다 아래에 오도록 하여 코에서 얼굴 측면까지 따뜻한 물(찬물보다 눈이 더 잘 견딘다)로 최소 20분간 씻는다.

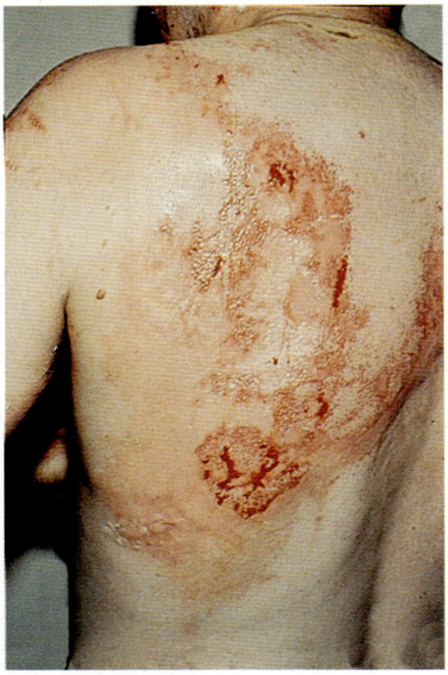

그림 4-31 화학 화상

그림 4-32 부식성 화학 물질의 포장은 이 픽토그램으로 표시한다.

쇼크

쇼크는 신체 조직에 산소가 포함된 혈액이 충분히 전달되지 않을 때 발생한다. 이 상태를 감전이나 '겁먹거나 놀라 충격을 받은 것'과 혼동하지 말아야 한다. 쇼크는 생명을 위협한다. 아래의 상태 중 어느 것이라도 해당된다면 쇼크를 예상하고 치료하도록 한다.

- 대량의 외부 또는 내부 출혈
- 심각한 감염
- 다발성 중증 골절
- 심장마비의 징후
- 복부 또는 가슴 부상
- 심한 알레르기 반응

환자가 쓰러졌을 때 쇼크의 징후가 없더라도 다음 표에 나와 있는 절차를 따라야 한다.

관찰할 것	해야 할 것
손상	손상을 치료한다.
반응을 보이며 호흡이 정상적임	**1.** 환자를 평평한 곳(수평인 곳)에 눕힌다. **2.** 다리 부상의 징후가 없고 통증을 유발하지 않는 경우 발을 6~12인치(15~30cm, **그림 4-33**) 올린다. **3.** 전문의료서비스가 1시간 이상 지연되지 않는 한 먹거나 마실 것을 주지 않는다. 액체가 메스꺼움 및 구토를 유발하지 않는다면 물을 한 모금 먹일 수 있다.
무반응 및 호흡	**1.** 환자를 옆으로 눕힌다(회복 위치, 22페이지 참조). **2.** 목, 등, 엉덩이 또는 골반 부상이 있는 경우 이동하지 않는다. 안전하지 않은 경우를 제외하고는 발견된 위치에 그대로 둔다. **3.** 119로 신고한다. **4.** 담요나 코트를 깔고 덮어 열 손실을 방지한다.

(A)
(B)
(C)

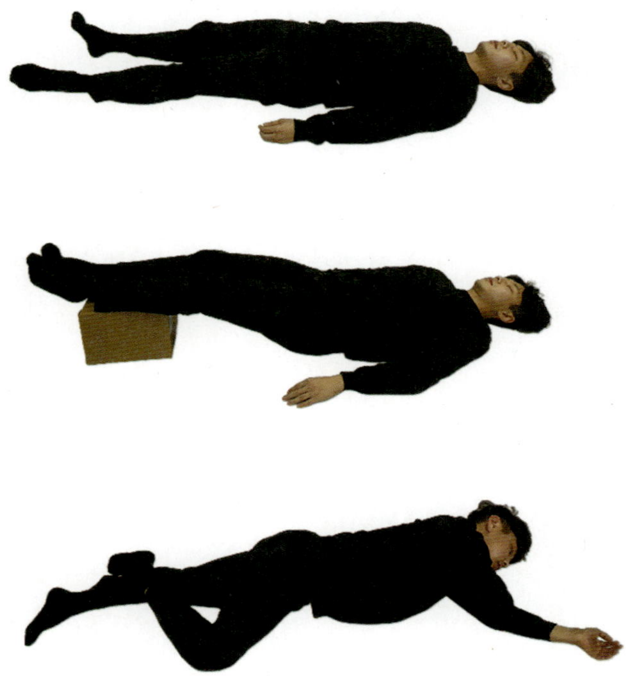

그림 4-33 쇼크 자세. **(A)** 반응하고 정상적으로 호흡하면 환자를 평평한 곳에 누워 있게 한다. **(B)** 부상의 징후가 없고 통증을 유발하지 않는 경우 발을 6~12인치(15~30cm) 올린다. **(C)** 반응이 없으면 사람을 옆으로 눕힌다.

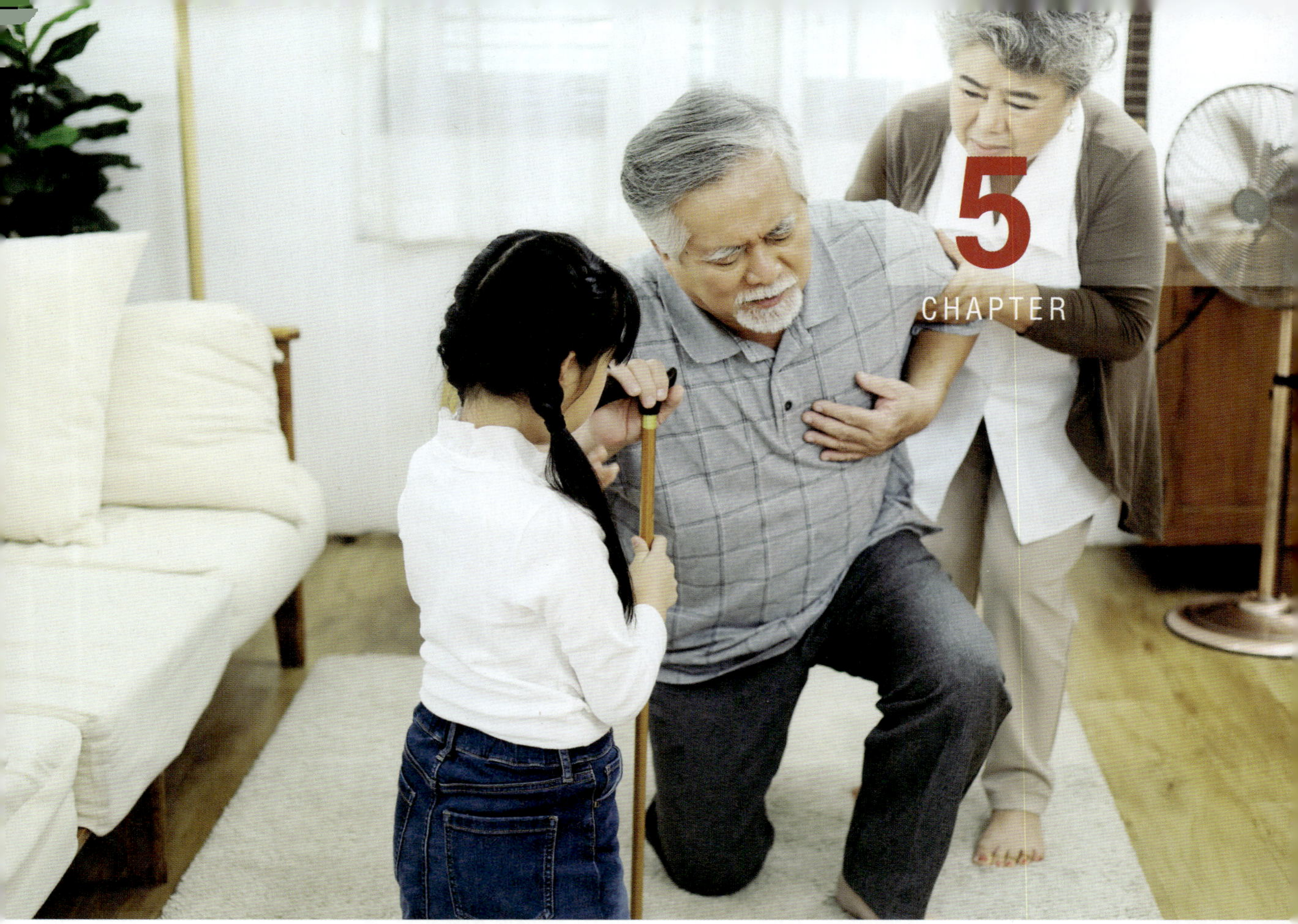

5
CHAPTER

급성 질병

Sudden Illnesses

천식

일반적으로 우리가 숨을 쉴 때 폐로 가는 기도가 완전히 열려 공기가 자유롭게 들어오고 나가는데, 천식 환자들은 기도가 민감해 쉽게 염증을 일으킨다. 환자들은 천식 증상이 있는 동안에는 기침을 하고 쌕쌕거리는 소리를 낸다(호흡 중 높은 음조의 휘파람 소리 또는 삐걱거리는 소리를 냄). 또한 호흡 곤란이 와서 숨을 헐떡거리거나 숨이 가빠질 수 있다. 때로는 증상과 징후가 너무 심해서 정상적인 호흡을 위해서 전문적인 진료가 필요한 경우도 있다.

한눈에 보기

- 천식
- 심한 알레르기 반응 (아나필락시스)
- 심장마비
- 뇌졸중
- 실신
- 발작
- 당뇨병성 응급 상황
- 임신 합병증

많은 천식 환자는 알레르기 증상을 유발하는 물질, 즉 알레르겐이 천식 발작을 유발한다. 이러한 알레르겐(알레르기를 유발하는 물질)은 꽃가루, 동물의 비듬, 담배 연기, 곰팡이, 먼지 또는 대기 오염과 같이 호흡을 통해 흡입이 되거나 조개류와 같이 먹는 물질에 포함되어 있다. 피해야 할 알레르겐 성분을 알아내어 노출하지 않도록 하거나 간접 흡연과 같은 천식 유발 요인을 제한하면 천식 발작을 예방하는 데 도움이 될 수 있다.

일부 사람들에게는 격렬한 신체 활동, 특정 약물, 흥분, 스트레스, 심지어 뇌우와 같은 악천후로 인해서도 천식이 발생할 수 있는데, 알레르겐에 의한 천식과 완전히 같은 것은 아니다.

천식이 있다고 해서 모두 같은 약을 복용하지 않는다. 일부 약은 흡입하거나 호흡하며 다른 약은 알약으로 복용한다. 천식 치료제는 즉각적인 효과를 발휘하는 속효성 약물과 지속적으로 효능을 나타내는 지효성 약물, 두 가지 유형이 있다. 속효성 약물은 천식 발작의 증상을 조절한다. 지효성 약물(장기 완화 치료제)은 환자가 천식 발작을 덜 일으키게 하고 천식 발작을 경미하게 하는 데 도움이 되지만 천식 발작 상태인 환자에게는 도움이 되지 않는다.

관찰할 것	해야 할 것
■ 빈번한 기침 ■ 쌕쌕거림 ■ 호흡 곤란 ■ 숨을 쉬지 않고 완전한 문장으로 말할 수 없음 ■ 삼각대 자세로 앉기 (무릎을 꿇거나 다른 지지대를 잡고 앞으로 숙이고 숨쉬기)	**1.** 똑바로 앉게 하고 몸을 약간 앞으로 기울인다. 꽉 끼는 옷은 느슨하게 한다. **2.** 조용히 앉아 코로 천천히 깊게 숨을 들이쉬고 입으로 내쉬도록 한다. **3.** 사용하는 천식 약물에 대해 물어본다. 천식 환자의 대부분은 의사가 처방한 신속 완화 흡입기를 가지고 있으며, 스페이서 또는 홀딩 챔버를 함께 가지고 있는 경우가 많다(**그림 5-1**). **4.** 환자에게 천식용 흡입기가 있는 경우 사용하도록 돕는다. 다른 사람의 흡입기를 빌려서 사용하지 않는다. 천식용 흡입기에는 스페이서가 있거나 없을 수 있다(스페이서는 사용자가 숨을 들이쉬면서 동시에 분무할 필요가 없도록 몇 초 동안 자체 내부에 약을 보관함으로써 폐에 더 많은 약을 투여하는 데 도움이 된다). 스페이서가 없는 흡입기의 경우 **실습 5-1**의 단계를 따른다. 스페이서가 있는 흡입기의 경우 **실습 5-2**의 단계를 따른다. 또 다른 방법은 입 안이나 입에서 1~2인치 떨어진 곳에 흡입기를 배치하는 것이다. **5.** 5~15분 이내에 호흡이 개선되어야 한다. 천식 발작을 멈추기 위해 추가 용량이 필요할 수 있지만, 의사가 처방한 용량을 초과하지 않도록 한다. 호흡 곤란이 계속되면 즉시 전문적인 진료를 받는다. **6.** 다음과 같은 경우 즉시 119에 신고한다. • 숨을 쉬거나 말을 하거나 깨어 있기 어렵다. • 한 호흡으로 한두 단어를 말할 수 없다. • 입술이나 손톱이 파랗게 변한다. • 환자가 전문적인 진료를 요청한다. • 천식용 흡입기를 사용한 후에도 상태가 호전되지 않거나 천식용 흡입기가 없다. • 발작이 반복적으로 발생한다. • 장기간 심한 발작이 발생한다. **7.** 쌕쌕거리는 소리가 더 이상 들리지 않는다고 해서 환자의 상태가 호전되었다고 단정할 수 없다.

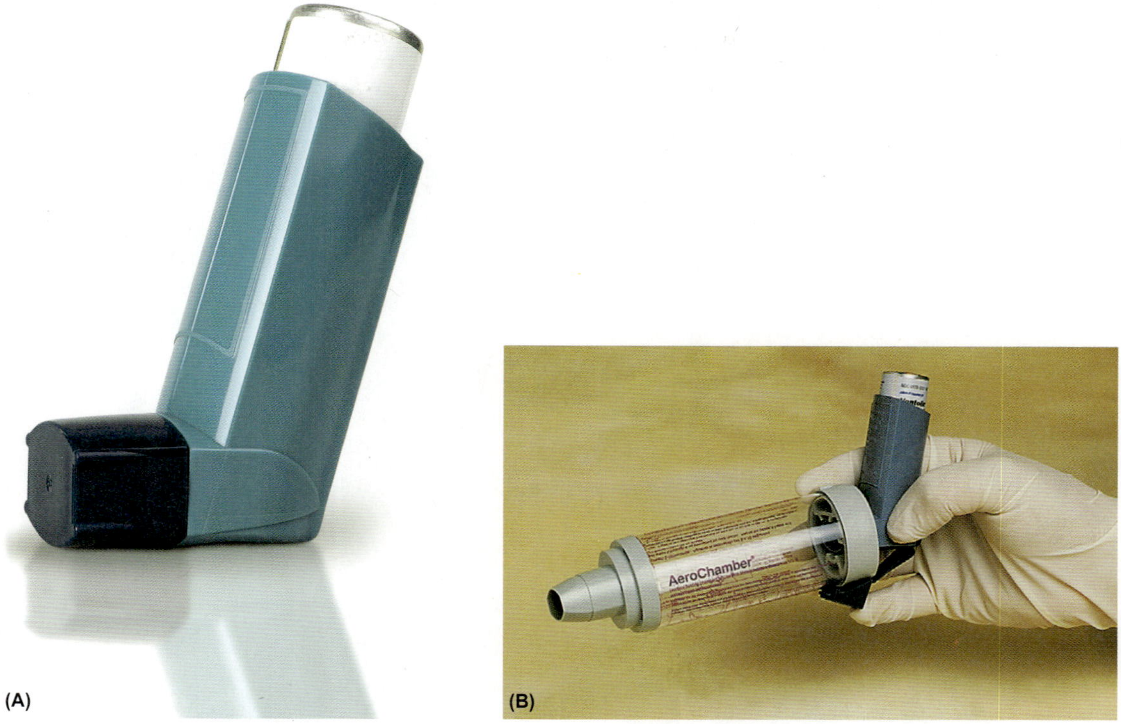

그림 5-1 (A) 스페이서가 없는 흡입기, (B) 스페이서가 있는 흡입기
A. © Chaiwat Hemakom/Shutterstock; B. © Jones & Bartlett Learning.

실습 5-1 스페이서 없는 흡입기 사용하기

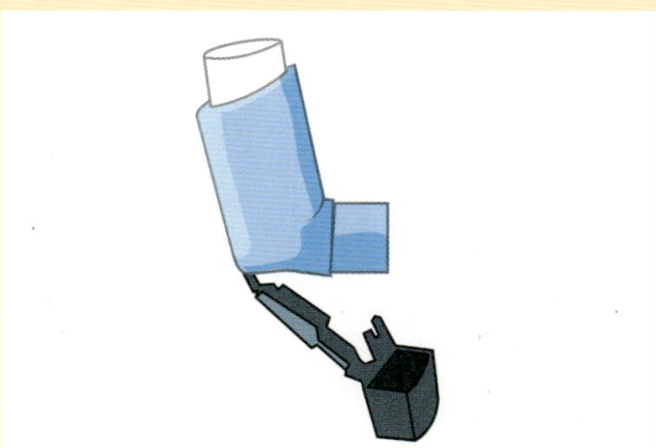

1 흡입기의 캡을 제거하고 마우스피스와 스프레이 구멍이 깨끗한지 확인한다.

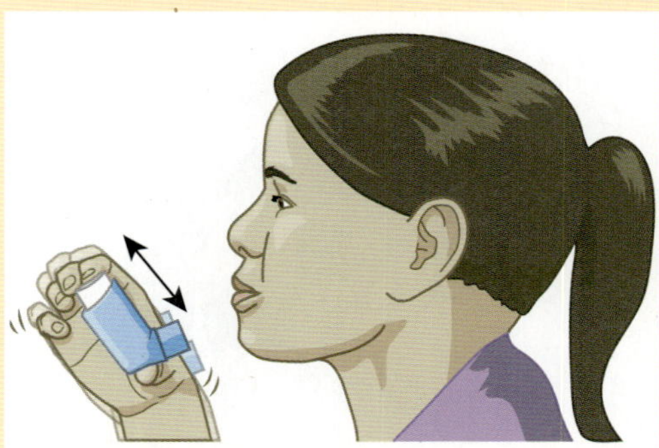

2 흡입기를 10~15회 흔든다.

(계속)

실습 5-1 스페이서 없는 흡입기 사용하기 (계속)

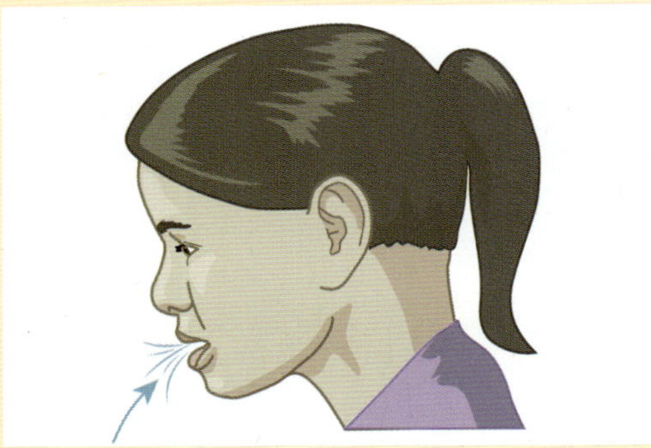

3 흡입기 없이 환자에게 심호흡을 하게 한 다음 끝까지 내쉬도록 요청한다.

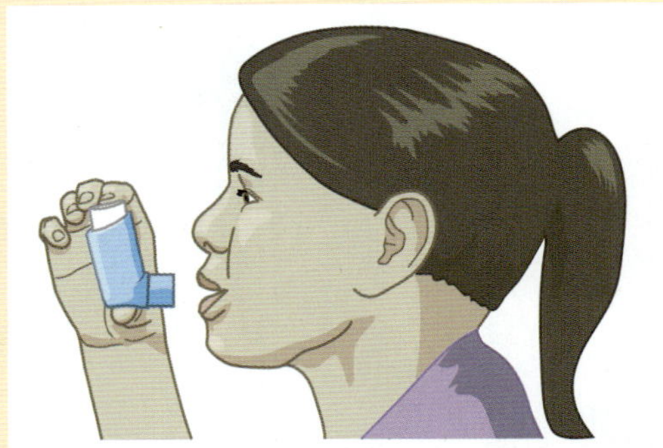

4 환자가 흡입기를 엄지와 검지를 이용해 똑바로 세우게 한다.

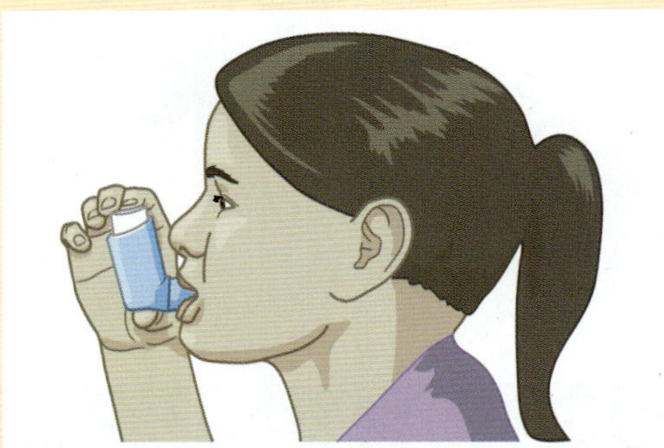

5 입, 혀 위, 치아 사이에 흡입기를 넣은 다음 흡입기를 물듯이 입술을 닫는다.

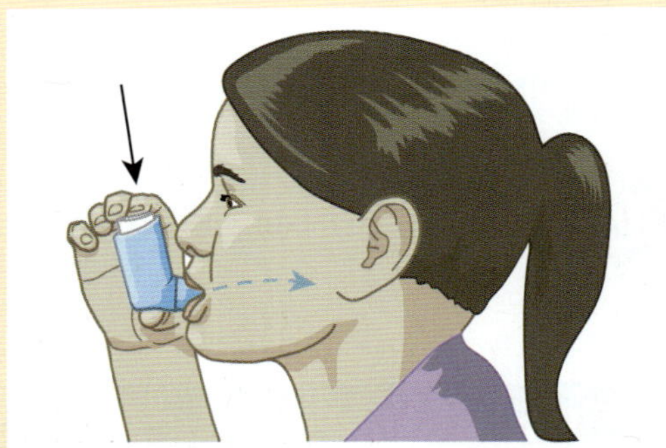

6 환자에게 천천히 숨을 들이마시게 한 다음 가능한 한 많은 양의 공기를 들이마시면서 흡입기를 한 번 누른다. 그런 다음 입을 다물고 5~10초 동안 숨을 참는다.

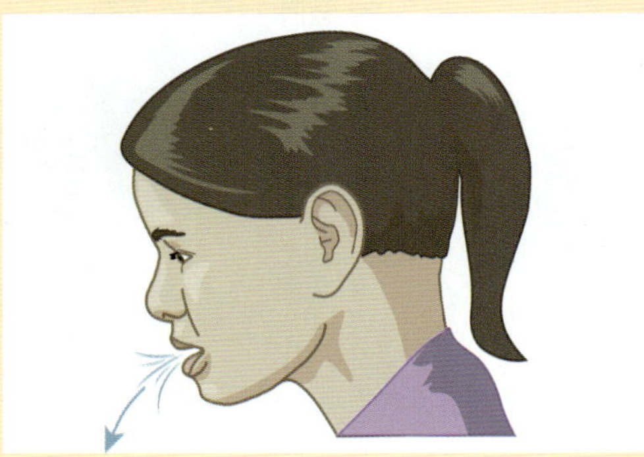

7 5~10초가 지나면 입을 벌리고 천천히 숨을 내쉬게 한다. 환자가 다른 약을 복용해야 하는 경우 위의 단계를 반복하기 전에 1분 동안 기다린다.

실습 5-2 스페이서가 있는 흡입기 사용

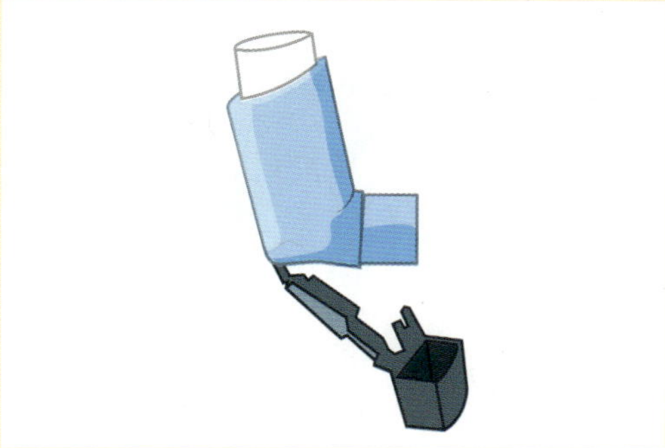

1 흡입기의 캡을 제거하고 마우스피스가 깨끗한지 확인한다.

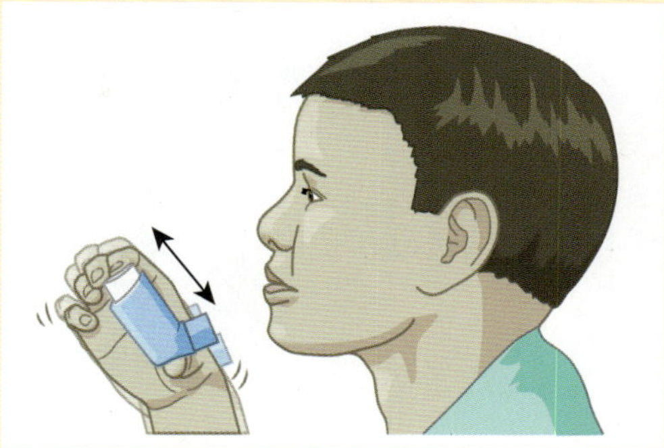

2 흡입기를 10~15회 흔든다.

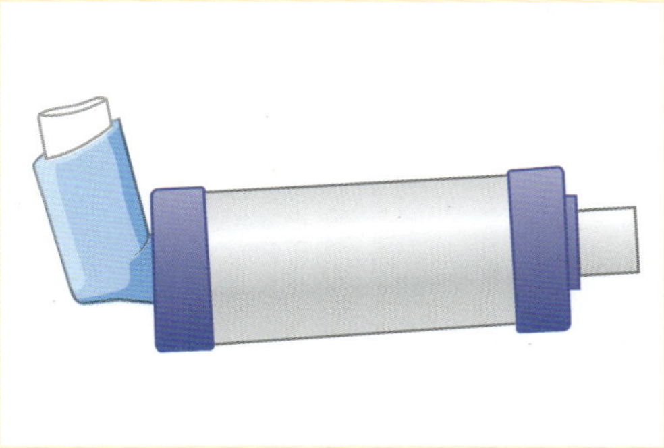

3 흡입기 마우스피스를 스페이서 끝에 삽입한다.

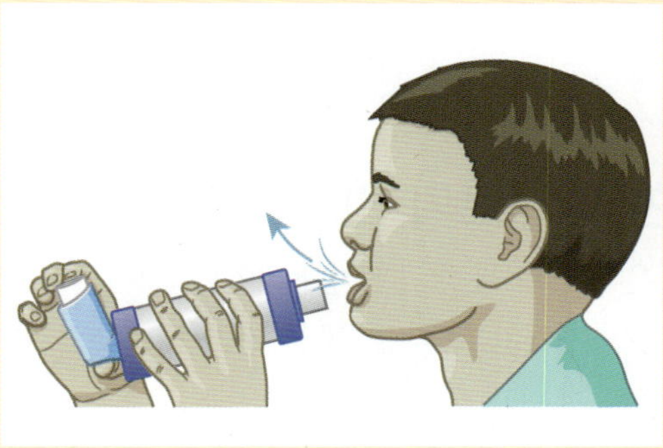

4 엄지와 검지를 이용해 흡입기와 스페이서를 잡게 한다. 그런 다음 흡입기를 사용하지 않고 심호흡하게 한다.

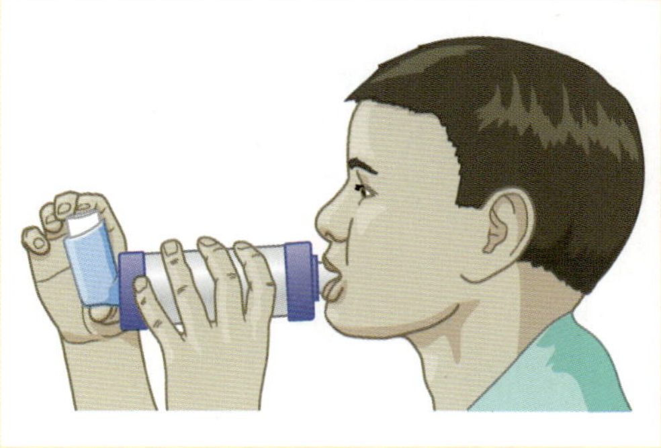

5 스페이서의 마우스피스를 입에 넣고 혀 위에 두게 한 다음 스페이서 주위를 물듯이 입술을 닫게 한다.

(계속)

실습 5-2 스페이서가 있는 흡입기 사용 (계속)

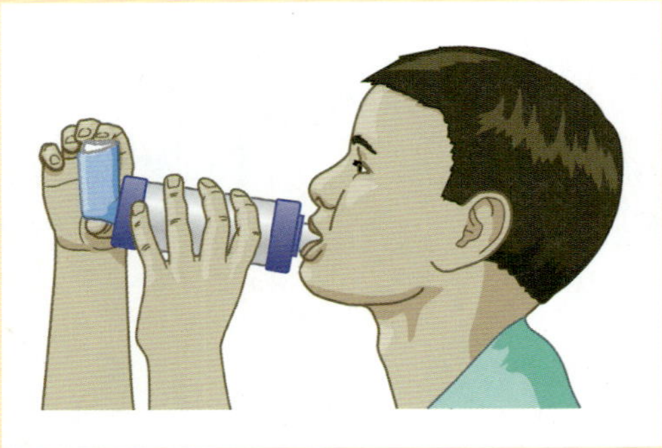

6 환자의 머리를 천장 쪽으로 약간 기울이게 하고 흡입기 상단을 눌러 약을 1회 분사한다. 환자가 가능한 한 많은 공기를 천천히 들이마신 후 입을 다물고 5~10초 동안 참도록 한다.

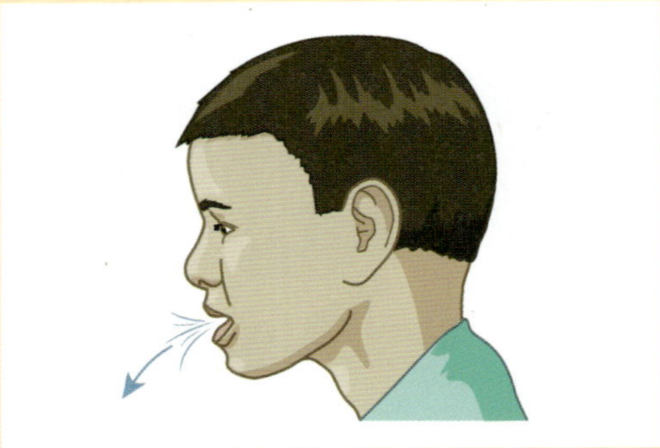

7 5~10초가 지나면 흡입기를 빼내고 천천히 숨을 내쉬게 한다. 환자가 다른 약을 복용해야 하는 경우 위의 단계를 반복하기 전에 1분 동안 기다린다.

심한 알레르기 반응(아나필락시스)

많은 사람이 특정 음식이나 의약품, 벌레, 라텍스 등에 알레르기 반응을 보인다. 알레르기 유발 요인과 접촉하면 재채기, 코막힘, 콧물 또는 눈, 코 및 피부 가려움증과 같은 증상이 나타날 수 있다.

알레르기 유발 물질이 몸에 들어오면 몸에서 과민 반응이 일어난다. 이때 몸은 스스로를 보호하기 위해 화학물질을 방출하는데, 이로 인해 아나필락시스라고 하는 심각한 증상이 발생한다. 아나필락시스는 빠르게 발생하며 생명을 위협할 수 있다.

에피네프린은 이 심각한 알레르기 반응을 멈출 수 있는 약물이다. 의사의 처방을 통해 구할 수 있으며, 에피네프린 자동 주사기를 통해 자가 투여할 수 있다(**그림 5-2**). 아나필락시스 응급 상황(예: 치과 치료 시 노보카인에 반응)을 경험했거나 잠재적으로 응급상황이 발생할 가능성이 있는 사람은 의사가 처방한 자동 주사기 2개를 항상 구비할 것을 적극 권장한다. 주사기의 사용 기한이 만료되면 다시 처방받아야 한다.

대부분의 알레르기 반응은 에피네프린이 필요하지 않지만 일부 반응이 생명을 위협하는 아나필락시스로 진행될 수 있다.

항히스타민제[예: 베나드릴(Benadryl)]는 작용 시간이 너무 오래 걸리기 때문에 생명을 구하지는 못하지만 경미한 알레르기 반응(예: 계절성 알레르기)에는 도움이 된다.

음식을 먹거나 약을 먹거나 곤충에 쏘인 후 몇 분 또는 몇 초 이내에 심각한 알레르기 반응의 징후를 보이면 항상 아나필락시스를 의심하도록 한다. 아나필락시스 반응은 알레르겐에 노출된 후 최대 1시간 이상 지나서 발생할 수도 있다는 점도 기억해 두어야 한다.

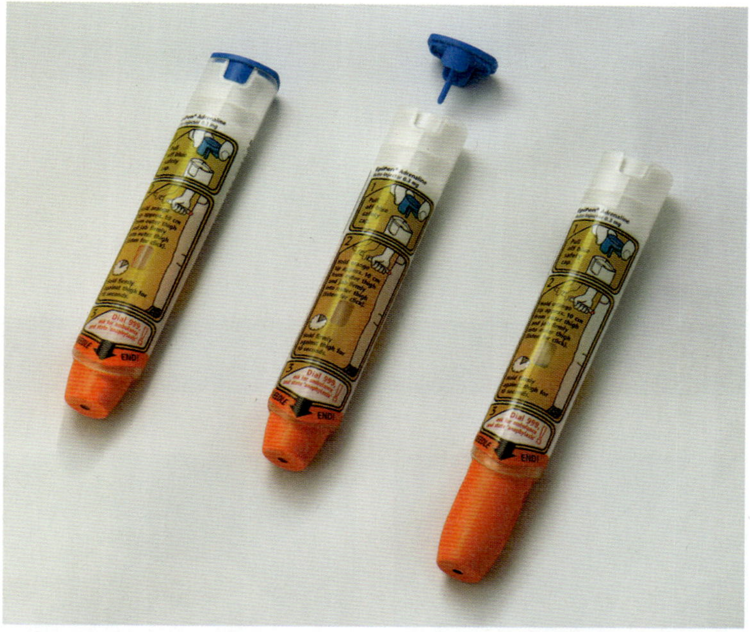

그림 5-2 사용 전 에피펜 자동 주사기가 손상되지 않은 상태이다(왼쪽). 파란색 안전 캡이 제거되었다(가운데). 주입 후 주황색 덮개가 자동으로 확장되어 바늘이 절대 노출되지 않도록 한다(오른쪽). 다른 여러 브랜드의 에피네프린 자동 주사기도 사용할 수 있다.

관찰할 것	해야 할 것
심한 알레르기 반응(아나필락시스) ■ 구강: 입술, 혀, 입, 코의 부기 ■ 인후: 부기, 가려움증, 삼키기 및 말하기 어려움 ■ 피부: 눈 주위의 부기, 홍조, 심한 가려움증 ■ 호흡: 호흡 곤란, 기침 또는 쌕쌕거림(호흡 중 휘파람 소리) ■ 복부: 경련, 메스꺼움, 구토 ■ 무응답 ■ 의료 식별 태그	**1.** 즉시 119에 신고한다. 에피네프린 자동 주사기를 성공적으로 사용한 후에도 에피네프린의 효과가 점점 약해지므로 전문적인 진료를 받거나 응급실(ED)에 가는 것이 중요하다. **2.** 이전에 심한 알레르기 반응이 있었는지 물어본다. **3.** 의료 식별 태그를 보거나 물어본다. **4.** 의학적으로 처방된 에피네프린 자동 주사기가 있는 사람은 대개 언제 어떻게 사용해야 하는지 알고 있다. 환자가 요청하는 경우 의료인이 아니어도 주사할 수 있으므로 처방된 자동 주사기를 사용한다(**실습 5-3**). • 에피네프린 자동 주사기가 없는 경우 천식 흡입기 또는 비충혈 완화제 스프레이를 사용한다. 삼킬 수 있는 경우 라벨에 표시된 대로 항히스타민제(예: 베나드릴)를 투여한다. 항히스타민제는 효과가 나타나는 데 너무 오래 걸리기 때문에 생명을 구하지는 못하지만 추가 반응을 예방하는 데 도움이 될 수 있다. 전문의료서비스가 도착할 때까지 모니터링한다. • 에피네프린 자동 주사기를 투여한 후에는 응급의료서비스(EMS)가 도착할 때까지 환자와 함께 머물면서 계속 안심시키며 모니터링한다. **5.** 첫 번째 주사 직후에 추가로 주사하지 않도록 한다. 5~10분 정도 기다린다. **6.** 1차 접종 후 5~10분이 지나도 상태가 나아지지 않거나 EMS 도착 시간이 5~10분을 초과하면 두 번째 에피네프린 주사를 고려한다. 1차 접종을 받는 사람의 약 20%는 2차 주사가 필요하다. 의심스러운 경우 두 번째 용량을 주사한다. **7.** 호흡의 징후가 없으면 119에 신고하고 심폐소생술(CPR)을 시작한다(114~123페이지 참조)

* 국내의 경우 에피네프린 자동 주사기는 일반인에게 보급되어 있지 않음을 참고하기 바란다.

(계속)

(계속)

관찰할 것	해야 할 것
가벼운 알레르기 반응 ■ 눈이 가렵고 붉어짐 ■ 가려움, 재채기, 코막힘 또는 콧물 ■ 피부 발진, 가려움증, 일반적으로 신체의 한 부분에서 나타남	환자를 돕는다. ■ 천식용 흡입기를 자가 투여한다. ■ 항히스타민제를 복용한다.

실습 5-3 에피네프린 자동 주사기 사용

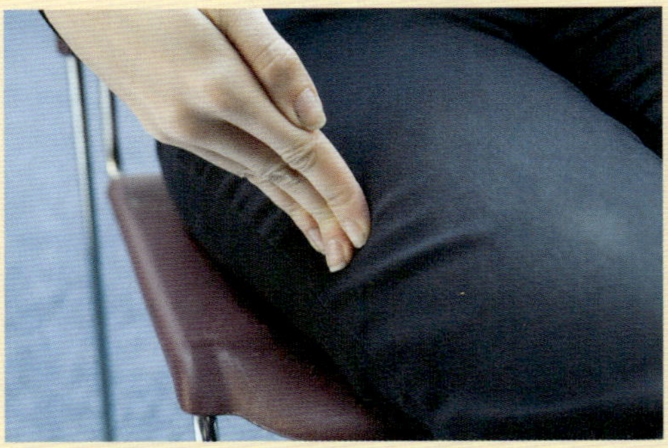

1 무릎과 엉덩이 중간, 허벅지 측면에서 주사 부위를 찾는다. 바늘이 얇은 옷을 통과할 수 있으므로 옷을 벗을 필요는 없다. 바늘을 방해할 수 있는 동전, 열쇠 및 바지 봉합선이 없는지 확인한다.

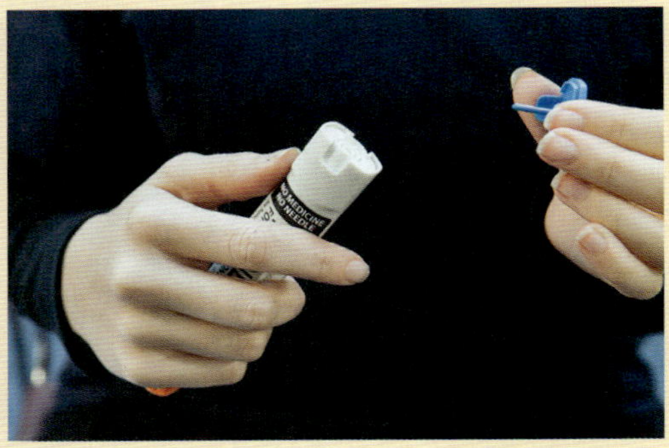

2 에피네프린 자동 주사기를 패키지에서 꺼내고 안전 캡을 똑바로 잡아당겨 제거한다. 펜 끝이 아래를 향하도록 하여 자동 주사기 몸체를 손바닥 전체를 이용해 잡는다. 자동 주사기의 종류에 따라 팁은 주황색(EpiPen), 검은색(AUVI-Q), 빨간색(Adrenaclick) 또는 다른 색상일 수 있다.

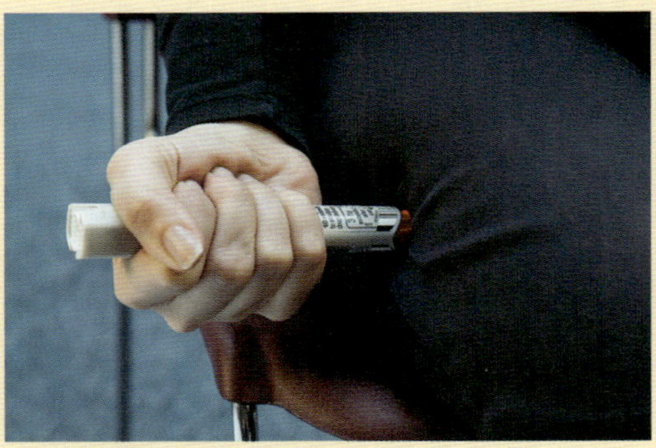

3 다리를 제자리에 고정한 상태에서 딸깍 소리가 날 때까지 자동 주사기를 허벅지에 단단히 밀어 넣는다. 약 3초 동안 제자리에 유지한다.

4 자동 주사기를 그대로 잡아당겨 빼낸다. 약 10초 동안 주사 부위를 문지른다.

5 자동 주사기를 다시 안전 케이스에 넣고 EMS가 도착하면 EMS에 전달한다.

심장마비(Heart Attack)

심장마비(heart attack)와 심정지(cardiac arrest)라는 이 두 용어는 많은 사람들을 혼란스럽게 한다.

심장마비는 심장근육으로의 혈액 공급이 갑자기 감소하거나 차단될 때 발생한다. 동맥이 막혔을 때 빨리 다시 열리지 않으면 영향을 받은 심장의 일부가 죽기 시작하며 치료를 받지 않는 기간이 길어질수록 심장 근육의 손상이 커진다. 심장마비는 심정지로 이어질 수 있어 위험하며, 심장마비인지 판별하기 어려울 수 있으므로 징후와 증상 그리고 가장 적절한 처치가 가능한 응급실을 알아놓는 것이 무엇보다 중요하다. 그러면 위급 시 빠르고 정확하게 대처할 수 있다.

심정지는 심장이 박동을 멈추거나 갑자기 심실세동(VF) 또는 심실빈맥(VT)과 같은 빠르고 불규칙한 리듬이 나타날 때 발생한다. 심정지 치료에 대해서는 CPR 및 AED 장을 참조한다.

관찰할 것	해야 할 것
심장마비의 증상(때때로 판별하기 어려움)은 다음과 같다. ■ 보통 가슴 중앙에서 압박감, 쥐어짜는 듯한 느낌 또는 충만감 같은 가슴 불편함을 느낌. 턱, 어깨, 팔 또는 등에서도 느낄 수 있다. ■ 땀 흘림 ■ 어지럼증 또는 현기증 ■ 오심 또는 구토 ■ 팔의 무감각, 통증 또는 따끔거림(대부분 왼팔) ■ 호흡 곤란 ■ 특히 노인의 쇠약 또는 피로 여성과 노인은 심장마비의 전형적인 징후와 증상을 경험한다. 몇 시간, 며칠 또는 몇 주에 걸쳐 증상이 발현되어 심장마비에 이를 수 있는 아래와 같은 경미한 증상들이 남성보다 더 많이 나타난다. ■ 호흡 곤란 ■ 오심 또는 구토 ■ 가슴 통증 ■ 턱 통증 ■ 팔에 이상한 느낌 ■ 상부 요통 ■ 독감 유사 증상 ■ 현기증	**1.** 무릎을 꿇어 안정적이면서도 편안한 지지대(예: 벽, 나무줄기, 울타리 기둥)에 기대어 앉게 한다. 환자를 진정시킨다. 걸으면 심장에 보다 많은 스트레스를 줄 수 있으므로 걷지 못하게 한다. **2.** 즉시 119에 신고한다. 환자를 의료 시설로 이송하지 않고 EMS가 도착할 때까지 기다린다. **3.** EMS 도착을 기다리는 동안 할 일 • 꽉 끼는 옷은 느슨하게 한다. • 환자가 자신의 상태를 알고 복용 중인 흉통 치료제(니트로글리세린)가 있는지 물어보고 복용하도록 돕는다. • 의식이 명료하고 삼킬 수 있고, 아스피린 알레르기가 없고 뇌졸중의 징후가 없는 경우(74페이지 참조) 성인용 아스피린 1개(325mg) 또는 저용량 아스피린 2~4개(81mg 각각)를 복용하게 한다. 보다 빠른 결과를 얻으려면 삼키기 전에 약을 가루로 만들거나 치아로 씹게 한다. • 호흡을 모니터링한다. 환자가 반응하지 않고 호흡을 멈추면 CPR을 시작한다(114페이지 참조). 반응이 없고 숨을 쉬는 경우 옆으로 눕힌다(회복 자세, 22페이지 참조).

뇌졸중

뇌졸중은 뇌혈관이 터지거나 막힐 때 발생하며, 파열이나 폐색으로 인해 뇌의 일부가 필요한 혈류를 얻지 못하는 병이다(**그림 5-3** 및 **그림 5-4**).

산소가 없으면 영향을 받는 부위의 뇌 세포가 몇 분 안에 죽기 시작하는데, 뇌 세포는 대체되지 않기 때문에 뇌졸중으로 인한 영향은 영구적일 수 있다. 뇌졸중은 주요 사망 원인이다.

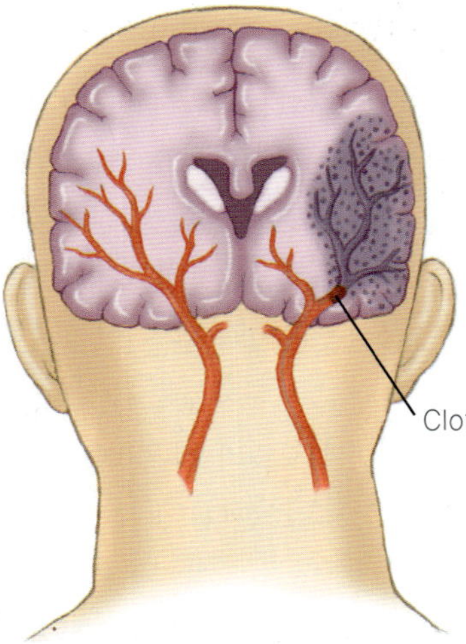

그림 5-3 뇌혈관 폐색
© Jones & Bartlett Learning.

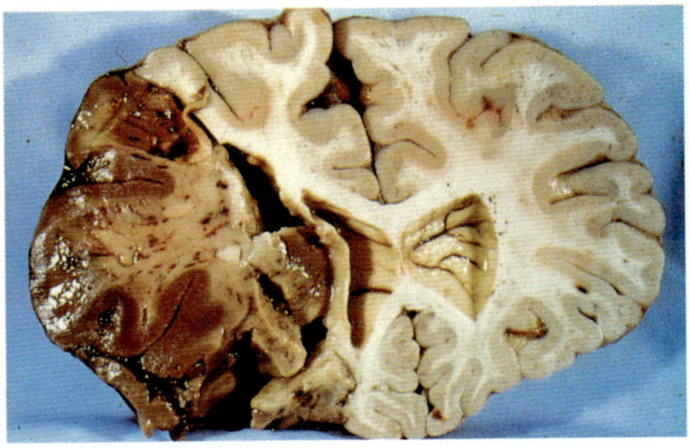

그림 5-4 뇌혈관 파열
© American Academy of Orthopaedic Surgeons.

관찰할 것	해야 할 것
약어 **F-A-S-T**는 뇌졸중이 발생했는지 여부를 판단하는 데 도움이 되는 평가 도구 역할을 한다. **F** = 얼굴 처짐: 환자에게 미소를 지어달라고 요청한다. 얼굴의 한쪽이 반대쪽에 비해 잘 움직이지 않는 것은 비정상이다. **A** = 팔 처짐: 환자에게 눈을 감고 손바닥이 위로 향하게 하여 10초 동안 두 팔을 들어 올리도록 요청한다. 뻗은 상태에서 한쪽 팔이 아래로 처지는 것은 비정상이다. **S** = 말하기 어려움: 간단한 문구를 반복하도록 요청한다(예: "하늘은 파랗다"). 욕설을 하거나 잘못된 단어를 사용하거나 아예 말을 할 수 없는 경우는 비정상이다. **T** = 119 신고 징후 중 하나라도 발생하면 119에 신고한다. 이러한 징후 중 하나라도 나타나면 뇌졸중의 고위험과 관련이 있다(72%). 세 가지가 모두 있는 경우 위험은 최대 85%이다.	**1.** 즉시 119에 신고한다. **2.** 반응과 호흡을 모니터링한다. • 환자가 반응이 없고 호흡을 하지 않으면 CPR을 시작한다(114페이지 참조). • 반응은 없지만 숨을 쉬거나 입에 액체나 구토물이 있으면 옆으로 눕힌다(회복 자세, 22페이지 참조). 이렇게 하면 입에서 액체가 빠져나갈 수 있다. • 의식이 명료하다면 머리와 어깨가 몸보다 높은 편안한 자세를 취하도록 한다. **3.** 먹거나 마실 것을 주지 않는다. 목이 마비되어 삼키는 것이 제한되어 질식할 수 있다. **4.** 꽉 끼는 의복(예: 셔츠 칼라, 넥타이)을 푼다. **5.** 뇌졸중이 발생한 시간을 기록하여 EMS 직원에게 알려 준다.

실신

실신(기절)은 머리 손상과 관련이 없는 갑작스럽고 짧은 의식 소실이다. 실신은 흔하며 생명을 위협하지는 않는데, 대개 신체적 또는 정서적 원인으로 나타난다. 뇌로 가는 혈류가 중단되면 갑자기 발생할 수 있다. 실신은 느린 심박수나 혈압의 현저한 강하와 같은 훨씬 더 심각한 문제의 징후일 수도 있다.

실신 전 단계(Presyncope)

사람이 기절할 것 같다고 느끼거나 기절할 것 같다고 말하는 경우를 실신 전 단계 증상이라고 한다. 일부 응급처치 제공자와 구경꾼이 피를 보거나 응급 상황에서 스트레스를 받을 때 실신을 경험하기도 한다. 어떤 사람은 특히 더운 날씨에 눕거나 앉아 있다가 갑자기 일어서거나 오랫동안 서 있을 때 실신 전 단계를 경험한다.

관찰할 것	해야 할 것
■ 창백한 피부 또는 입술 ■ 축축하고 땀이 나는 피부 ■ 떨림 ■ 서 있을 때 흔들리고 불안정함 ■ 현기증 ■ 메스꺼움 ■ 따뜻하거나 덥거나 추움 ■ 복통 ■ 시력 장애(예: 검은 반점, 시야 흐림)	**1.** 넘어질 위험을 줄이기 위해 앉거나 누워야 한다. **2.** 일단 안전한 위치에서 다리를 교차시키거나 하지 근육을 긴장시키는 신체 맞압력 조작법(Physical Counterpressure Maneuvers, PCM)을 이용한다. PCM은 혈압을 높이는 근육 수축(쥐어짜기)이다. 상황에 따라 상체 PCM보다 하체 PCM이 더 효과적이다. PCM 방법은 다음과 같다. • 근육을 쥐어짜면서 다리 꼬기 – 누운 상태에서 다리를 꼬아 쥐어짜는데, 서서도 할 수 있다. • 스쿼트 – 하체를 쪼그리고 앉는 자세 • 팔 긴장 – 손가락으로 반대 손을 잡고 반대 방향으로 팔 당기기 • 아이소메트릭 핸드그립 – 손에 물건이 있거나 없는 상태에서 주먹 쥐기 • 목 굽힘 – 턱을 가슴에 대고 목 근육 조이기 **3.** 심장마비나 뇌졸중이 의심될 때 PCM을 사용하지 않는다. **4.** 2분 이내에 호전이 없거나 상태가 악화되거나 재발하면 119로 신고한다. **5.** 호흡을 모니터링한다.

기절한 사람

우리는 환자가 기절하기 전에도 도와줄 수 있지만 이미 기절한 사람을 도아야 하는 경우도 만난다.

관찰할 것	해야 할 것
■ 바닥에 쓰러진 사람 ■ 움직임이 없는 사람	**1.** 호흡을 확인한다. **2.** 숨을 쉬는 경우 • 등을 대고 평평하게 눕힌다. 통증을 유발하지 않는다면 발을 15~30cm(6~12인치) 올린다. • 호흡을 모니터링한다. • 꽉 끼는 옷을 느슨하게 한다. • 넘어지면 부상을 확인하고 치료한다. • 시원한 물수건으로 이마를 닦는다. • 구토가 발생하면 사람을 옆으로 눕힌다(회복 자세). **3.** 숨을 쉬지 않는 경우 • 평평한 바닥이나 단단한 표면에 등을 대고 눕힌다. • CPR을 시작한다(114페이지 참조). • 119로 신고한다.

(계속)

(계속)

관찰할 것	해야 할 것
	4. 암모니아 흡입제나 후자극제(smelling salts)를 사용하지 않는다. **5.** 완전히 회복되어 삼킬 수 있을 때까지 먹거나 마시지 않도록 한다. **6.** 얼굴에 물을 뿌리거나 붓지 않는다. **7.** 사람을 소생시키기 위해 얼굴을 때리지 않는다. **8.** 다음과 같은 경우 119에 신고한다. • 반복적으로 기절한다. • 명백한 이유 없이 기절했다. • 심각한 상태인 것 같다(예: 심장마비, 당뇨병, 뇌졸중). • 당뇨병, 발작, 임신, 장 또는 방광 조절 장애 또는 50세 이상인 환자

발작(seizure)

발작은 뇌의 전기적 활동 장애로 인한 근육의 강한 수축으로 발생한다. 원인으로는 간질, 머리 손상, 뇌종양, 뇌졸중, 열사병, 중독(알코올 또는 약물 포함), 당뇨병성 응급 상황 및 고열이 있다.

관찰할 것	해야 할 것
■ 갑자기 울거나 비명을 지름 ■ 갑작스러운 의식 소실 ■ 몸이 뻣뻣해지고 뒤이어 등을 아치형으로 만드는 경련성 움직임 ■ 입에 거품이 생김 ■ 침을 흘림 ■ 이 갈기 ■ 파란 얼굴과 입술 ■ 눈이 위로 올라감 ■ 방광 또는 장 조절 능력 상실	**1.** 부상을 방지하기 위해 근처에 있는 물건을 옮긴다. **2.** 머리 아래에 돌돌 만 수건과 같은 부드러운 것을 놓는다. 베개를 사용하지 않는다. **3.** 환자를 움직이지 못하도록 잡아 누르지 않는다. **4.** 치아 사이에 아무것도 물리지 말며 입 안에 아무것도 넣지 않는다. 치아가 손상되거나 물체를 흡입할 수 있기 때문이다. **5.** 발작의 시작부터 끝까지의 시간을 측정한다. **6.** 대부분의 발작은 전문적인 진료가 필요하지 않으며 1~2분 안에 끝난다. **7.** 주변 사람들을 환자로부터 멀리 떨어지게 한다. **8.** 다음 중 어느 하나라도 해당되면 119에 신고한다. • 5분 이상 지속되는 발작 • 연속되는 발작 • 발작 후 호흡 곤란이 있는 환자 • 당뇨병이 있거나 임신한 환자 • 물속에서 발작이 일어난 경우 • 환자의 첫 번째 발작인 경우 • 손상과 관련된 발작 • 느린 회복 **9.** 발작 후 • 사람을 옆으로 눕히고 수건을 말아 머리를 받친 후 기도를 열어 둔다. • 발작 중 환자가 혀를 깨물면 출혈을 제어한다. • 호흡을 모니터링하고 호흡이 멈추면 CPR을 시행한다(114페이지 참조). • 잠을 잘 수 있도록 한다. • 환자의 의식이 명료해질 때까지 함께 있는다.

당뇨병성 응급 상황(Diabetic Emergencies)

도움을 주기 전에 12-19페이지에 설명된 적절한 조치를 취한다.

인슐린은 췌장에서 생성되는 호르몬으로 당(포도당)이 신체의 세포에 들어가도록 도와주는 역할을 한다. 어떤 사람들은 어릴 때부터 인슐린이 분비되지 않기도 하고, 어떤 사람들은 후천적으로 충분한 양의 인슐린을 생산하는 능력을 잃는다. 어느 쪽이든 당뇨병은 혈당의 급격한 변화를 일으키고, 장기적으로는 순환계 및 신경계에 문제를 유발하는 고질적인 질병이다.

대부분의 당뇨병 환자는 적절한 혈당 수준을 유지하여 당뇨병성 응급 상황을 예방하기 위해 하루에 네 번 혈당 수치를 모니터링한다(**그림 5-5**). 당뇨병성 응급 상황의 두 가지 유형은 저혈당증(저혈당)과 고혈당증(고혈당)이다. 그러나 혈당 수치를 모르면 저혈당증인지 고혈당증인지 판단하기 어려울 수 있다. 당뇨병성 응급 상황에서 설탕을 주는 것은 저혈당증 환자에게 도움이 되지만 고혈당증 환자에게는 도움이 되지 않는다. 그러나 설탕을 줄지 말지는 고민하지 않아도 된다. 당뇨병성 응급 상황에서 설탕(포도당)을 투여하는 것은 저혈당증이든 고혈당증이든 해가 되지 않는다는 것이 여러 경험으로 입증되었기 때문이다.

당뇨병이 있는 사람에게 두 가지 질문을 한다. "오늘 식사를 하셨습니까?", "오늘 인슐린을 복용하셨습니까?"이다. 당뇨병 환자가 인슐린을 복용했지만 식사를 하지 않았다면 저혈당을 의심해 본다. 당뇨병 환자가 식사는 했지만 인슐린을 투여하지 않았다면 고혈당을 의심해 본다. 필요한 경우 가족, 가까운 친구 또는 동료에게 당뇨병이 있는지 물어볼 수도 있다.

저혈당(혈당이 너무 낮음)

대부분의 당뇨병 관련 응급 상황은 저혈당(포도당)으로 인해 발생한다. 이 상태를 '저혈당', '인슐린 반응' 또는 '인슐린 쇼크'라고도 한다. 이 상태를 가진 환자는 인슐린이 너무 많고 혈당이 충분하지 않아 종종 몇 분 이내에 빠르게 위험한 상태로 진행될 수 있다. 이를 빨리 인지하지 못하여 치료하지 않으면 사망하거나 영구적인 뇌 손상을 입을 수 있다.

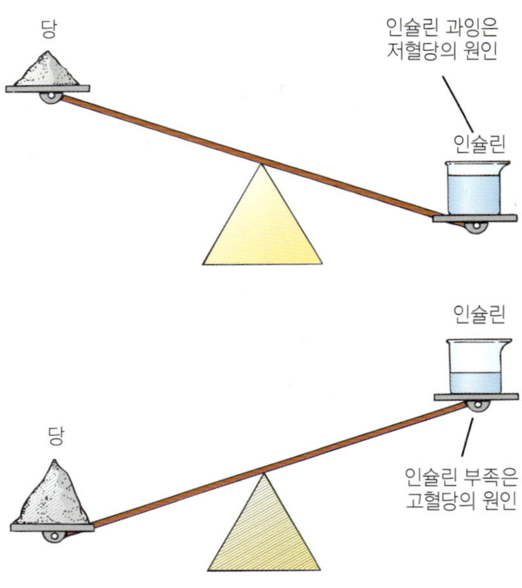

그림 5-5 당뇨병성 응급 상황은 인슐린이 너무 많거나 적어서 발생한다.

심각한 저혈당을 일으키는 요인은 다음과 같다.

- 너무 많은 인슐린 투여(당분을 빠르게 고갈시킴)
- 음식을 충분히 먹지 않거나 구토(당 섭취 감소)
- 평소보다 많은 신체 활동(당을 더 빨리 소모)

글루카곤(Glucagon)은 심각한 저혈당이 와서 반응이 없는 사람의 혈당을 올리기 위해 처방하는 약물로써 신체의 포도당 보유량을 혈류로 이동시켜 혈당을 높인다. 가족, 친한 친구 또는 동료에게 글루카곤의 사용법을 교육해 놓는다면 위급 상황에서 도움을 받을 수 있다.

관찰할 것	해야 할 것
■ 반응이 좋고 삼킬 수 있음 ■ 의료 식별 태그 ■ 흔들림, 떨림 ■ 차갑고 축축한(또는 촉촉한) 피부 ■ 정신 혼란 ■ 현기증이 나거나 어지러움 ■ 갑작스러운 배고픔 ■ 메스꺼움 ■ 입술, 혀 또는 볼의 따끔거림 또는 무감각 ■ 심한 땀 흘림	*환자가 자신의 상태를 말할 수 있을 때* **1.** 환자에게 혈당 측정기가 있다면 혈당 수치를 확인하게 한다. 저혈당인지를 알 수 있는 유일한 방법이다(**그림 5-6**). **2.** 저혈당의 경우 다음과 같은 경우에만 3번 절차를 따른다. • 혈당 수치를 확인할 수 없지만 저혈당이 의심된다. • 혈당 검사 결과 저혈당(포도당) 수치(70mg/dL 미만)이다. • 당뇨병이 있는 환자에게 심한 발한 또는 떨림이 발생한다. **3.** 절차는 다음과 같다(삼킬 수 있는 경우). • 설탕 15~20g을 먹인다. • 포도당 정제가 있다면 포도당 정제 3~5개를 먹이는 것이 더 좋다(라벨에 지시된 대로, **그림 5-7**). • 포도당 정제가 없는 경우에는 포도당 겔 튜브(라벨에 표시된 대로), 4온스(1/2컵)의 과일 주스(예: 오렌지, 사과), 4온스(1/2컵)의 일반 소다수(다이어트 소다수 제외), 설탕이나 꿀 3~5티스푼, 딱딱한 캔디, 젤리빈, 껌 등을 먹인다. 섭취량은 식품 라벨을 확인한다. • 혈당이 오를 때까지 10~15분 정도 기다린다. • 혈당 수치를 다시 확인한다. 혈당을 확인할 수 없으면 상태를 지켜보며 대응책을 찾는다. • 혈당 수치를 재지 않은 상태에서 여전히 저혈당 증상이 있는 경우 해당 환자에게 추가로 15g의 설탕을 제공한다. **4.** 그래도 호전되지 않거나 설탕을 줄 수 없다면 즉시 119에 신고한다. *어린이에 대한 참고 사항* • 어린 아이들은 혈당 수치를 낮게 유지하기 위해 일반적으로 15g 미만의 탄수화물이 필요하다(예: 영유아 6g, 영유아 8g, 어린이 10g). • 저혈당이 의심되지만 포도당 삼키는 것을 거부하는 어린이는 혀 아래에 포도당 정제를 물게 한다. • 대부분의 환자는 기분이 좋아질 때까지 설탕이나 포도당을 많이 섭취하고 싶어 하지만 섭취량이 많을 경우 혈당 수치가 급격히 상승할 수 있으므로 적정선을 지키는 것이 바람직하다. 위의 절차를 사용하면 이를 방지하는 데 도움이 될 수 있다(고혈당 수준).

관찰할 것	해야 할 것
심각한 저혈당이 의심되는 경우 ■ 어눌한 말투, 불명확한 말, 간단한 지시를 따르지 못함 ■ 삼킬 수 없음 ■ 발작 ■ 무반응	**1.** 즉시 119에 신고한다. **2.** 호흡하지 않으면 CPR을 시작한다(114페이지 참조). **3.** 호흡하는 경우 옆으로 눕히고(회복 자세, 22페이지 참조) 호흡을 모니터링한다. **4.** 음식이나 액체를 주지 않는다. **5.** 저혈당인지 고혈당인지 확실하지 않으면 설탕을 준다. 인슐린을 주지 않는다.

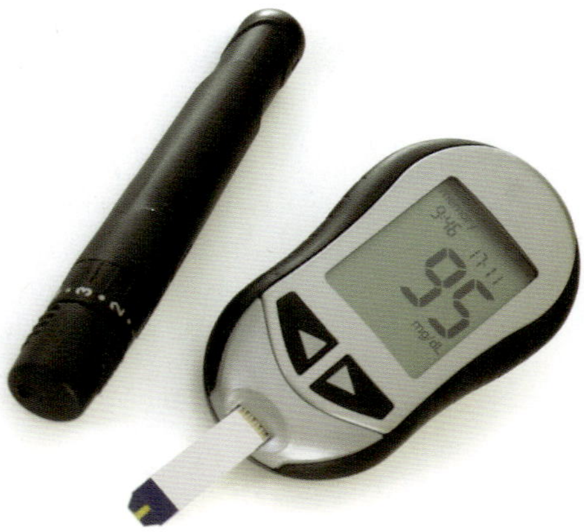

그림 5-6 채혈 장치가 있는 혈당 측정기

© Luciano de la Rosa/Shutterstock.

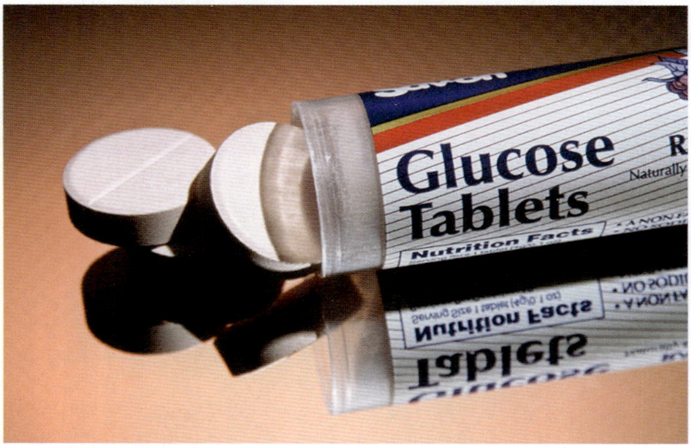

그림 5-7 포도당 정제

© Ted Foxx/Alamy Stock Photo.

고혈당(혈당이 너무 높음)

고혈당은 당뇨병이 있는 사람의 혈액에 너무 많은 당이 있을 때 발생한다. 고혈당을 유발하는 요인은 인슐린 부족, 과식, 질병, 운동 부족, 스트레스 등 여러 가지가 있다. 당뇨병 환자는 대부분 심각한 증상이 나타나기 전에 인지할 수 있기 때문에 고혈당 증상이 의심되면 인슐린 용량을 조절하거나 전문의를 찾아야 한다. 만약 고혈당 증상을 24시간 이내에 치료하지 않는다면 치명적일 수 있다는 점을 기억해야 한다.

관찰할 것	해야 할 것
■ 의료 식별 태그 ■ 점진적인 진행(수 시간에서 수 일까지 당이 뇌에 영향을 미친다) ■ 졸음 ■ 극도의 갈증 ■ 매우 빈번한 배뇨 ■ 따뜻하고 홍조 띤 건조한 피부 ■ 구토 ■ 과일향의 입 냄새(매니큐어 리무버와 같다고도 함) ■ 거친 호흡 ■ 최종적 무반응	**1.** 삼킬 수 있으면 물을 자주 조금씩 먹인다. **2.** 가능하면 가족 구성원에게 혈당 수치를 확인하게 한다. 만약 혈당 수치가 높은지 낮은지 알 수 없고 환자가 반응할 수 있다면 앞에서 설명한 대로 적정량의 설탕을 먹인다. 약간의 당은 고혈당 환자에게 심각한 해를 끼치지 않는다. **3.** 당뇨병이 있는 사람이 스스로 투여할 수 있는 경우가 아니면 인슐린을 투여하지 않는다. **4.** 가능한 한 빨리 119에 신고한다.

임신 합병증

임신 중 합병증을 확인하기 위해 우선 여성에게 임신 여부를 확인한다. 임신 중 합병증은 경미한 것에서부터 심각한 것까지 다양하므로 심각한 합병증의 경우 즉시 119에 신고한다.

관찰할 것	해야 할 것
심한 복통 또는 경련(출산일에 가까워져 일어나는 가벼운 경련은 정상일 수 있지만 반복적이고 강한 경련이나 양수가 터진 경우는 분만의 신호일 수 있음)	통증이 지속되거나 진통이 의심되면 즉시 전문적인 진료를 받도록 한다.
발작(심각한 합병증을 나타낼 수 있음)	**1.** 발작 시 적절한 치료를 제공한다(76페이지 참조). **2.** 즉시 119에 신고한다.
질 출혈	**1.** 생리대나 수건을 이용해 혈액을 흡수시키되 출혈을 막지 않는다. **2.** 즉시 119에 신고한다.
갑작스러운 체액 누출(진통의 시작일 수 있음)	즉시 전문적인 진료를 받도록 한다.
입덧	**1.** 구토를 치료한다. **2.** 구토가 지속되면 전문적인 진료를 받도록 한다.

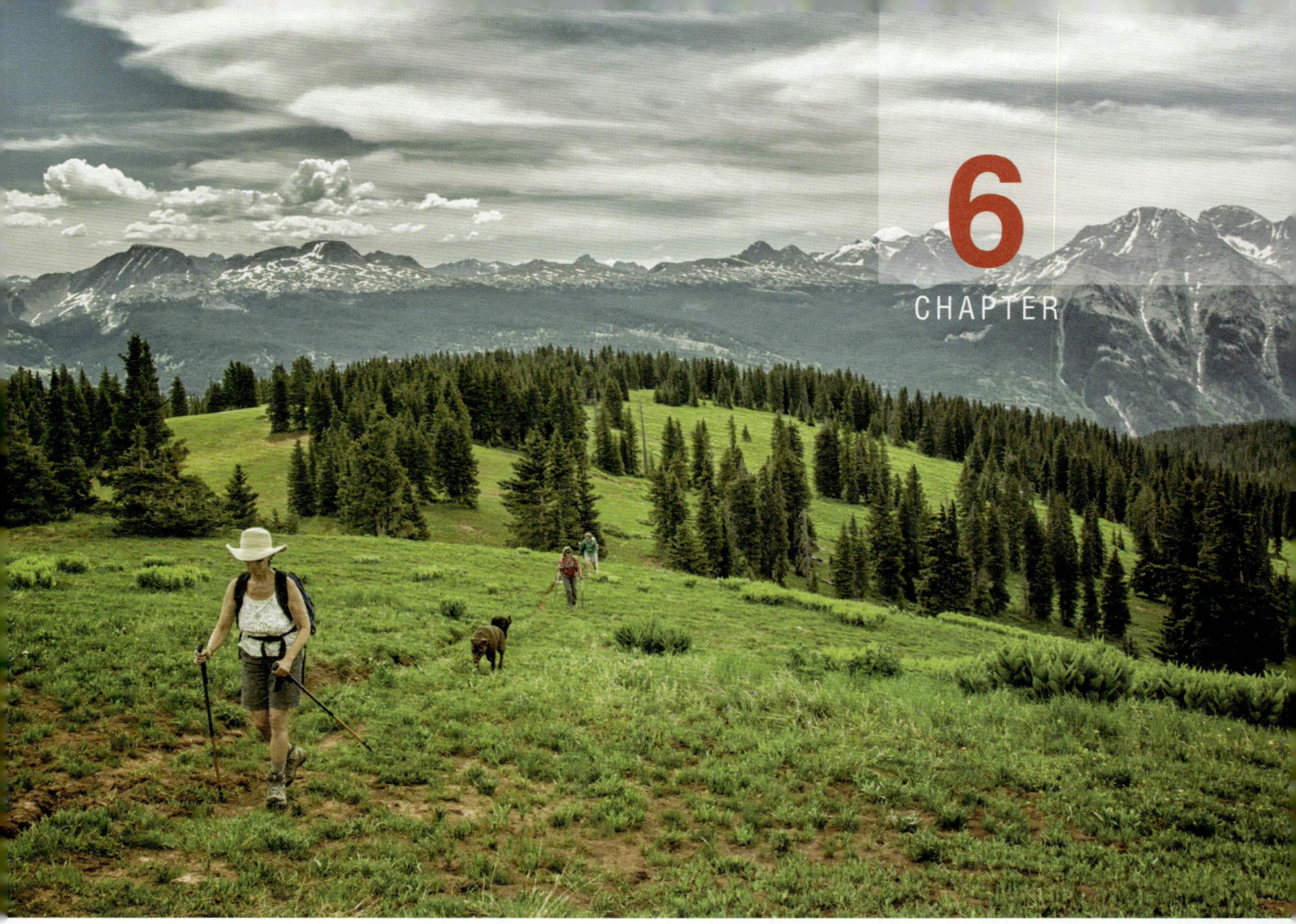

6
CHAPTER

환경응급

Environmental Emergencies

한눈에 보기

- 더위 관련 응급
- 추위 관련 응급
- 중독
- 마약 응급 상황
- 포이즌 아이비, 포이즌 오크, 및 독옻나무 반응
- 동물에 의한 물림
- 뱀 또는 파충류에 의한 물림
- 절지동물 물림이나 쏘임
- 해양 동물에 의한 손상

더위 관련 응급

더위와 관련한 질병도 장애의 범위에 포함된다. 일부 더위 관련 질병은 일상적이지만 열사병은 생명을 위협한다. 치료받지 않은 열사병은 환자를 사망에 이르게 한다. 기상청에서 발표하는 더위지수를 통해 온도와 습도가 원인이 되어 발생하는 다양한 온열질환을 생각해볼 수 있다. (그림 6-1).

열사병

열사병에는 격렬한 움직임의 유무에 따라 두 종류로 분류한다.

움직임과 상관없이 일어나는 열사병의 특징은 다음과 같다.

온도(℉)

상대습도(%)	80	82	84	86	88	90	92	94	96	98	100	102	104	106	108	110
40	80	81	83	85	88	91	94	97	101	105	109	114	119	124	130	136
45	80	82	84	87	89	93	96	100	104	109	114	119	124	130	137	
50	81	83	85	88	91	95	99	103	108	113	118	124	131	137		
55	81	84	86	89	93	97	101	106	112	117	124	130	137			
60	82	84	88	91	95	100	105	110	116	123	129	137				
65	82	85	89	93	98	103	108	114	121	128	136					
70	83	86	90	95	100	105	112	119	126	134						
75	84	88	92	97	103	109	116	124	132							
80	84	89	94	100	106	113	121	129								
85	85	90	96	102	110	117	126	135								
90	86	91	98	105	113	122	131									
95	86	93	100	108	117	127										
100	87	95	103	112	121	132										

장기간 노출 또는 격렬한 활동이 있는 열 장애의 가능성

■ 주의 ■ 경고 ■ 위험 ■ 매우 위험

그림 6-1 더위지수

Courtesy of NOAA.

- 다음에서 발생할 가능성이 더 높다.
  - 노인
  - 만성질환자나 앉아서 생활하는 사람
  - 특정 처방약을 복용하고 있는 사람
  - 약물이나 알코올을 남용하고 있는 사람
- 무더운 날씨(폭염)에 흔하다.
- 열사병에 걸린 사람은 땀을 흘리지 않는다.

격렬한 움직임과 관련 있는 열사병의 공통적인 특징은 다음과 같다.

- 더위에 적응하지 못한 젊고 건강한 사람들에게 나타난다.
- 더운 환경에서 격렬한 운동 중에 발생한다.
- 땀을 많이 흘리는 사람들의 약 50%에서 발생한다.

사람들은 종종 열사병과 열피로의 차이를 혼동한다. 열사병은 정신 상태의 변화, 만졌을 때 뜨거운 피부, 40도 이상의 체온으로 증상을 요약할 수 있다. 열사병은 생명을 위협하므로 즉시 치료해야 한다!

관찰할 것	해야 할 것
■ 매우 뜨거운 피부 ■ 피부는 보통 건조하지만 격렬한 작업이나 운동 후에는 땀으로 젖을 수 있다.	**1.** 환자를 좀 더 시원하고 그늘진 장소로 이동시킨다. **2.** 즉시 119에 신고한다. **3.** 빠르게 의료기관으로 보낼 수 없는 환자는 다음과 같은 방법으로 열을 식혀야 한다.

관찰할 것	해야 할 것
■ 가벼운 혼동, 불안, 혼미와 같은 증상이나 발작, 무반응과 같은 정신 상태의 변화 ■ 피부 홍조 ■ 인플루엔자 같은 증상들(두통, 근육통, 오심, 때때로 구토) ■ 작열감을 일으키는 40℃(104℉) 이상의 체온	효과적인 냉각의 순서 ■ **신속하고 능동적으로 냉찜질한다.** 체온을 39℃(102℉) 이하로 떨어뜨린다. 39℃(102℉)를 목표 체온으로 설정하면 과도한 냉각을 피할 수 있다. • 환자 옷을 벗기고 미지근한 물에 적신 천으로 환자를 덮는다. 필요시 부채질과 가습요법(misting)을 사용할 수 있다. • 지나치게 온도를 떨어뜨리는 것은 반사적인 저체온증의 원인이 될 수 있다. 그 결과 오한이 발생할 수 있고 심부 체온이 다시 상승할 수 있으니 미지근한 물을 사용한다. 얼음주머니나 찬물에 담그는 것은 말초온도수용체에 영향을 주어 반사성 혈관 수축과 오한을 일으킬 수 있다. • 환자 의식이 명료하고 무언가를 삼킬 수 있을 경우 음료를 줄 수 있다. **4.** 정신 상태가 개선되거나 20분이 지났거나 응급의료서비스가 도착했을 때 냉각을 멈춘다. **5.** 절대로 이부프로펜이나 아스피린을 주지 않는다. 이부로펜이나 아스피린은 감염질환에 의한 고체온의 경우에 도움이 될 수 있으나 더위 관련 질환에는 효과적이지 않다.

열피로

열피로는 정신 상태 변화가 없고 피부가 끈적끈적하나 뜨겁지 않기 때문에 열사병과 다르다. 열사병과 같이 환자를 냉각시켜야 하지만 그렇다고 열사병처럼 적극적일 필요는 없다. 열피로를 방치하면 열사병으로 악화될 수도 있다.

관찰할 것	해야 할 것
■ 창백하거나 잿빛을 띠는 피부 ■ 끈적이거나 축축한 피부, 그러나 뜨겁지 않음 ■ 심각한 목마름 ■ 피로 ■ 어지러움 ■ 독감 유사 증상(두통, 근육통, 오심, 때때로 구토) ■ 숨가쁨 ■ 빠른 심박수	**1.** 환자를 좀 더 시원하고 그늘진 곳으로 옮긴다. **2.** 옷을 전부 벗긴다. **3.** 환자의 피부에 미지근한 물을 뿌리거나 강하게 부채질을 한다 **4.** 환자가 삼킬 수 있다면 스포츠 음료, 과일주스, 소금물 등을 준다. 그러나 이런 것들이 없다면 차가운 물을 준다. 절대로 소금 정제를 그대로 주지 않는다. **5.** 30분 이내에 개선되지 않으면 119에 신고한다.

그밖의 더위 질환

덜 심각한 더위 질환에는 열경련, 열실신, 열부종, 열발진, 저나트륨혈증 등이 있다.

- 열경련은 통증이 있는 근육 경련으로 운동 중이나 운동 후 갑자기 발생할 수 있다.
- 열실신은 더운 환경에서 격렬한 신체활동 후에 나타나며 창백해지거나 어지러움을 느끼는 사람들에게 종종 발생한다.
- 열부종은 더위 속에서 오랫동안 앉아 있거나 서 있은 후에 손이나 발이 부으면서 나타난다.
- 열발진이나 땀띠는 보통 덥고 습한 날씨 속에서 장시간 땀을 흘린 후에 발생할 수 있다.
- 저나트륨혈증, 또는 물중독은 물을 너무 많이 마신 결과이다. 이는 2시간 이상 지속되는 지구력 운동(예: 마라톤)에서 나타날 수 있다.

관찰할 것	해야 할 것
열경련의 징후들 ■ 복부 근육이나 팔다리의 통증이 있는 경련 ■ 심한 땀흘림	증상이 완화되는 데까지 몇 시간이 걸릴 수 있다. **1.** 시원한 장소에서 쉬게 한다. **2.** 소금물(1 리터의 물에 1.25 밀리리터의 소금을 녹인 것)이나 스포츠 음료를 준다. 절대로 소금 정제는 주지 않는다. **3.** 경련이 일어난 근육을 살짝 스트레칭하거나 마사지한다. **4.** 경련 부위에 아이스팩을 대준다.
열실신 징후들 ■ 어지러움 ■ 창백	**1.** 환자가 반응이 없으면 호흡을 확인한다. 열실신 환자인 경우는 보통 빨리 회복된다. **2.** 환자가 넘어졌다면 부상이 없는지 확인한다. **3.** 환자를 시원한 곳에 눕혀 쉬게 한다. **4.** 몸과 얼굴을 젖은 천으로 닦아 주거나 물을 뿌려 준다. **5.** 환자에게 오심이 없고 의식이 명료하며 삼킬 수 있다면 소금물(1 리터의 물에 1.25 밀리리터의 소금을 녹인 것)이나 스포츠 음료를 준다. 절대로 소금 정제는 주지 않는다.
열부종의 징후들 ■ 더운 환경에서 며칠 동안 발생하는 발목이나 다리에 나타나는 부종	**1.** 압박스타킹을 입힌다. **2.** 다리를 올린다.
열발진의 징후들 ■ 땀으로 축축한 피부에 나타나는 가려운 발진	**1.** 환자의 피부를 건조시키고 시원하게 한다. **2.** 시원한 곳으로 옮겨 더이상 열(더운 환경)에 노출되지 않도록 한다.
저나트륨혈증의 징후들 ■ 시간당 1리터 이상의 너무 많은 물을 섭취함 ■ 맑은 액체를 토함 ■ 오랜 기간 다량의 땀을 흘림 ■ 잦은 이뇨 ■ 현기증, 쇠약, 오심, 두통 ■ 정신 상태 변화 ■ 심각한 나트륨 소실은 발작이나 무반응을 일으킬 수 있으므로 치명적일 수 있다.	**1.** 환자를 시원한 곳으로 옮긴다. **2.** 정신 상태의 변화가 있다면 119에 연락해 즉시 전문적 의료 처치를 받도록 한다. **3.** 더 이상의 음료는 주지 않는다. **4.** 의식이 있고 삼킬 수 있다면 소금기가 있는 음식을 준다. 소금 정제는 위를 자극하여 오심 및 구토를 유발할 수 있으므로 주지 않는다.

추위 관련 응급

한랭스트레스

한랭스트레스는 체온이 떨어졌을 때 발생할 수 있지만 증상이 저체온증처럼 심각하지는 않다.

관찰할 것	해야 할 것
한랭스트레스 징후들 ■ 명료한 의식 및 몸의 떨림 ■ 스스로 움직이고 케어할 수 있음	저체온증은 아니지만 한랭스트레스를 의심할 수 있는 경우 **1.** 젖은 옷을 벗고 마른 옷으로 갈아 입도록 한다. **2.** 고칼로리 음식이나 음료를 준다. **3.** 가벼운 운동으로 몸을 움직인다. **4.** 따뜻한 샤워나 목욕을 한다.

저체온증

저체온증은 심각하고 때로는 위험한 체온 저하 상태로서 몸이 생산해내는 열보다 빨리 몸의 열을 잃어버릴 때 나타나는 증상이다. 언제 어느 때나 나타날 수 있는 증상으로 반드시 영하의 온도에서만 발생하는 것은 아니다.

풍속냉각차트

Effective 11/01/01

바람(mph) \ Calm	40	35	30	25	20	15	10	5	0	-5	-10	-15	-20	-25	-30	-35	-40	-45
5	36	31	25	19	13	7	1	-5	-11	-16	-22	-28	-34	-40	-46	-52	-57	-63
10	34	27	21	15	9	3	-4	-10	-16	-22	-28	-35	-41	-47	-53	-59	-66	-72
15	32	25	19	13	6	0	-7	-13	-19	-26	-32	-39	-45	-51	-58	-64	-71	-77
20	30	24	17	11	4	-2	-9	-15	-22	-29	-35	-42	-48	-55	-61	-68	-74	-81
25	29	23	16	9	3	-4	-11	-17	-24	-31	-37	-44	-51	-58	-64	-71	-78	-84
30	28	22	15	8	1	-5	-12	-19	-26	-33	-39	-46	-53	-60	-67	-73	-80	-87
35	28	21	14	7	0	-7	-14	-21	-27	-34	-41	-48	-55	-62	-69	-76	-82	-89
40	27	20	13	6	-1	-8	-15	-22	-29	-36	-43	-50	-57	-64	-71	-78	-84	-91
45	26	19	12	5	-2	-9	-16	-23	-30	-37	-44	-51	-58	-65	-72	-79	-86	-93
50	26	19	12	4	-3	-10	-17	-24	-31	-38	-45	-52	-60	-67	-74	-81	-88	-95
55	25	18	11	4	-3	-11	-18	-25	-32	-39	-46	-54	-61	-68	-75	-82	-89	-97
60	25	17	10	3	-4	-11	-19	-26	-33	-40	-48	-55	-62	-69	-76	-84	-91	-98

동상 시간 ■ 30분 ■ 10분 ■ 5분

바람 냉기(°F) = $35.74 + 0.6215T - 35.75(V^{0.16}) + 0.4275T(V^{0.16})$
where T = air temperature (°F), V = wind speed (mph)

그림 6–2 풍속냉각지수
Courtesy of the National Weather Service/NOAA.

관찰할 것	해야 할 것
경증, 중등도 또는 중증 저체온증의 징후	저체온증이 의심되면 다음과 같이 조치한다. **1.** 추위로부터 벗어나게 한다. 동상을 치료하기 전에 저체온증을 치료한다. **2.** 환자를 조심히 다룬다. **3.** 추위로부터 환자를 보호할 수 있다면 젖은 옷을 마른 옷으로 갈아 입힌다. **4.** 환자가 추위에 노출되지 않도록 한다(예: 여분의 옷, 이불, 수건, 베개, 침낭). 환자의 머리를 덮는다(예: 모자, 후드). **5.** 열 손실을 막기 위하여 환자를 차단막으로 덮는다(예: 방수포, 얼굴 쪽에 구멍을 낸 쓰레기봉투). 이때 입이나 코를 막지 않는다. 응급의료서비스가 30분 이내에 도착할 수 있다면 환자의 옷이 젖었든 말랐든 그대로 둔다. 그러나 대피소에 있지만 옷이 매우 젖어 있고 응급의료서비스가 30분 이상 지연된다면 젖은 옷을 제거한다. 젖은 옷을 제거할 수 없다면 옷과 단열층 사이에 방습층을 만든다. 옷이 젖지 않은 사람은 방습층을 차단막 바깥에 만드는 것이 좋다. 방습층은 차단막 안팎으로 두 겹으로 만드는 것이 이상적이다.
경증 저체온증의 징후 ■ 격렬하고 통제되지 않는 떨림 ■ 깨어 있고 의식 명료함 ■ 추위에 대한 호소—고통스러운 손과 발 ■ 질문에 똑똑하게 대답을 할 수 있음 ■ 다음과 같은 것들이 나타나기 시작 • 투덜거림 • 중얼거림 • 더듬거림 • 비틀거림 • 굴러떨어짐	**1.** 따뜻하고 건조한 곳이 있다면 환자를 최소 30분간 앉히거나 눕힌다. 환자를 눕힐 때는 환자 아래쪽에 단열처리를 한다. **2.** 팔은 팔꿈치, 다리는 무릎 아래까지 42~45℃(107~113℉)의 따뜻한 물에 넣어 체온을 올린다. **3.** 고칼로리 음식이나 음료를 준다. 몸의 떨림은 추위에 시달리거나 약간 저체온일 때 몸을 따뜻하게 하는 효과가 있다. 환자는 열을 유지하기 위해 추위로부터 보호되어야 한다. 몸을 떨며 삼킬 수 있고 의식이 명료한 환자에게는 고칼로리 음료나 음식을 제공해야 한다. 이런 음식들은 떨림을 유지하는 데 필요한 칼로리를 제공한다. 음료와 음식은 너무 뜨겁지 않게 데워서 주는 것이 좋다. **4.** 가슴, 겨드랑이 등의 순서로 따뜻하게 해준다. 상체를 따뜻하게 하는 것이 팔다리를 따뜻하게 하는 것보다 더 효과적이다. 큰 전기 패드, 전기 담요 또는 따뜻한 물병을 사용한다. 피부 화상을 방지하기 위해 피부와 열원 사이에 얇은 단열재를 넣는다. 20~30분마다 피부에 화상이 발생하는지 확인해야 한다. **5.** 몸을 따뜻하게 하기 위해 따뜻한 샤워나 목욕을 하지 않는다. 이 방법은 한랭 스트레스를 받는 사람에게 고려될 수 있지만 약간의 저체온증이 있는 사람에게는 고려되지 않는다. 많은 의학적 합병증을 유발할 수 있다. **6.** 재가열을 위해 핫팩을 사용하지 않는다. 핫팩은 심부 체온에 영향을 미칠 만큼 충분한 열을 제공하지 못하면서 화상을 입힐 수 있다. **7.** 가벼운 저체온증이 있는 사람이 의료 서비스를 받는 데 시간이 오래 지체되고 있다면(예: 외딴 황야 지역) 신체 대 신체로 열을 전달하는 방법을 사용한다. 이때 다른 사람은 사용 가능한 외부 열원이 된다. **8.** 최소 30분 동안 모니터링한다. **9.** 호전되지 않으면 119에 신고하거나 의료기관으로 이송한다.

관찰할 것	해야 할 것
중등도 저체온증의 징후 ■ 떨림이 멈춘다 ■ 우울함 악화 ■ 많이 움직이지 않거나 졸음이 나타난다. ■ 혼란스러워하거나 주변 환경에 무관심하다. ■ 창백하거나 파란 피부색을 띠며 만졌을 때 차갑다.	**1.** 119에 신고한다. **2.** 환자를 조심스럽게 다룬다. **3.** 환자의 자세를 평평하게 유지한다(수평). 다리를 올리지 않는다. **4.** 서 있거나 걷지 않도록 한다. **5.** 환자의 몸을 마사지하지 않는다. **6.** 음료나 음식은 금지한다. **7.** 환자의 아래와 주위를 따뜻하게 하고 방습이 되도록 한다. **8.** 가슴, 겨드랑이, 등 순으로 따뜻하게 한다. 상체를 따뜻하게 하는 것이 팔다리를 보온하는 것보다 효과적이다. 큰 전기 패드, 전기 담요 또는 따뜻한 물병을 사용한다. 피부에 화상이 발생하는 것을 방지하기 위해 피부와 열원 사이에 얇은 단열재를 넣는다. 20~30분마다 피부에 화상이 발생하는지 확인한다.
심한 저체온증의 징후 ■ 거의 반응이 없음 ■ 근육이 경직되어 뻣뻣함 ■ 피부가 얼음처럼 차갑고 파랗게 보임 ■ 호흡이 얕거나 느리거나 없고 맥박이 약하거나 느리거나 없음(심장 박동) ■ 죽은 것처럼 보임. 생명의 징후인 심장 박동(맥박)과 호흡을 감지하기 어려움	**1.** 119에 신고한다. **2.** 중등도 저체온증으로 처치한다. **3.** 필요한 경우 소생술을 제공한다. 1분 동안 목동맥[목 앞쪽의 단단한 덩어리(후두) 옆]에서 맥박을 확인한다. 1분 후에도 맥박이 느껴지지 않으면 심폐소생술(CPR)을 시작한다(흉부압박 및 인공호흡) (114페이지 참조). 자동심장충격기(AED)를 사용할 수 있다. **4.** 다음과 같은 경우 CPR을 하지 않는다. • 찬물에 1시간 이상 빠져 있었을 경우 • 명백하게 치명적인 부상이 있는 경우 • 얼어 있는 경우(입과 목에 얼음이 있음) • 가슴이 뻣뻣하여 압박할 수 없는 경우

동상

동상은 영하의 온도에서만 발생하며 주로 발, 손, 귀 및 코에 영향을 미친다(**그림 6-3**). 모든 머리 손상에는 동일한 응급처치가 필요하다. 동상이 발생하면 따뜻한 곳으로 사람을 이동시키되 동상에 걸린 발로 걷지 않도록 해야 하며 동상에 걸린 신체 부위에서 의복과 장신구(예: 반지)를 제거해야 한다.

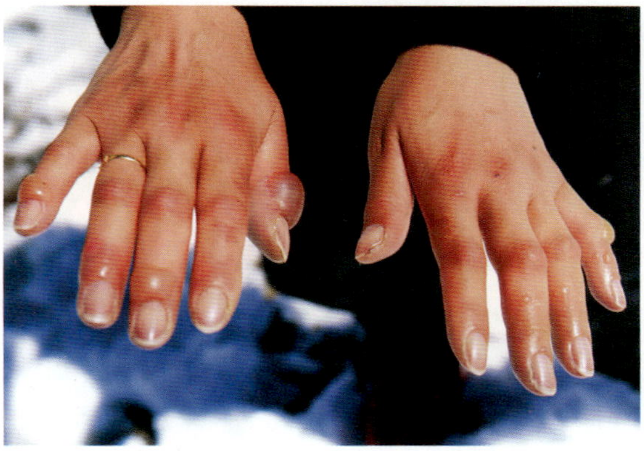

그림 6-3 42℃(108℉) 물에서 6시간 동안 다시 데운 손가락 동상
Courtesy of Neil Malcom Winkelmann.

동상의 심각성 정도는 해동 후 몇 시간까지는 판단하기 어렵다. 동상의 가장 심각한 결과는 조직이 죽는 것인데(괴저) 이때는 영향을 받는 부분을 절단해야 할 수도 있다. 조직이 얼어붙은 시간이 길어질수록 부상은 악화된다. 동상을 치료하기 전에는 저체온증 및 기타 생명을 위협하는 부상을 처치하고 가능한 한 빨리 전문적인 진료를 받는다.

<table>
<tr><th>관찰할 것</th><th>해야 할 것</th></tr>
<tr><td>해동하기 전에 동상은 표면 동상과 깊은 동상으로 분류할 수 있다.
■ 표면 동상
• 피부색이 흰색, 연한 갈색 또는 노란 회색을 띰
• 환부가 매우 차갑고 감각이 없다. 따끔거리고 찌르는 듯하거나 통증이 있을 수 있음
• 피부 표면은 뻣뻣하거나 딱딱하게 느껴지고, 아래 조직은 부드럽고 세게 누르면 부드러워진다.
■ 깊은 동상
• 환부는 고체여서 차갑고 단단하고 눌리지 않는다. 나무 조각이나 냉동 고기 같은 느낌
• 영향을 받은 신체 부위의 피부가 창백하고 밀랍 같다.
• 너무 차가워 고통스러웠던 통증이 갑자기 사라진다.</td><td>1. 사람을 추운 곳에서 따뜻한 곳으로 옮긴다. 가능하면 전문적인 진료를 받을 때까지 얼어붙은 팔다리를 사용하지 않도록 한다.
2. 젖은 옷이나 고리와 같이 혈액순환을 방해할 수 있는 조이는 물건을 제거한다.
3. 다음과 같은 경우 해동하지 않는다.
a. 의료 서비스 기관이 2시간 미만 거리에 있다.
b. 영향을 받은 부위가 해동되었다.
c. 대피소, 따뜻한 물 및 용기를 사용할 수 없다.
d. 재동결의 위험이 있다.
4. 다음과 같은 경우 습식, 급속 재가온 방법을 사용한다.
a. 의료 서비스 기관이 2시간 이상 떨어져 있다.
b. 영향을 받은 부위가 다시 얼 위험이 없다.
c. 대피소, 온수 및 용기를 사용할 수 있다. 급속 재가온이 권장되지만 천천히 해동하는 것이 유일한 방법이라면 천천히 해동해야 한다.
5. 동상 부위를 신속하게 다시 데우는 방법: 동상 부위를 따뜻한 물[38~42℃(100~108℉)]에 담근다. 다른 열원(예: 불, 난방기, 오븐)을 사용하지 않는다. 온도계가 없는 경우 30초 동안 물에 손을 넣어 따뜻하지만 화상을 입지 않을 정도인지 확인한다. 필요에 따라 따뜻한 물을 추가하여 수온을 유지한다. 일반적으로 부위가 부드러워지고 만질 수 있을 때까지 20~40분이 소요된다. 해당 부위는 자연 건조하되 환부를 문지르지 말아야 한다. 재가열 중 심한 통증이 동반된다면 설명서 지시에 따라 이부프로펜을 투여한다. 귀나 안면 손상의 경우에는 따뜻하고 촉촉한 천을 이용해 해동하며 이때는 자주 갈아주는 것이 좋다.
6. 주의사항
• 환부를 문지르거나 마사지하지 않는다.
• 환부에 얼음, 눈, 찬물 등을 바르지 않는다.
• 스토브나 차량의 배기관, 또는 불 위에서 바로 환부를 노출하지 않는다.
• 물집을 터트리지 않는다.
• 금연과 금주를 한다.
• 재냉동 가능성이 있는 경우 재가열하지 않는다.
• 해동된 부위를 다시 얼게 하면 더 큰 손상(예: 괴저)이 발생할 수 있으므로 얼지 않도록 한다.
• 화상을 입을 수 있으므로 해당 부위에 화학적 가열를 직접 가하지 않는다.</td></tr>
</table>

관찰할 것	해야 할 것
해동 후 동상 부위는 화상 분류와 유사하게 분류할 수 있다. ■ 1도 동상 • 환부가 따뜻하고 부으며 압통이 있다. ■ 2도 동상 • 물집은 해동 후 몇 분에서 몇 시간 이내에 형성되고 며칠에 걸쳐 확대된다(**그림 6-4**). ■ 3도 동상 • 물집은 작고 적청색 또는 자주색 액체가 들어있다. 주변 피부가 붉거나 파랗고, 압박을 가해도 창백해지지 않는다.	해동 후 **1.** 발에 영향이 있으면 환자를 걷지 못하도록 한다. 발가락만 동상을 입은 경우를 제외하고는 발을 따뜻하게 한 후에 발을 사용해서는 안 된다. **2.** 환부를 의복 및 침구와 접촉하지 않도록 보호한다. **3.** 발가락, 손가락 환부 사이에 깨끗하고 마른 거즈를 넉넉하게 대어 수분을 흡수시켜 환부가 서로 붙지 않도록 한다. **4.** 손상 부위를 심장보다 약간 높게 올려 통증과 부기를 줄인다. **5.** 알로에 베라 젤을 바르면 피부 치유가 촉진된다. **6.** 통증과 염증을 억제하기 위해 이부프로펜을 투여한다. **7.** 환자가 의식이 명료하고 삼킬 수 있으면 수분을 공급한다. **8.** 가능한 한 빨리 전문적인 진료를 받는다.

동창

동창은 피부 표면(보통 뺨, 귀 및 코)의 물이 얼 때 발생하는데, 동상과 구별하기 어려울 수 있다. 동창은 동상으로 가는 첫 징후일 수 있으므로 심각하게 받아들여야 한다.

관찰할 것	해야 할 것
■ 피부색이 노란색에서 회색을 띤다. ■ 피부에 서리(얼음 결정)가 낀다. ■ 초기에 고통스러운 따끔거림이나 무감각이 나타남	**1.** 환자를 추운 곳에서 따뜻한 곳으로 옮긴다. **2.** 환부를 따뜻한 신체 부위에 대거나(예: 겨드랑이에 손을 넣음) 또는 천으로 감싼 핫팩을 이용하여 환부를 천천히 따뜻하게 한다. 코의 경우 컵으로 코를 덮고 숨을 들이마신다. **3.** 해당 부위를 문지르지 않는다.

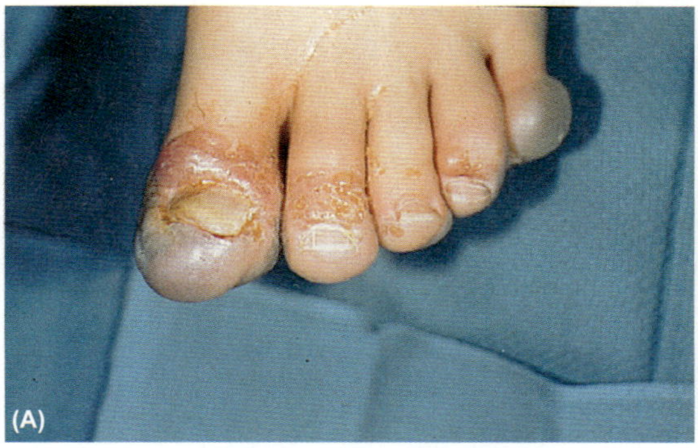

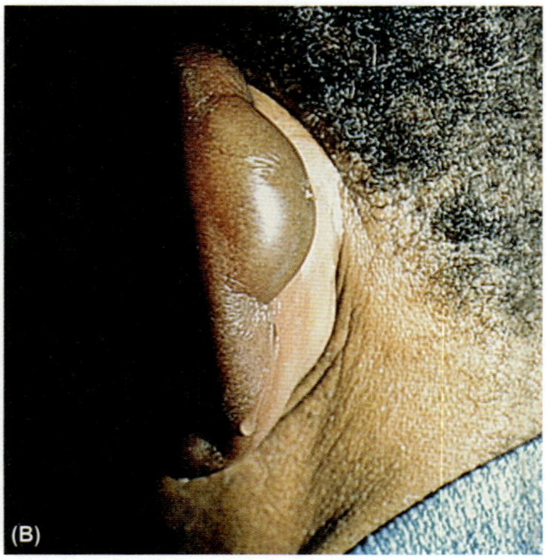

그림 6-4 (A) 발가락 2도 동상, **(B)** 귀의 2도 동상

중독

삼킴 중독

다행히 대부분의 독극물은 독성 효과가 거의 없거나 소량으로 섭취되어 심각한 중독이 거의 발생하지 않는다. 그렇지만 여전히 우리 주위에는 심각하거나 치명적인 중독의 가능성이 항상 존재한다.

관찰할 것	해야 할 것
■ 복통 및 경련 ■ 오심 또는 구토 ■ 설사 ■ 입 주변 및 내부의 화상, 냄새 또는 얼룩 ■ 졸음 또는 무의식 ■ 발작 ■ 독약 통이 근처에 있음	**1.** 다음을 확인한다. • 나이와 체중 • 환자 상태 • 어떤 독을 삼켰나? • 언제 독을 먹었나? • 얼마나 많은 양을 먹었나? **2.** 환자가 의식이 명료하고 깨어 있는 경우에는 중독 징후가 없더라도 독극물 통제센터로 전화하여 그들의 지시를 따른다. **3.** 왼쪽으로 눕게 하여 독극물이 장내로 들어가는 것을 지연시키고 구토 시 구토물을 흡입하지 않도록 한다. **4.** 호흡을 모니터링하고 호흡이 없으면 CPR을 시작한다(114페이지 참조). **5.** 주의사항 • 독극물센터 또는 전문 의료진의 지시가 없는 한 먹거나 마실 것을 주지 않는다. • 토근(ipecac) 시럽을 주거나 목구멍에 재갈을 물게 하거나 간지럼을 태워 구토를 유발하지 않는다. • 독극물센터 또는 전문 의료진이 권장하지 않는 한 활성탄을 주지 않는다. • 독극물센터 직원의 지시가 없는 한 부식성 또는 부식성 물질(산 및 알칼리) 이외의 희석 독극물에 물이나 우유를 주지 않는다. 체액은 정제나 캡슐과 같은 건조한 독을 더 빨리 녹여 위를 가득 채우게 하고, 위의 내용물(독)을 소장으로 밀어 넣어 더 빨리 흡수되게 한다. 구토와 흡인이 발생할 수 있다.

흡입 중독

독극물을 흡입한 경우 많은 사람이 괜찮아 보이더라도 전문적인 진료가 필요하다. 독극물을 흡입한 사람이 있는 현장이 위험하지 않다면 즉시 신선한 공기가 있는 곳으로 옮긴다. 적절한 장비와 훈련을 받지 않은 경우에는 사고 현장에 들어가지 않는다.

관찰할 것	해야 할 것
■ 두통 ■ 귀울림(이명) ■ 가슴 통증(협심증) ■ 근육 약화 ■ 오심 및 구토	**1.** 가능한 한 빨리 119에 신고한다. **2.** 다음을 확인한다. • 어떤 물질을 흡입했나? • 언제 노출되었나? • 얼마나 오래 흡입했나?? • 환자의 상태는 어떠한가?

관찰할 것	해야 할 것
■ 현기증 및 시각 변화(흐릿하거나 복시) ■ 무반응 ■ 호흡기 및 심정지 ■ 일산화탄소 중독 가능성의 징후 • 의식이 오락가락하는 증상 • 특정 장소 또는 하루 중 특정 시간에 악화되거나 개선되는 증상 • 아픈 사람 주변에서 나타나는 유사한 증상 • 반려동물에게 나타나는 유사한 증상	**3.** 사람을 앉히거나 기대게 하여 호흡이 쉽고 편안한 자세로 둔다. 호흡이 쉽도록 등을 받쳐준다. **4.** 호흡을 모니터링하고 호흡이 없으면 CPR을 시작한다(114페이지 참조).

마약 응급 상황

아편유사제

아편유사제(Opioids, 마약성 진통제)는 행복감을 높이고, 중독성이 강한 천연 물질인 엔돌핀을 생성시킨다. 모든 약물과 마찬가지로 아편유사제 역시 사람들에게 부작용을 일으킬 수 있다. 아편유사제는 호흡을 늦추거나 심한 경우 호흡을 멈추게 할 수도 있기 때문에 과다 복용은 치명적일 수 있다.

최근 몇 년 동안 아편유사제 약물로 인한 사망자가 연간 수만 명으로 급증함에 따라 모든 법 집행 기관과 최초 대응 기관에서 이러한 사람들을 식별하고 관리하기 위해 수많은 노력을 기울여 왔다.

대부분의 아편유사제는 모르핀, 헤로인, 메타돈, 펜타닐 및 옥시코돈과 같은 마약성 진통제이다.

약물 과다 복용은 다음과 같은 경우에 발생할 수 있다.

- 사용 지침을 잘못 이해하거나 의도치 않게 추가 용량을 복용한 경우, 처방된 아편유사제 또는 불법 약물(예: 헤로인)을 고의적으로 오용한 경우
- 다른 사람에게 처방된 아편유사제를 복용한 경우
- 아편유사제를 다른 약물이나 알코올 또는 일반의약품(OTC)과 혼합하여 복용한 경우

관찰할 것	해야 할 것
■ 극심한 졸림 ■ 무반응 ■ 호흡 문제: 느리고 얕은 호흡에서 무호흡에 이르기까지 다양	**1.** 아편유사제를 복용했거나 복용이 의심되는 상황에서 환자가 반응을 보이지 않는 경우에는 호흡을 확인한다. • 환자가 숨을 쉬지 않거나 헐떡거리는 상황에서 도와줄 사람이 있다면 CPR을 시작한다. CPR을 하는 동안 주변인에게 119에 전화하여 AED와 날록손(naloxone, 마약 길항제) 처방을 요청하도록 한다. • 환자가 숨을 쉬지 않거나 숨을 헐떡이는 상황에서 도와줄 사람이 없다면 119에 전화해 AED와 날록손 처방을 요청한 후 CPR(114페이지 참조) 5주기를 실시한다.

(계속)

(계속)

관찰할 것	해야 할 것

■ 입술과 손톱이 파랗게 변한다.
■ 피부가 차갑고 축축한 느낌이다.
■ 동공이 수축되어 있다.
	2. 가능한 경우 날록손을 제공한다(그림 6-5).
	• 날록손은 약물 과다 복용을 신속하게 역전시키는 안전한 약물로써 사용하기도 쉽다. 알록손은 아편유사제의 효과만을 역전시키므로 다른 약물(예: 알코올, 각성제)에는 영향을 미치지 않는다. 날록손이 작용하기를 기다리는 동안 환자가 호흡하지 않는다면 CPR을 하거나 압박 전용 CPR을 실시한다.
	• 날록손의 다양한 사용 방법
	  • 1회 용량 비강 스프레이(Narcan)를 투여하려면 먼저 환자의 머리를 뒤로 젖힌 상태로 등을 대고 눕힌다. 그런 다음 스프레이를 한쪽 콧구멍에 투여한다. 2~3분 이내에 회복되지 않고 다른 비강 스프레이 장치를 사용할 수 있는 경우 다른 콧구멍에 반복 투여한다.
	  • 재사용할 수 없는 미리 채워진 단일 용량 자동 주사기(예: Evzio)의 경우 케이스에서 장치를 분사한다. 활성화되면 음성 지시에 따른다(자동심장충격기와 유사). 허벅지 바깥쪽에 주사하는데(에피네프린 자동 주사기와 유사) 필요한 경우 의복(예: 바지, 청바지)을 통해 투여할 수 있다. 전자음성 안내가 작동하지 않는 경우에도 기기는 날록손 용량을 알려준다. 2~3분 이내에 환자가 회복되지 않는다면 사용 가능한 다른 자동 주사기가 있는 경우 투여를 반복한다.
	3. 날록손을 투여하고 환자가 반응하고 호흡하면 호흡을 모니터링하고, 호흡이 멈춘 경우 CPR을 시작한다. EMS가 도착할 때까지 환자와 함께 있어야 한다. 회복된 경우에도 처치를 받아야 한다.
	4. 날록손을 구할 수 없는 경우 EMS가 도착할 때까지 환자와 함께 있어야 한다. 환자를 옆으로 눕혀(회복 자세, 22페이지 참조) 호흡을 확인하고 호흡이 멈추면 CPR을 시작한다.
	5. 가능하면 신속하고 안전하게 약물을 식별하도록 노력한다. 약병을 찾거나 목격자를 통해 약물의 종류를 알아낸다.
	
	중요 사항
	■ 아편유사제의 효과는 종종 날록손의 효과보다 오래 지속되므로 두 번째 용량이 필요할 수 있다.
	■ 일부 아편유사제는 강력하여 날록손을 여러 번 투여해야 할 수도 있다.
	■ 아편유사제를 복용 중이거나 과량 투여의 위험이 있는 사람은 비상시를 대비하여 날록손을 휴대해야 한다.

비아편유사제

기타 모든 비아편유사제 약물 응급 상황(교감신경 흥분제, 환각제, 진정제, 흡입제 남용)의 경우 다음 지침을 따른다.

만약 환자가....	그럴 땐...
명료한 의식 및 반응	**1.** 독극물통제센터에 전화한다.
반응은 없으나 호흡이 있는 경우	**1.** 119에 전화하고, 호흡을 확인하고 호흡이 없으면 CPR을 시작한다.

만약 환자가...	그럴 땐...
반응과 호흡이 없는 경우	**1.** 119에 신고하고, 즉시 CPR을 시작한다.
모든 약물 과다 복용	**1.** 정서적으로 안정감을 찾도록 돕는다. **2.** 환자를 왼쪽(회복 자세)으로 눕혀 독이 장내로 이동하는 것을 지연시키고 구토가 발생했을 때 토사물을 흡입하지 않도록 한다. **3.** 부상이 있는지 확인한다. **4.** 환자가 폭력을 행사하는 경우 경찰이 도착할 때까지 안전한 곳으로 피한다.

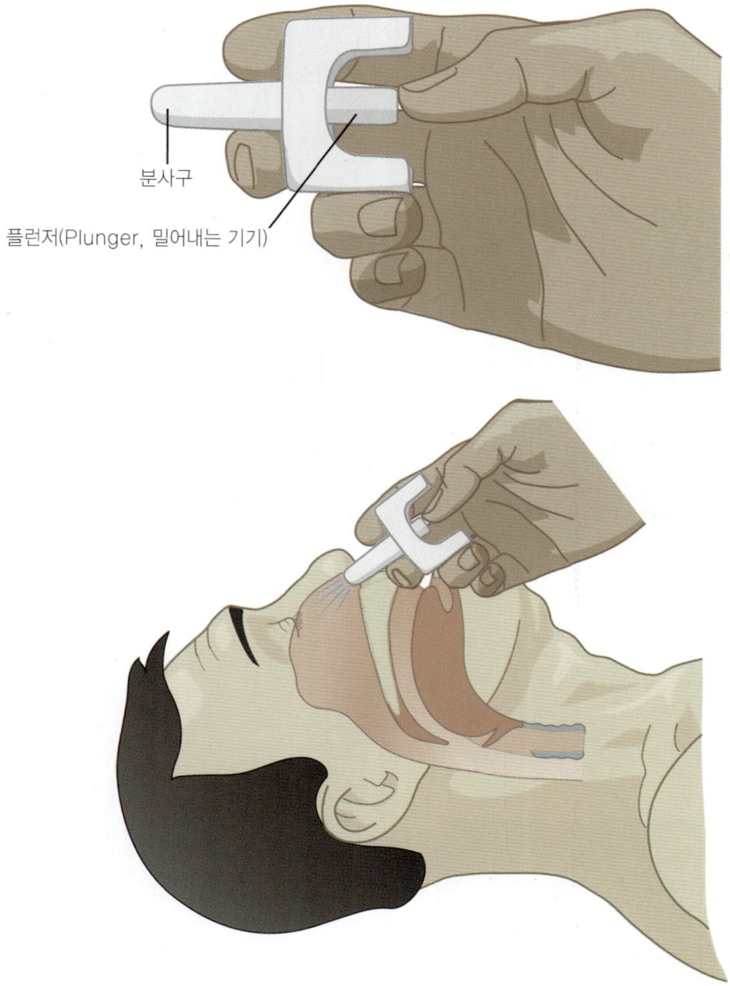

그림 6-5 비강 스프레이 날록손 투여

포이즌 아이비, 포이즌 오크 및 독옻나무 반응

포이즌 아이비는 하와이와 알래스카를 제외한 모든 주에서 볼 수 있다(그림 6-6). 포이즌 오크는 일부 동부 주와 서부 해안을 따라 자란다(그림 6-7). 독옻나무는 주로 동부 해안, 특히 남동부의 늪지대에서 발견된다(그림 6-8).

포이즌 아이비는 전국 어디서나 자생하지만 지역마다 종류나 그 성분이 다를 수 있다. 그러나 포이즌 아이비가 유발하는 피부염(가려움증, 피부 건조, 발진)의 치료법은 유사하다(그림 6-9).

이 식물의 독 성분은 식물의 수액에서 발견되는 화학 물질 우루시올(urushiol)이다. 식물의 모든 부분(잎, 줄기, 뿌리, 꽃, 열매)에는 우루시올 오일이 들어 있다. 이 식물에 노출된 사람들의 약 50%에서 발진이 나타난다. 알레르기 반응은 노출 후 6시간 이내에 나타나며 피부가 식물에 닿은 부위에 작은 물집이 형성되다가 발적, 부기, 더 큰 물집으로 진행된다. 일반적으로 노출 후 24~72시간 이내에 증상이 나타난다. 초기 발진 후 최대 2주 동안 신체의 여러 부위에서도 증상이 나타날 수 있다. 증상은 전염성

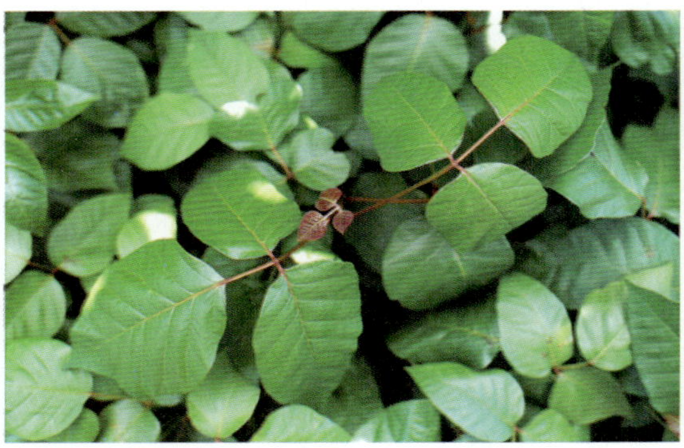

그림 6-6 포이즌 아이비
© Thomas Photography LLC/Alamy.

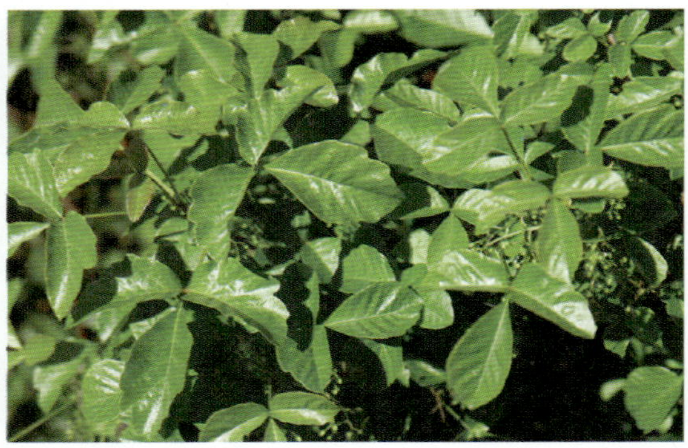

그림 6-7 포이즌 오크
© Thomas J. Peterson/Alamy.

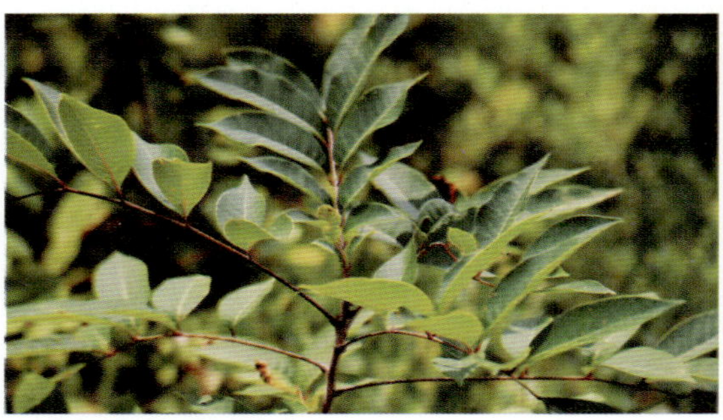

그림 6-8 독옻나무
Courtesy of U.S. Fish & Wildlife Service.

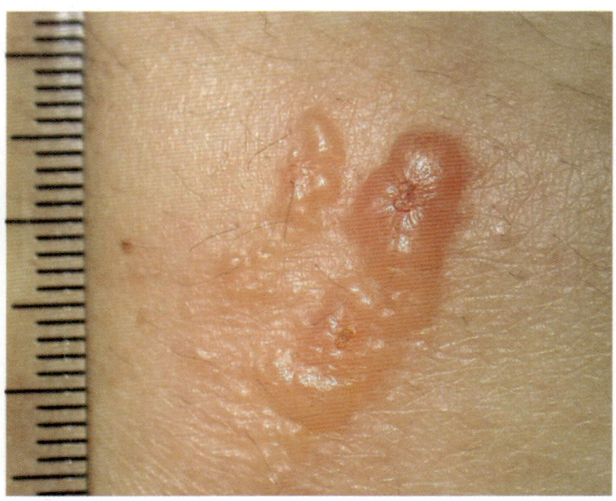

그림 6-9 물집이 있는 포이즌 아이비 피부염
© pinkannjoh/age fotostock.

이 없고 노출된 우루시올의 양과도 관계가 없지만 우루시올을 흡수한 신체 부위에 따라 양상이 다르게 나타날 수 있다.

포이즌 아이비, 포이즌 오크, 독옻나무 접촉으로 인해 발생한 피부염은 자가제한질환이다. 치료하지 않아도 경미한 경우는 대개 2주 안에 증상이 사라진다. 일단 증상이 나타나면 불편함이 상당하며 OTC 히드로코르티손 크림 또는 연고(1%)로도 잘 가라앉지 않는다. 여기에 소개된 응급처치법은 상태를 치료하기보다 통증을 완화하는 데 도움을 줄 것이다. 증상이 심한 경우에는 전문의의 진료를 받아야 한다.

발진의 전염성은 없다. 물집에는 전염을 일으키는 성분이 없기 때문이다. 그러나 기름 성분이나 그 입자, 동물의 털이나 식물을 태운 연기로는 유독성 물질이 전달될 수 있으므로 접촉을 피하는 것이 좋다.

관찰할 것	해야 할 것
민감한 사람은 접촉 5분 내에, 보통의 경우는 접촉 후 최대 1시간 내에 증상이 나타남	노출 후 5분 이내의 처치법 **1.** 소독용 알코올로 피부를 부드럽게 닦아내되 문지르지 않는다. 피부에 자극을 줄 수 있는 포장된 알코올 솜을 사용하지 않는다. **2.** 소독용 알코올이 없으면 흐르는 찬물로 피부를 충분히 씻는다. 비누는 필요하지 않지만 사용하는 경우 흐르는 찬물로 충분히 헹군다. 피부를 문지르거나 긁지 않는다. **3.** 휘발유를 사용하지 않는다.
경증 피부염: 가려움증	**1.** 다음 중 하나를 적용한다. • 콜로이드 오트밀 목욕[예: 아비노(Aveeno) 수딩 목욕 트리트먼트] • 베이킹 소다 페이스트[물 1작은술(5mL)과 베이킹 소다 3작은술(15mL) 혼합] • 칼라민 로션 • 알루미늄 아세테이트 용액[예: 버로우(Burow's) 용액] • 의사 처방 약물 **2.** 이러한 치료법 중 어느 것도 사용할 수 없는 경증에서는 OTC 히드로코르티손을 적용하는 것이 도움이 될 수 있다. **3.** 해당 부위를 긁지 않도록 한다.
중등도 피부염: 가려움증 및 부기	■ 경미한 징후 및 증상과 동일하게 처치한다. ■ 의사가 처방한 코르티손 연고를 바른다.
중증 피부염: 가려움증, 부기 및 수포	■ 경증 및 중등도 증상과 동일하게 치료한다. ■ 의사가 처방한 국소 또는 경구 코르티손을 적용한다. ■ 식물을 태우면서 연기를 흡입했거나 얼굴, 눈, 성기 또는 신체의 넓은 부위에 증상이 나타난 경우에는 전문적인 진료를 받는다.

동물에 의한 물림

동물에게 물렸을 때는 우선 동물의 주인에게 알리고, 동물의 주인은 물린 사람의 가족에게 알려야 한다(**그림 6-10**). 동물 물림 사고가 발생하면 감정적이 되어 자칫 폭력으로 이어질 수 있으니 주의해야 한다. 야생 동물에게 물렸을 때는 해당 기관에 알린다.

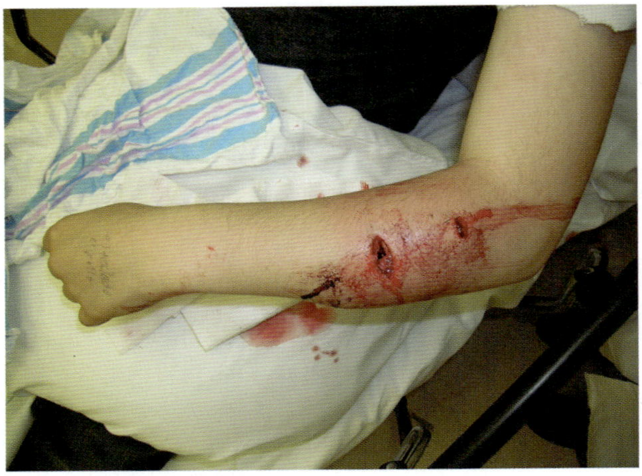

그림 6-10 개 물림 사고
© E.M. Singletary, M.D. Used with permission.

관찰할 것	해야 할 것
물린 후 피부가 찢어진 경우	**1.** 상처에 직접 압박을 가하여 지혈한다. 생명을 위협하는 팔다리의 출혈은 지혈대가 필요할 수 있다(4장 참조). **2.** 얕은 상처 • 비누와 흐르는 물로 내부와 주변을 씻어 낸다. • 흐르는 깨끗한 물로 상처 안쪽을 씻어 낸다. • OTC 항생제 연고를 얇게 바르고 멸균 드레싱으로 상처를 덮는다. **3.** 물린 부위가 심한 경우에는 의료기관에서 씻어 내야 한다. **4.** 동물에게 물려서 피부가 손상된 경우 다음과 같이 전문적인 진료를 받는다. • 상처를 씻는다. • 넓고 벌어진 상처 부위는 봉합한다. • 필요한 경우 파상풍 예방접종을 받는다.
물렸으나 피부 손상이 없는 경우	얼음 팩으로 최대 20분간 얼음찜질을 한다. 이때 피부와 얼음 팩 사이에 종이 타월이나 젖은 천을 댄다.
야생 동물에게 물림	**1.** 동물을 잡으려고 하지 않는다. **2.** 동물을 죽이지 않는다. 죽여야 한다면 머리(뇌)를 치거나 총을 쏘지 않는다. 동물의 뇌에서 광견병 바이러스가 발견되는 경우가 있기 때문이다. **3.** 안전하다면 동물의 사진을 찍는다. **4.** 지역 보건소에 연락하여 조언을 구한다.

뱀 또는 파충류에 의한 물림

미국의 질병통제예방센터(Centers for Disease Control and Prevention)는 매년 7,000~8,000명이 독사에게 물린다고 보고하고 있다(**그림 6-11**). 우리나라 뱀 가운데 독사는 살모사 계통의 세 종류밖에 없는 것으로 알려져 있다. 살모사, 까치독사, 불독사로 외국의 독사보다는 그 독성이 강하지 않기 때문에 치료만 적절히 잘 받으면 대개 생명에는 지장이 없다. 참고로 지역마다 뱀의 명칭이 다를 수 있으니 혼동하지 않도록 주의하자.

그림 6-12는 독이 있는 뱀과 없는 뱀의 특징을 보여준다. 독사에게 물린 경우 약 25%에서 독이 주입

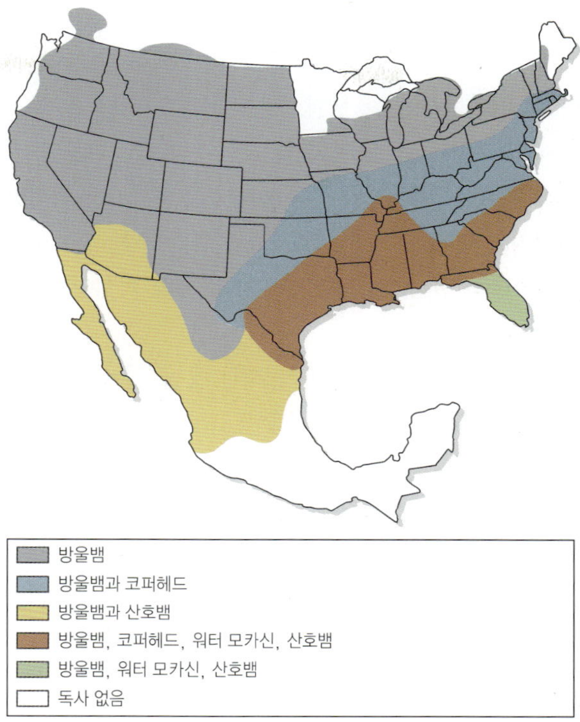

그림 6-11 독사가 사는 지역

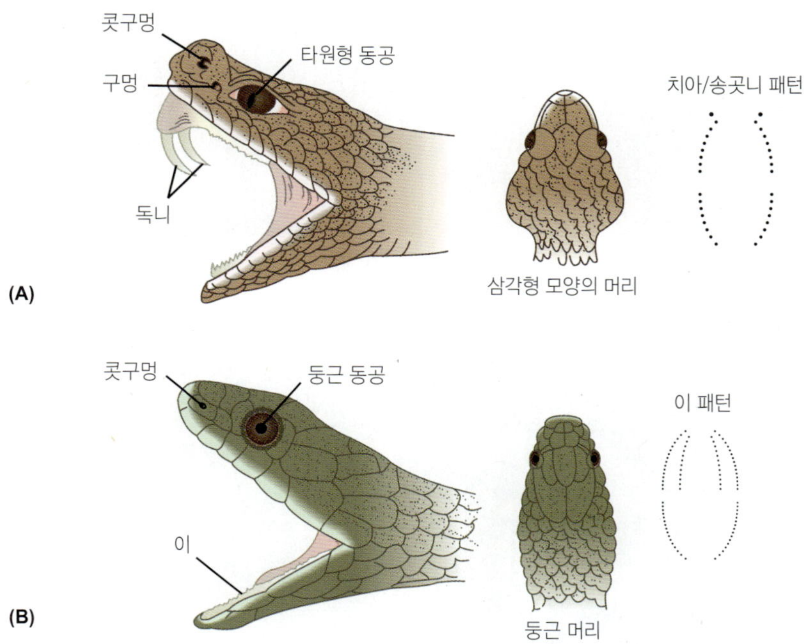

그림 6-12 뱀의 특징. **(A)** 독이 있는 뱀(독사), **(B)** 독이 없는 뱀

되지 않고 독니에 의한 상처만 있다(마른 물림이라고도 함). 이런 경우라도 물린 상처만으로 마른 물림이라고 판단하지 말아야 한다. 송곳니 자국이 보이고 독사라는 것을 확인했다면 아래와 같이 처치해야 한다.

- 다시 물리지 않기 위해 환자와 함께 뱀으로부터 먼 거리를 유지한다. 뱀은 목이 잘려도 물 수 있다는 점을 기억하자.
- 뱀에 물린 환자가 휴식을 취하고 침착한 상태를 유지하도록 격려한다.
- 뱀을 잡거나 죽이려고 하지 말아야 한다. 자칫 또다시 물리는 사고가 발생할 수 있다. 뱀의 색깔과 머리 모양을 기억하도록 한다. 안전한 거리(뱀의 길이 이상)에서 사진을 찍어둔다면 뱀을 식별하는데 도움이 될 수 있다.
- 물린 신체 부위에서 반지, 장신구 또는 꽉 끼는 옷을 제거하여 부기로 인한 조임을 방지한다.
- 흐르는 물에 비누로 물린 부위를 부드럽게 씻고 송곳니 자국에 멸균 드레싱을 시행한다.
- 가능한 한 빨리 119에 신고하거나 환자를 병원으로 이송한다.

독사

독사에는 방울뱀(**그림 6-13**), 쿠퍼헤드(**그림 6-14**), 늪살모사(**그림 6-15**) 등이 있다.

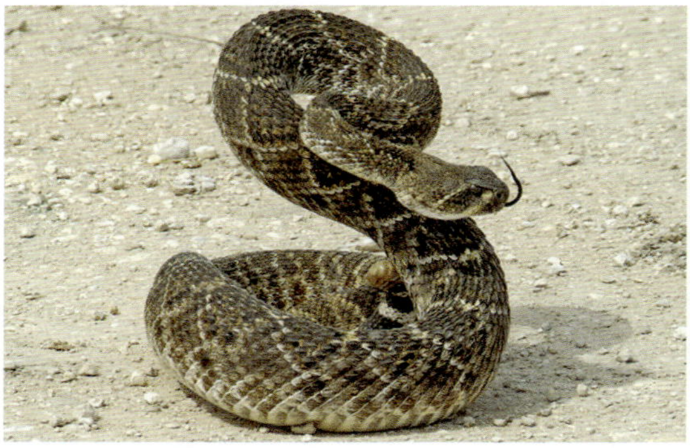

그림 6-13 방울뱀

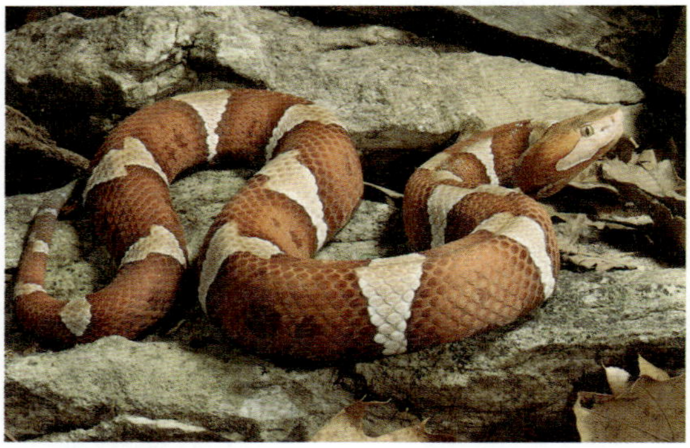

그림 6-14 쿠퍼헤드

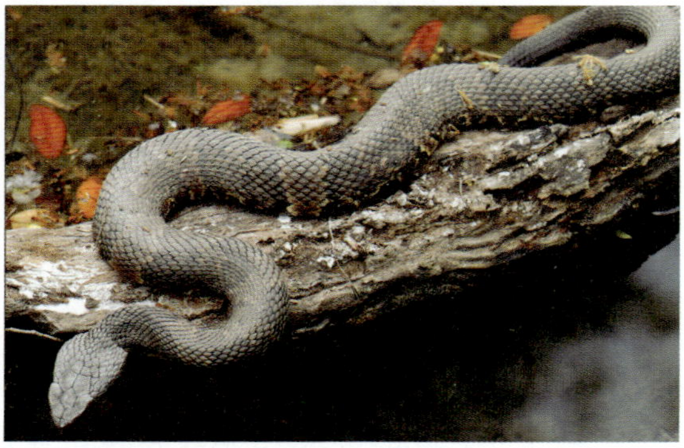

그림 6-15 늪살모사

관찰할 것	해야 할 것
독사 특성 ■ 삼각형 형태의 납작한 머리는 목보다 넓음 ■ 수직 타원형의 눈동자(고양이 눈) ■ 눈과 콧구멍 사이에 위치한 열에 민감한 구멍 ■ 방울뱀만 꼬리에 방울이 있음 물린 후 다음 증상과 징후가 나타날 수 있다. ■ 물린 부위에 나타나는 타는 듯한 심한 통증 ■ 두 개의 작은 찔린 상처: 물린 자국이 하나일 수도 있음(**그림 6-16**). ■ 10~15분 이내에 나타나는 부기: 팔다리 전체를 포함할 수 있음 ■ 6~10시간 내에 피부가 변색되거나 혈액으로 가득찬 수포가 발생할 수 있음 ■ 심각한 경우 오심, 구토, 땀흘림 및 쇠약 증상	**1.** 119로 신고한다. 뱀을 잡거나 죽일 필요가 없다. **2.** 환자를 병원으로 이송한다. 주변에 도와줄 사람이 없고 환자가 걸을 수 있다면 천천히 걸어서 간다. **3.** 독사에 물린 경우 압박 붕대를 사용하지 말아야 한다. 이 처치는 검증되지 않은 방법이다. 여러 독물학협회(Wilderness Medical Society's Practice Guidelines)에서는 구덩이 독사에게 물린 경우 압박 붕대를 사용하는 것은 오히려 조직 손상을 불러올 수 있어 권장하지 않는다. **4.** 주의사항 • 독을 빼내기 위해 사람의 피부를 절개하지 않는다. • 입으로 흡입하거나 어떤 흡입 장치도 사용하지 않는다. • 냉찜질이나 얼음찜질을 하지 않는다. • 술을 주지 않는다. • 전기 쇼크를 가하지 않는다. • 지혈대를 사용하지 않는다.

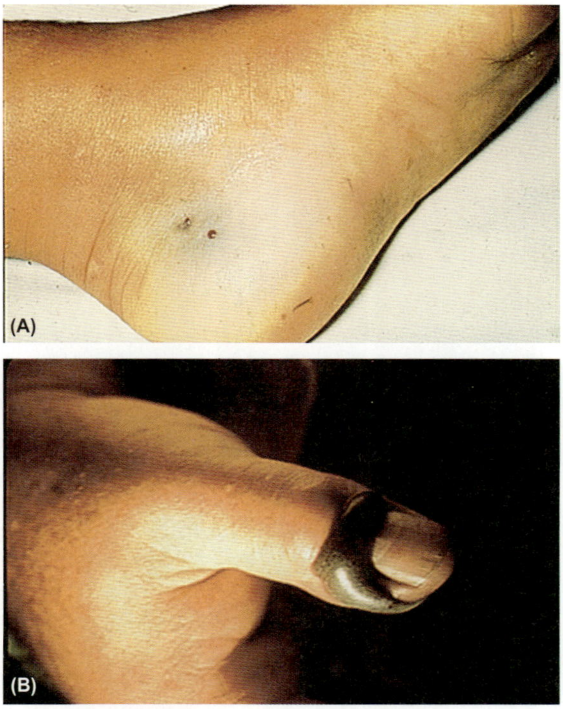

그림 6-16 방울뱀에 물린 상처. 발(**A**)과 엄지(**B**)

산호뱀

산호뱀은 북미에서 독이 가장 강한 뱀이지만 사람을 거의 물지 않는다(**그림 6-17**).

산호뱀 독은 신경독성 물질이며 물린 지 1~5시간 후에 증상이 시작될 수 있다.

관찰할 것	해야 할 것
산호뱀 특성 ■ 작고 매우 다채로우며 밝은 빨간색, 노란색 및 검은색 띠가 연속해서 몸 전체를 감싸고 있다. ■ 색깔이 바뀌는 부분에 노란색 띠가 있다. ■ 검은 주둥이(코 부분) 물린 후 다음 징후와 증상이 나타날 수 있다. ■ 즉각적인 징후가 거의 없음(증상이 없다고 해서 무해한 것이 아니다) ■ 다음과 같은 증상이 나타나기까지 몇 시간이 걸릴 수 있다. • 오심 • 구토 • 땀흘림 • 떨림 • 졸림 • 느린 말투 • 흐릿한 시야 • 삼키기 어려움 • 호흡 곤란	**1.** 119로 신고한다. 뱀을 잡거나 죽일 필요가 없다. **2.** 폭이 넓은 탄력 붕대를 겹쳐서 감는다. **3.** 물린 팔이나 다리의 끝 부분부터 감싸기 시작하여 위쪽으로 감싸 전체 부분을 덮는다. **4.** 물린 발목을 탄력 붕대로 감싸듯이 조인다. 이때 탄력 붕대 아래로 손가락을 넣을 수 있을 정도의 여유를 준다. **5.** 골절되었을 때처럼 물린 팔이나 다리를 고정하고 심장 높이보다 낮게 유지한다. **6.** 피부를 자르거나 흡입기를 사용하지 말아야 한다.

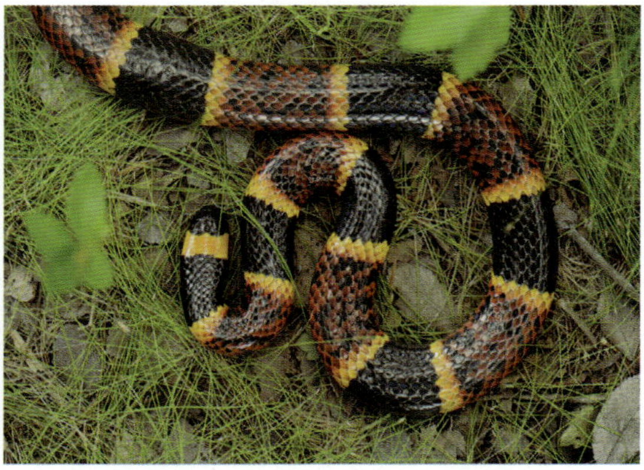

그림 6-17 산호뱀

독이 없는 뱀

독을 가진 뱀은 10% 미만에 불과하지만 의심스러운 경우에는 독이 있다고 가정한다.

관찰할 것	해야 할 것
물렸지만 독이 없는 경우 ■ 피부에 난 말굽 모양의 이빨 자국 ■ 부기 및 압통	**1.** 뱀에 물린 부위를 얕은 상처와 동일하게 처치한다. (35페이지 참조) **2.** 의사와 상의한다.

맹독 도마뱀

도마뱀 중에는 독이 있는 도마뱀도 있다. 길라몬스터(미국과 멕시코)와 멕시코수염도마뱀이 해당된다. 맹독 도마뱀은 세게 물고 놓지 않아 독이 피부 속으로 들어갈 수 있다.

관찰할 것	해야 할 것
■ 찔린 상처 – 치아가 부러져 있을 수 있음 ■ 부기 및 극심하고 타는 듯한 통증 ■ 땀흘림 ■ 구토 ■ 심박수 증가 ■ 숨가쁨	**1.** 진통제를 투여한다. **2.** 119에 신고한다. **3.** 독사에게 물린 것처럼 동일하게 처치한다.

절지동물 물림이나 쏘임

전갈, 거미, 지네, 진드기를 포함한 절지동물은 관절이 있는 다리와 분절된 몸체를 가진 무척추 동물이다. 독침을 쏘는 곤충은 독사보다 더 많은 사망자를 발생시키고 있다. 그러므로 이전에 심각한 반응이 있었던 사람은 의료 식별 명찰을 착용하고 의사가 처방한 에피네프린 키트를 휴대해야 한다.

독침을 쏘는 곤충

벌레에 쏘였을 때의 반응은 작은 상처부터 생명을 위협하는 것까지 다양하다. 손상을 적절하게 응급처치할 수 있도록 어떤 것을 관찰해야 하는지를 아는 것이 무엇보다 중요하다.

흔히 볼 수 있는 쏘는 곤충(**그림 6-18**)은 다음과 같다.

- 꿀벌
- 옐로우 재킷
- 호넷-말벌
- 와스프-말벌
- 불개미

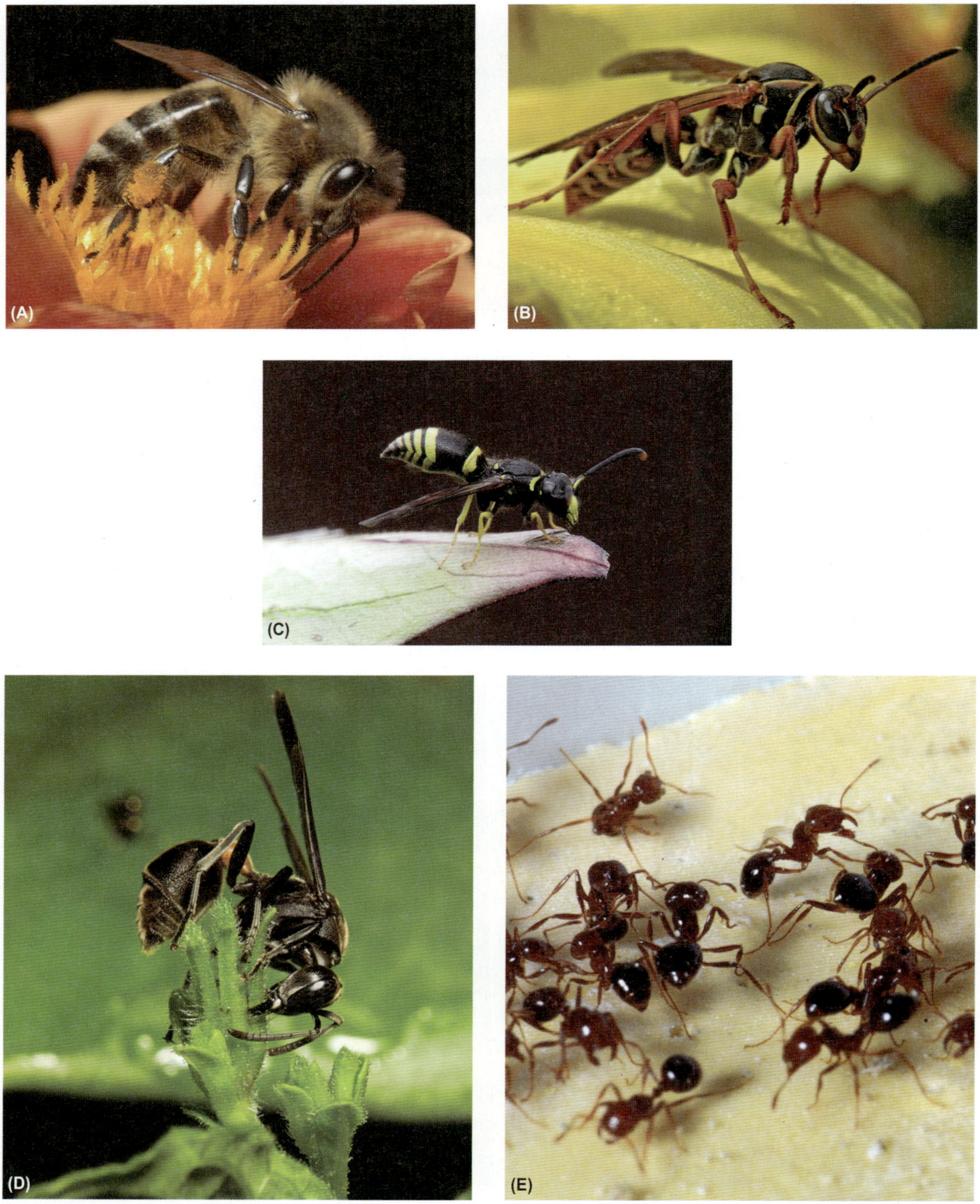

그림 6-18 쏘는 곤충. **(A)** 꿀벌. **(B)** 옐오우 재킷. **(C)** 호넷-말벌. **(D)** 와스프-말벌. **(E)** 불개미

A. © Borut Gorenjak/Shutterstock. B. © Dwight Lyman/Shutterstock. C. © pixelman/Shutterstock. D. © Heintje Joseph T. Lee/Shutterstock. E. Courtesy of Scott Bauer/USDA.

관찰할 것	해야 할 것
곤충에 쏘인 후의 징후 ■ 일반적인 반응 • 즉각적인 통증, 발적, 가려움증(**그림 6-19**) ■ 심각한 반응 • 두드러기 • 목 간지러움 ■ 생명을 위협하는 반응: • 쌕쌕거림 또는 부어오른 입술/혀와 같은 전신 알레르기 반응의 징후 • 파란색 또는 회색의 피부색 • 발작 • 무반응 • 성대가 부어서 숨을 쉴 수 없음 (아나필락시성 사망의 약 60~80%의 원인)	**1.** 벌침을 찾는다. 발견된 경우 즉시 손톱이나 플라스틱 카드(예: 신용카드)로 피부에서 독침과 독낭을 긁거나 벌침을 제거한다. 꿀벌만이 침을 꽂은 채로 둔다. 독침에 붙어 있는 독 주머니를 짜지 말아야 한다. **2.** 비누와 물로 쏘인 부위를 씻는다. **3.** 피부에 종이 타월이나 얇고 젖은 천을 놓고 얼음팩으로 최대 20분 정도 찜질한다. 말벌에 쏘인 경우를 제외하고 베이킹 소다도 도움이 될 수 있다. **4.** 진통제를 투여한다. **5.** 하이드로코르티손 크림(1%)을 바른다. 가려움증과 부기를 완화하기 위해 라벨에 지시된 대로 항히스타민제(Benadryl)를 투여한다. **6.** 심한 알레르기 반응을 보이는 경우, 환자가 에피네프린을 자가 투여하도록 돕는다(72페이지 참조). **7.** 호흡을 모니터링하고 호흡이 없으면 CPR을 실시한다. **8.** 목이나 입에 쏘이면 알레르기가 없는 사람이라도 부기가 있을 수 있다. 이때는 얼음을 물거나 찬물로 입을 헹구게 한다.

과부거미

과부거미는 검은과부거미로도 잘 알려져 있지만 검은색이라는 용어는 부정확하다. 왜냐하면 5종의 과부거미 중 3종만이 검은색이기 때문이다. 나머지는 갈색과 회색이다(**그림 6-20**).

과부거미는 성인 여성만 문다. 과부거미는 복부에 모래시계 모양의 빨간색이나 노란색 반점, 또는 흰색 반점이나 띠가 있고, 반짝이는 검은색을 띠고 있다. 하지만 대부분의 사람은 과부거미를 보기 어렵다.

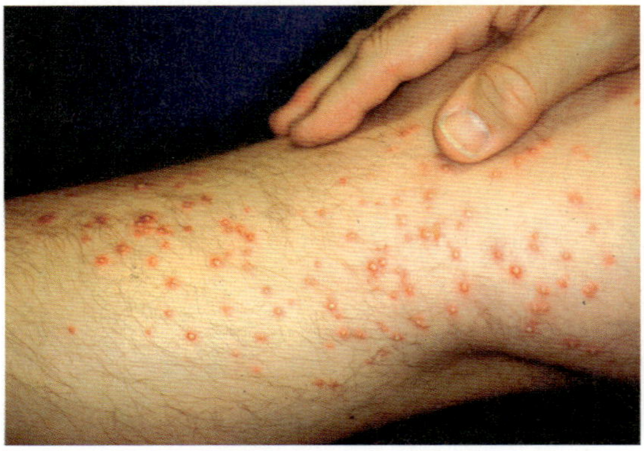

그림 6-19 불개미에 쏘인 피부
Courtesy of Daniel Wojcik/USDA.

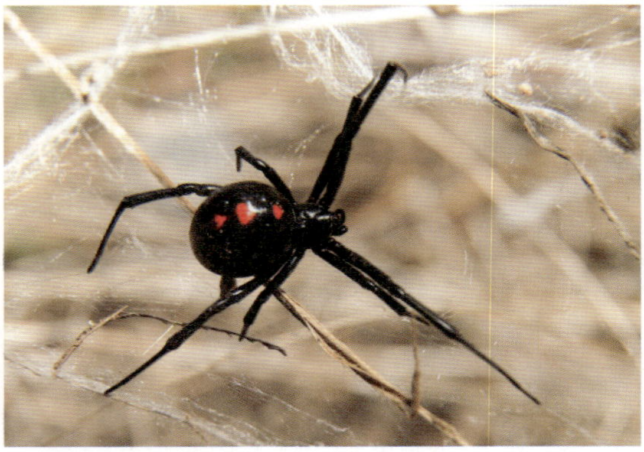

그림 6-20 검은과부거미
© Sari Oneal/Shutterstock.

관찰할 것	해야 할 것
▪ 날카로운 바늘로 찌르는 듯한 감각과 둔하고 무감각한 통증 ▪ 작고 붉은 반점처럼 보이는 2개의 작은 독니 자국 ▪ 심한 복통(팔을 물면 심각한 흉통을 유발할 수 있는데 심장마비와 유사함) ▪ 두통, 오한, 발열, 심한 땀흘림, 오심 및 구토	**1.** 비누와 물로 세척한다. **2.** 피부 위에 얇은 천을 대고 20분 정도 얼음찜질한다. **3.** 진통제를 투여한다. **4.** 가능한 한 빨리 전문적인 진료를 받는다. **5.** 안면 부기나 아나필락시스가 발생하면 즉시 119에 전화한다(70~72페이지 참조).

갈색은둔거미

갈색은둔거미는 피들백거미(fiddle back spider), 바이올린거미 또는 갈색거미로도 알려져 있다(**그림 6-21**). 미국 남부와 중부 지역에서 갈색은둔거미를 볼 수 있다.

관찰할 것	해야 할 것
▪ 2~8시간 이내에 발생하는 경증에서 중증의 통증 ▪ 48~72시간 이내에 발생하는 물집: 붉어지고 파열된다. 황소 눈 모양의 발진이 나타남(**그림 6-22**) ▪ 오심, 구토, 두통 및 발열	**1.** 검은과부거미에게 물린 것과 같은 방법으로 물린 곳을 처치한다. **2.** 상처가 감염되면 멸균 드레싱을 하고 항생제 연고를 바른다. **3.** 전문적인 진료를 받는다.

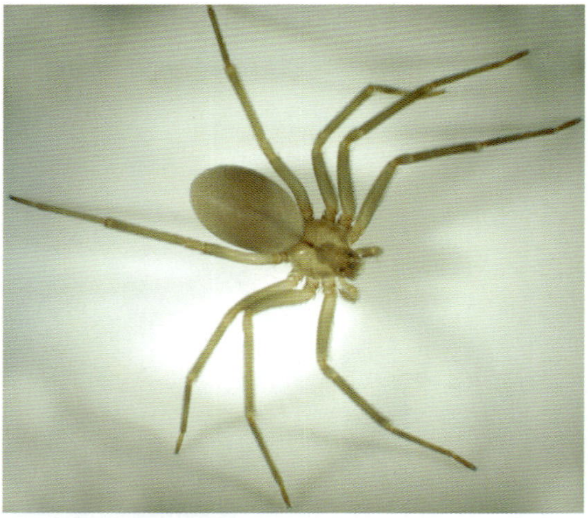

그림 6-21 갈색은둔거미
Courtesy of Kenneth Cramer, Monmouth College.

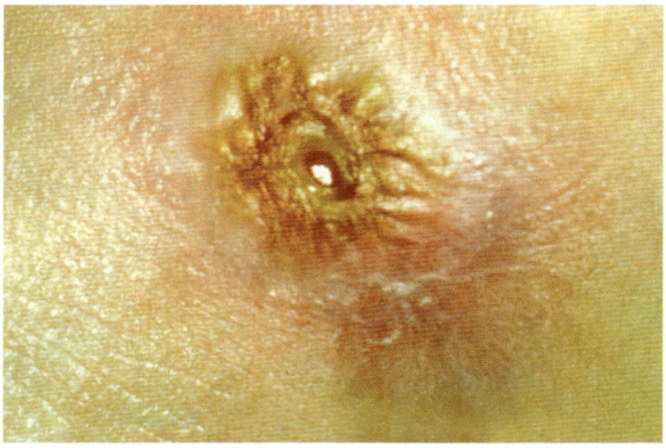

그림 6-22 갈색은둔거미에게 물린 상처(황소 눈 모양 발진)
Courtesy of the Department of Entomology, University of Nebraska-Lincoln.

호보거미

호보거미는 공격적인 집 거미라고도 한다. 이 거미들은 미국 북서부에 살고 있으며 차고와 지하실뿐만 아니라 야외에서도 종종 볼 수 있다.

관찰할 것	해야 할 것
호보거미에 물린 징후는 갈색은둔거미와 동일하다.	갈색은둔거미에게 물린 것과 같은 방법으로 처치한다.

타란툴라 거미

타란툴라는 크고 털이 많은 거미이다. 공격하거나 자극하거나 거칠게 다룰 때만 문다. 독거미는 털을 날려 사람의 피부를 자극한다(그림 6-23).

관찰할 것	해야 할 것
최대 1시간 동안 지속되는 경미한 통증과 심한 욱신거림이 동반되는 통증까지 다양하다.	**1.** 검은과부거미에게 물린 것과 같은 방법으로 물린 곳을 처치한다. **2.** 피부에 붙은 털은 접착 테이프로 제거하거나 비누와 물로 씻어내고 하이드로코르티손 크림(1%)을 바른다. **3.** 항히스타민제와 진통제를 투여한다.

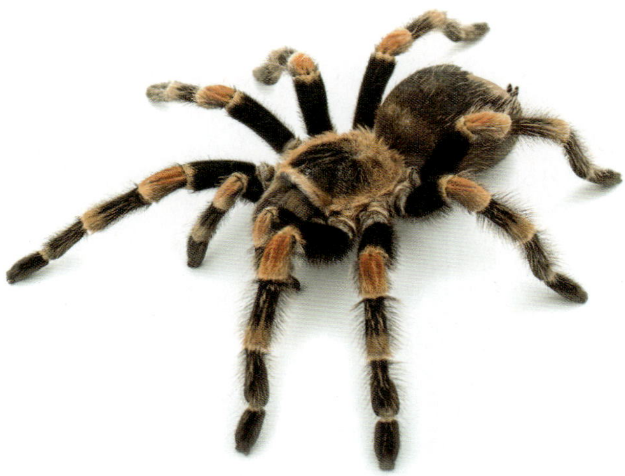

그림 6-23 타란툴라 독거미
© pets in frames/Shutterstock.

전갈

미국에서는 주로 애리조나주에서 발견되는 바크전갈만이 치명적이다. 5월부터 8월까지 활동하는 기간이다.

관찰할 것	해야 할 것
전갈에 쏘였을 때의 징후 ■ 타는 듯한 통증 ■ 나중에 발생하는 마비 또는 따끔거림	**1.** 호흡을 확인한다. **2.** 비누와 물로 세척한다. **3.** 피부 위에 얇은 천을 덮고 얼음찜질한다. **4.** 진통제를 투여한다. **5.** 드레싱을 한다. **6.** 증상이 심할 때는 전문적인 진료를 받는다.

지네

지네는 몸이 가늘고 길며 여러 마디로 이루어져 그 마디마다 한 쌍의 발이 있는 절지동물로 노래기와 혼동하지 말아야 한다. 노래기는 독을 주입할 수 없지만 피부를 자극할 수 있다.

관찰할 것	해야 할 것
지네에 물린 후의 징후 ■ 타는 듯한 통증 ■ 염증 ■ 림프절의 중증 부기	**1.** 비누와 물로 상처를 세척한다. **2.** 얼음찜질을 한다. **3.** 진통제를 투여한다. **4.** 증상이 지속되면 라벨의 지시에 따라 항히스타민제(Benadryl)를 투여하거나 물린 부위에 하이드로코르티손 크림(1%)을 바른다. **5.** 대부분의 물린 상처는 처치를 받지 않아도 나아진다. 그러나 증상이 심한 경우 전문적인 진료를 받아야 한다.

진드기

대부분의 진드기는 무해하지만 질병을 옮길 수 있다(라임병, 록키산반점열, 콜로라도진드기열, 야토병 등). 진드기가 박혀 있는 시간이 길거나 물린 부위가 충혈되어 있을수록 질병에 감염될 가능성이 높다(**그림 6-24**).

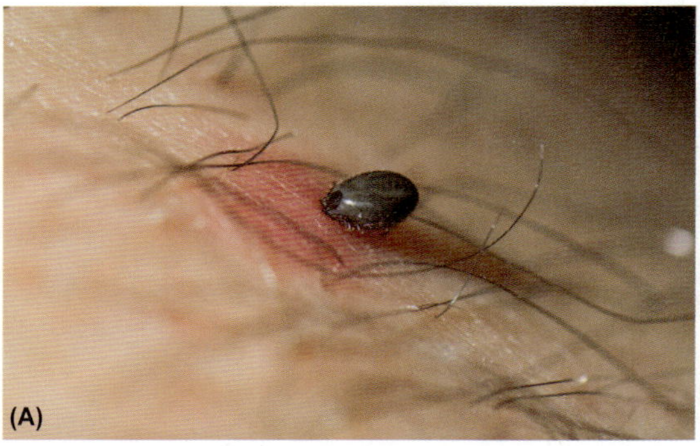

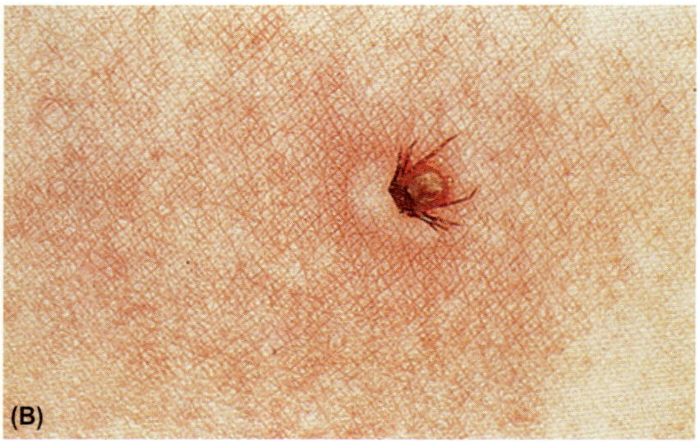

그림 6-24 (A) 진드기에 충혈된 피부, **(B)** 피부에 박힌 진드기

A, © IanRedding/Shutterstock; B, © American Academy of Orthopaedic Surgeons.

관찰할 것	해야 할 것
진드기에 물린 후의 징후 ■ 초기 통증 없음: 진드기는 며칠 동안 눈에 보이지 않을 수 있다(**그림 6-25**). ■ 진드기 주변의 빨간색 부분은 진드기가 피부에 구멍을 뚫고 사람의 혈액을 빨아먹고 있음을 나타낸다. ■ 발진, 발열, 오한 ■ 물린 부위는 작은 돌기에서 광범위한 부기와 궤양까지 다양하다.	진드기는 제거하기 어렵다. 일부분만 제거하면 감염이 발생할 수 있다. 진드기 제거 방법 **1.** 핀셋이나 특수 진드기 제거 도구 중 하나를 사용하여 가능한 한 피부에 가깝게 진드기를 잡는다(**그림 6-26**). **2.** 일정하고 균일한 압력으로 위쪽으로 당긴다. **3.** 진드기를 비틀지 말아야 한다. **4.** 진드기를 들어올려 피부 표면을 보호한다. 진드기가 제거될 때까지 이 위치를 유지한다(약 1분).

관찰할 것	해야 할 것
	5. 진드기를 피부에서 당겨 빼낸다. 진드기가 터질 정도로 세게 당기지 않는다. 그러면 진드기 입의 일부가 피부에 남아있게 된다. **6.** 진드기를 제거하기 위해 다음과 같은 비효율적인 방법을 사용하지 않는다. • 바셀린 • 매니큐어 • 소독용 알코올 • 가솔린 • 불을 붙였다 끈 성냥, 뜨거운 바늘, 뜨거운 종이 클립으로 상처에 열을 가하는 행위 **7.** 진드기의 몸 뒤쪽을 잡지 말아야 한다. 자칫 진드기의 내부 장기가 파열되어 내용물이 사람 피부 속으로 스며들 수 있다.
진드기가 완전히 제거되는 경우	**1.** 비누와 물로 손과 물린 부위를 세척한다. 소독용 알코올을 바르면 더 좋다. **2.** 통증을 줄이기 위해서는 피부에 얇은 천을 대고 얼음찜질해준다. **3.** 칼라민 로션이나 하이드로코르티손 크림을 발라 가려움증을 완화한다. **4.** 라임병과 같은 심각한 질병을 예방하고 항생제 치료가 필요할 경우를 대비해 72시간 이내에 진드기를 비닐봉지에 넣고 의사에게 가져간다. **5.** 진드기를 제거한 후 3~30일 이내에 발진, 발열 또는 독감 유사 증상(두통, 몸살, 오심)이 나타나면 진드기가 있든 없든 전문적인 진료를 받는다.
진드기의 입 부분이 떨어져 피부에 남아 있는 경우	**1.** 쉽게 제거할 수 없는 부분은 그대로 남겨둔다. 따뜻한 물에 담그고 항생제 연고로 처치하면 남아 있는 부분은 대개 배출되고 피부는 치유된다. **2.** 감염이 발생하면 전문적인 진료를 받는다.

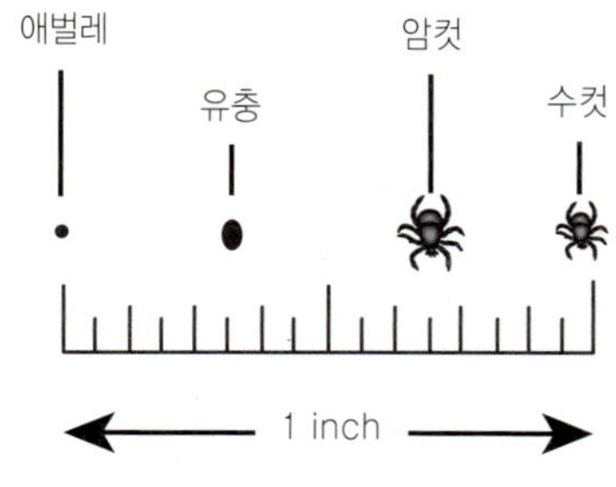

그림 6-25 사슴진드기의 크기

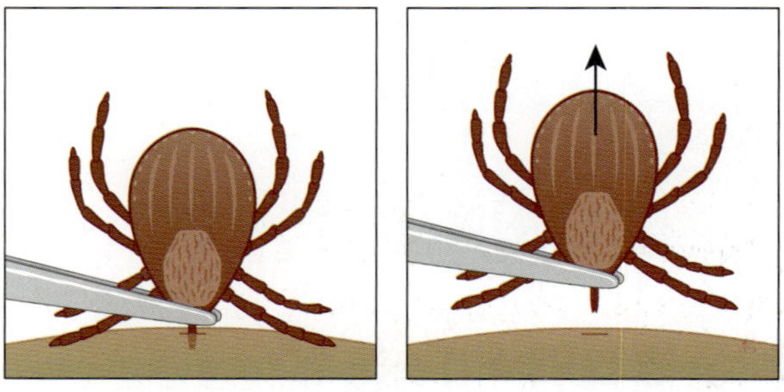

그림 6-26 핀셋으로 진드기 제거

털진드기

털진드기는 너무 작아서 육안으로 볼 수 없고, 풀이 우거진 지역과 호수와 개울 근처에서 볼 수 있다. 진드기는 사람과 동물의 피부 세포를 먹고 산다. 털진드기에 물린 사람은 수백 명에 이를 것이다.

관찰할 것	해야 할 것
털진드기에 물린 징후 ■ 몇 시간 후에 발생하는 심한 가려움증 ■ 빨간색의 작은 피부 자국 ■ 피부 감염	**1.** 비누와 물로 씻고 여러 번 헹군다. **2.** 해당 부위에 아이스팩을 대준다. **3.** 하이드로코르티손 크림(1%) 또는 칼라민 로션을 바른다. **4.** 약품 설명서에 따라 항히스타민제(Benadryl)를 투여한다.

모기

모기는 가끔씩 알레르기 반응을 일으키며 여러 질병(말라리아, 웨스트 나일 바이러스)을 옮길 수 있다. 모기는 덤불과 풀이 무성한 지역, 고인 물(연못, 수영장, 개천 등)에서 서식한다.

관찰할 것	해야 할 것
모기에 물린 징후 ■ 가려움증 ■ 가벼운 부기	**1.** 비누와 물로 해당 부위를 씻는다. **2.** 피부에 얇은 천을 대고 얼음찜질한다. **3.** 가려움증을 줄이기 위해 칼라민 로션이나 하이드로코르티손 크림(1%)을 바른다. **4.** 여러 번 쏘였거나 알레르기 반응이 예상되는 경우 약품 설명서에 표시된 항히스타민제(Benadryl)를 6시간마다 바르거나 의사가 처방한 코르티손을 사용한다.

벼룩

벼룩은 사람과 동물의 피를 먹고 사는 기생충이다.

관찰할 것	해야 할 것
벼룩 물린 징후: ■ 가려움증 ■ 여러 번 물기–'아침, 점심 및 저녁 식사'라고 함	**1.** 피부와 얼음팩 사이에 얇은 천을 대고 얼음찜질을 한다. **2.** 하이드로코르티손 크림(1%)을 바른다. **3.** 약품 설명서에 따라 항히스타민제(Benadryl)를 투여한다.

해양 동물에 의한 손상

해양 동물에 의해 손상을 입은 사람은 즉시 응급처치원을 부르거나 119에 신고한다.

사람이 호흡을 하지 않는 경우, 심한 출혈이 있거나 호흡 곤란과 같은 심각한 알레르기 반응의 징후가 있는 경우, 또는 얼굴이나 신체의 넓은 부위가 영향을 받은 경우에는 신고한다.

한 해파리 종에 물렸을 때 유용했던 치료법이 다른 해파리 종에게도 적용되는 것은 아니다. 그렇기 때문에 어떤 치료법이 효과적인지 혼란이 있을 수 있다. 예를 들어, 해파리에 쏘였을 때 식초를 사용해야 하는지에 대한 논란이 있다. 응급의학연보(Annals of Emergency Medicine)의 리뷰에 따르면 19개의 의학 논문에서 식초는 북미 대부분의 해파리 종에서 통증이나 선충 분비물을 증가시키므로 사용해서는 안 된다고 되어 있다. 이때는 현지 전문가에게 문의해야 한다.

물고기와 물개

사람이 물고기와 물개에게 물린 경우는 극히 드물다.

사람을 물 수 있는 해양 동물은 다음과 같다.

- 상어(**그림 6-27**)
- 바라쿠다(**그림 6-28**)
- 장어
- 물개

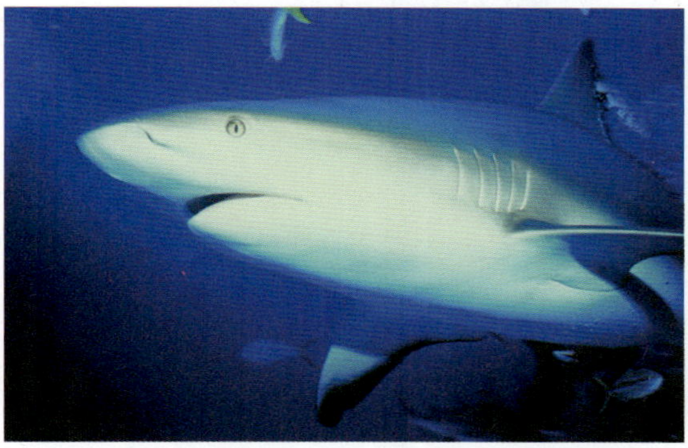

그림 6-27 상어
© AbleStock.

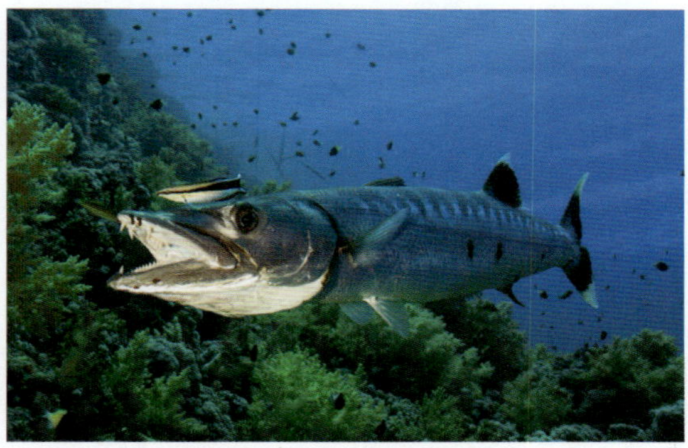

그림 6-28 바라쿠다
© Istvan Kovacs/Shutterstock.

관찰할 것	해야 할 것
물림, 찢김, 관통	**1.** 호흡을 평가한다. **2.** 지혈한다. **3.** 비누와 물로 상처를 씻는다. **4.** 수도 등 압력이 가해진 물로 해당 부위를 씻어낸다. **5.** 쇼크를 처치한다.

촉수 해양 동물

일부 해양 동물에는 촉수가 있어 쏘일 수 있다. 이러한 동물에는 다음과 같은 것들이 있다.

- 해파리(**그림 6-29**)
- 고깔해파리(**그림 6-30**)
- 말미잘
- 불산호

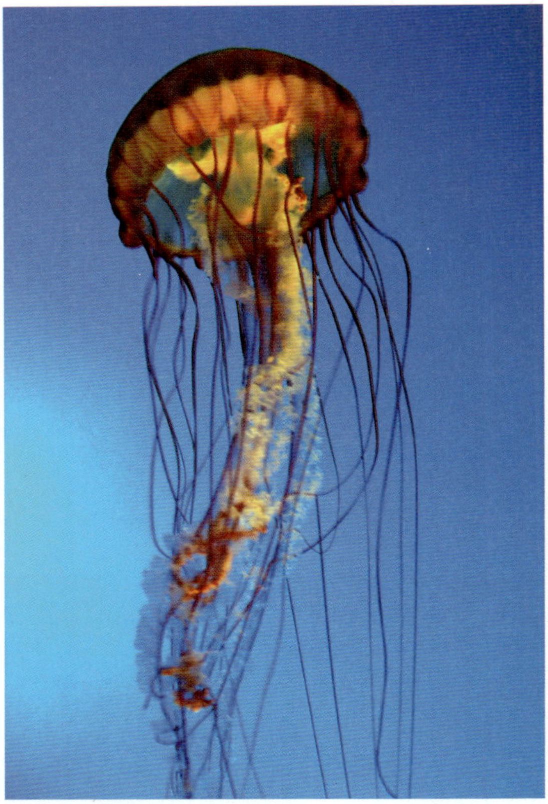

그림 6-29 해파리
© Real Deal Photo/Shutterstock.

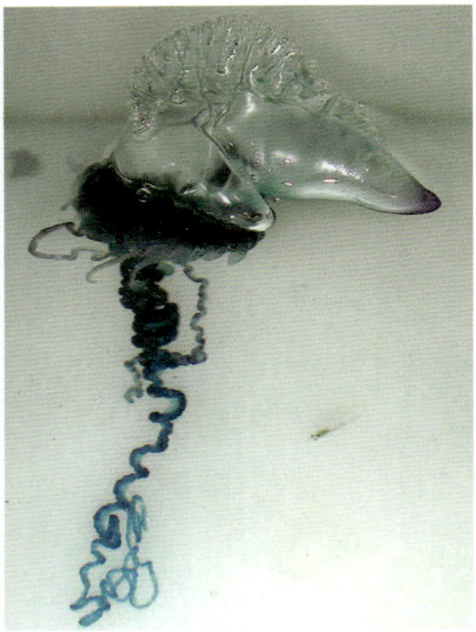

그림 6-30 고깔해파리
Courtesy of NOAA.

관찰할 것	해야 할 것
쏘였을 때의 징후 ■ 붉은 자국 ■ 가늘고 긴 자국 ■ 통증 ■ 홍조 ■ 부기	**북미 종** **1.** 물에서 한 번 쏘이면 물 밖으로 나와야 한다. 손이나 모래 또는 수건으로 해파리를 만지거나 문지르거나 제거하려고 시도하지 않는다. **2.** 해파리에 쏘였을 때 식초를 사용하는 것은 논란이 있다. 잘못하면 상태를 오히려 악화시킬 수 있다. 식초를 사용할 경우에는 촉수에 30초 이상 강력 식초(5% 아세트산)를 뿌리거나 붓는다. **3.** 핀셋이나 장갑을 낀 손으로 달라붙은 촉수를 빠르고 부드럽게 제거한다. 신용카드, 면도날 또는 깨끗한 막대를 사용하지 않는다. 모래나 수건으로 문질러 촉수를 누르지 않는다. **4.** 북미와 하와이의 모든 해파리에 쏘인 경우, 해당 부위를 뜨겁지 않은 따뜻한 물에 20분 동안 담근다. OTC 약물인 리도카인(Xylocaine)을 피부에 바를 수 있다. **5.** 사람의 소변, 고기 연화제, 알코올 및 압박 붕대(예: 탄력 붕대)와 같은 치료법은 사용하지 않는다. **6.** 호흡을 확인한다.

독이 있는 해양 동물

일부 해양 동물은 독을 가지고 있는데, 다음과 같은 동물은 주의한다.

- 바다뱀
- 문어
- 원뿔달팽이

관찰할 것	해야 할 것
독이 있는 해양 동물에 물린 징후 ■ 부기 ■ 두통 ■ 구토 ■ 통증 ■ 무감각	**1.** 호흡을 확인한다. **2.** 지혈을 한다. **3.** 팔이나 다리 전체에 압박 붕대를 감는다.

기타 해양 동물

일부 해양 동물들은 척추에 구멍을 내어 손상을 입힐 수 있다. 다음과 같은 해양 동물에 주의한다.

- 가오리(**그림 6-31**)
- 전갈물고기
- 스톤피쉬
- 불가사리
- 메기

관찰할 것	해야 할 것
해양 동물의 징후 관통	**1.** 뜨거운 물에 30~90분 동안 또는 통증이 가라앉을 때까지 담근다. 화상을 입을 만큼 뜨거운 물을 사용하지 않는다. **2.** 핀셋으로 파편 조각을 제거한다. **3.** 비누와 물로 상처를 씻어낸다. **4.** 수도 등 압력이 가해진 물로 해당 부위를 씻는다. **5.** 상처를 처치한다.

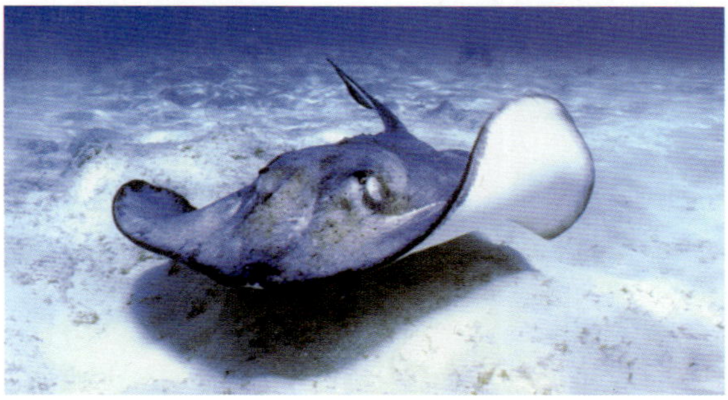

그림 6-31 가오리

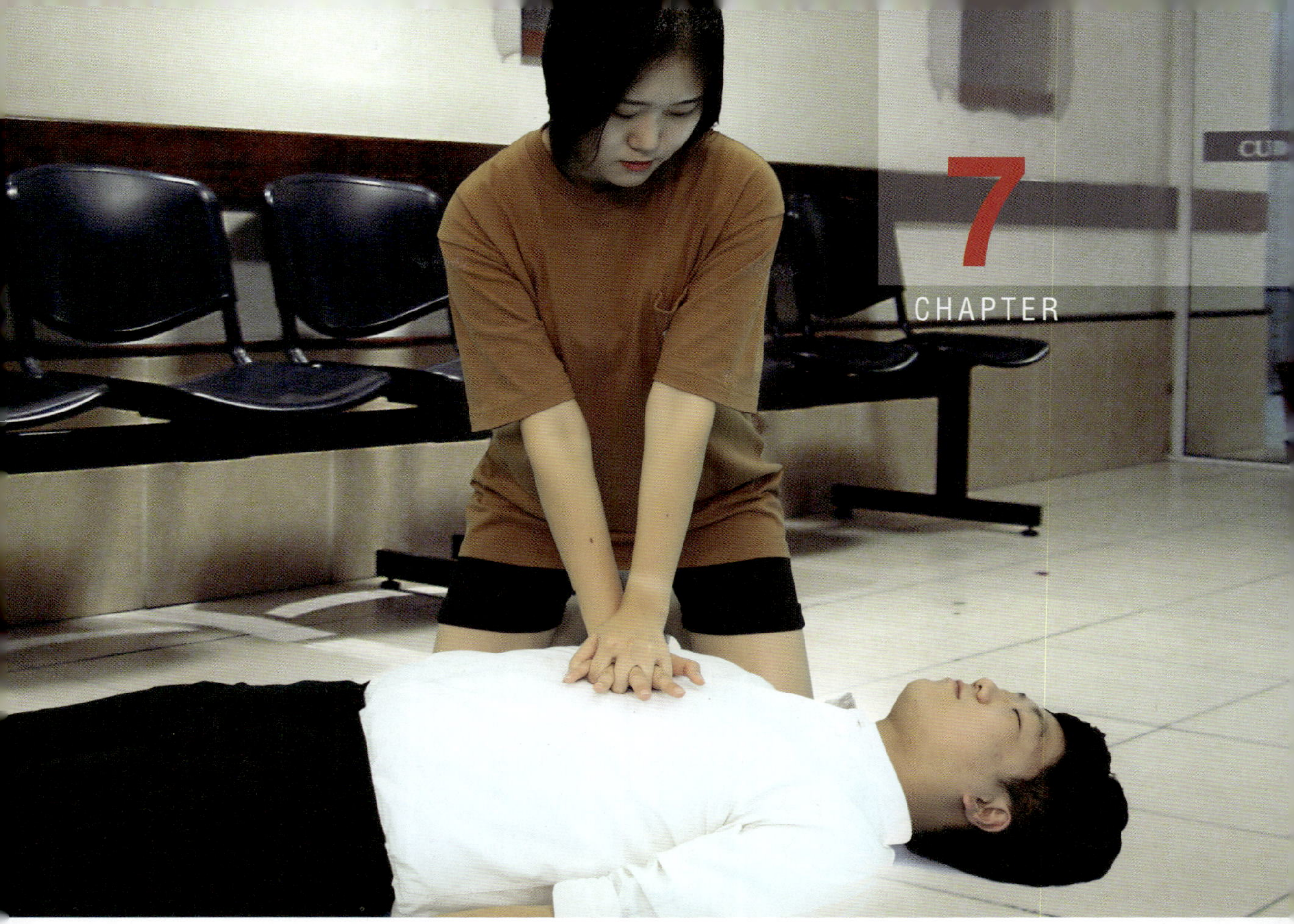

7
CHAPTER

심폐소생술과 자동심장충격기

CPR and AED

심장발작과 심정지

많은 사람이 '심장발작'과 '심정지', 이 두 단어의 의미를 혼동한다.

심장발작은 심장 근육에 공급되는 혈류가 급격히 줄어들거나 멈추었을 때 발생한다. 만일 막힌 동맥을 신속하게 재관류시키지 않는다면 영향을 받은 심장 근육은 괴사가 진행될 것이다. 치료가 늦어질수록 손상은 더 커져 심정지로 이어질 수 있다. 심장발작 환자를 위한 응급처치는 73페이지에 나와 있다.

심정지는 심장 박동이 멈추거나(무수축) 갑자기 빠르고 불규칙한 리듬(심실세동)으로 나타날 때 발생한다. 심정지는 사망의 주요 원인 중 하나이다.

심폐소생술(CPR)은 심정지 환자를 응급의료서비스(EMS)에 인계할

한눈에 보기

- 심장발작과 심정지
- 심폐소생술
- 기도폐쇄
- 자동심장충격기
- 복습

때까지 필요한 일련의 술기들이다. 몇몇 사람들은 환자가 다칠까 봐(예: 갈비뼈 골절) 걱정하지만 그럴 가능성은 매우 낮다. 더욱이 어떤 피해가 발생한다 해도 심장이 제 기능을 하지 못하는 것에 비하면 그 피해는 아무것도 아니다.

소아와 성인의 심폐소생술은 몇 가지 핵심적인 차이를 제외하고는 동일하다.

자동심장충격기(AED)는 심장 리듬을 분석하고, 필요시 구조자에게 심정지 환자의 심장에 전기 충격(제세동)을 가할 수 있도록 한 전자 장치이다.

심폐소생술(CPR)

"생명이 위급한 심정지 상태에서는 무엇이라도 하는 것이 아무것도 안 하는 것보다 언제나 옳다!" 이 말은 고통받는 환자뿐만 아니라 응급처치 제공자에게도 적용되는 말이다. 생명을 구하려는 시도가 실패할지라도 한 생명을 구하려는 노력은 끝까지 다해야 한다.

성인 심폐소생술과 소아 심폐소생술

성인이나 어린아이가 움직이지 않는 것을 발견했을 때는 가장 먼저 구조자의 생명을 위태롭게 하는 위험 요소가 있는지부터 확인한다. 구조자가 부상을 당하면 심폐소생술을 하지 못할 수도 있기 때문이다.

환자의 팔다리에 심각한 출혈이 있을 때는 구조자가 직접 하거나 누군가를 시켜 빠르게 지혈하도록 한다(27~35페이지 참조).

성인 심폐소생술과 소아 심폐소생술을 시행할 때는 RAB-CAB 기억법으로 순서를 기억하면 좋다.

RAB-CAB 기억법

R = Responsive: 반응 확인

A = Activate EMS, AED: 응급의료서비스 및 자동심장충격기 요청

B = Breathing: 호흡 확인

C = Compressions: 가슴 압박

A = Airway: 기도 개방

B = Breaths: 인공호흡

R = 반응 확인

환자의 반응을 확인하기 위해 환자의 어깨를 살짝 두드리며 "괜찮으세요?"라고 큰 소리로 물어본다.

만일...	그러면...
반응이 있다(예: 말을 하거나 움직임).	■ 먼저 도움이 필요한지 물어본다. ■ 도움이 필요하다면, 과거 병력을 얻기 위해 SAMPLE 기억법[Symptoms(증상), Allergies(알레르기), Medications(약물), Pertinent past medical history(관련된 과거병력, Last oral intake(마지막으로 먹은 음식과 시간), Events leading up to the injury or illness(질병이나 손상을 유발한 상황)]을 사용한다(117페이지 참조).

만일...	그러면...
	■ 만일 부상을 당했다면 DOTS[Deformities(변형), Open wounds(열린 상처), Tenderness(누름 통증), Swelling(부기)]에 대해 묻거나 살핀다(117페이지 참조). ■ 발견한 부상을 처치하고 필요한 경우 119에 신고한다.
반응이 없다(예: 대답도 움직임도 신음도 없음).	■ 다음 단계(A = Activate)로 넘어간다.

A = 응급의료서비스 및 자동심장충격기 요청

가까운 곳에 도움을 요청한다.

만일...	그러면...
도와줄 사람이 있다.	■ 구조자가 처치를 하는 동안 조력자에게 119 또는 지역 긴급 번호에 신고하여 응급의료서비스(EMS) 및 자동심장충격기를 요청한다. ■ 휴대폰으로 신고한다면, 스피커 모드로 전환해 환자 옆에 놓고 응급의료 통신관리자의 지시를 따른다.
성인 환자이고 주변에 도와줄 사람이 없다.	■ 119에 신고하고 자동심장충격기를 가져온다. ■ 휴대폰이 없을 때는 환자 곁을 잠시 비우더라도 119에 먼저 신고하고 자동심장충격기를 가져온 후 처치한다.
소아 환자(1세~사춘기)	■ 구조자 혼자뿐이라면 119에 신고하기 전 30회의 가슴압박과 2회의 인공호흡을 5주기(2분 동안) 실시한다. ■ 만일 누군가가 도움을 주기 위해 왔다면, 당신이 심폐소생술(CPR)을 시행하는 동안 조력자에게 119에 신고하고 자동심장충격기를 요청하게 한다.

B = 호흡 확인

호흡을 확인하기 위해서는 5~10초 동안 목에서 허리까지 상승과 하강의 움직임이 있는지 관찰한다.

만일...	그러면...
환자는 반응이 없고 호흡은 정상적이다.	■ 기도를 개방하기 위해 환자를 옆으로 눕혀 회복 자세를 취해준다. 만일 목 또는 등의 손상이 의심된다면 그림 3-1을 참조한다. ■ 응급의료서비스(EMS)가 도착할 때까지 환자와 같이 있으면서 호흡을 확인한다.
환자는 반응이 없고 무호흡이거나 헐떡거린다(급히 들이마심, 신음, 또는 코고는 소리처럼 들린다).	■ 환자를 평평하고 단단한 바닥에 등이 닿게 눕힌다. ■ 다음 단계(C=가슴압박)로 진행한다.

C = 가슴압박

가슴압박을 시행한다.

1. 압박에 적합한 손 위치를 찾고 자동심장충격기가 현장에 도착했을 때 사용할 수 있도록 환자의 의복을 제거한다.
2. 성인의 경우, 한 손의 뒤꿈치를 가슴 한가운데(복장뼈 바로 아래 1/2 부위)에 위치시킨다.
3. 다른 한 손은 처음 놓았던 손등 위로 겹쳐 손가락을 맞잡는다. 손가락들이 환자의 가슴에 닿지 않게 하고 첫 번째 손을 펼친다. 절대 양 손을 십자가(+) 형태로 교차하지 않는다. 소아의 경우, 한 손을

사용한다. 하지만, 소아의 신체 크기와 구조자의 손 크기에 따라 두 손을 사용해야 할 수도 있다.

4. 어깨는 손과 일직선이 되도록 팔을 곧게 펴고 팔꿈치는 구부리지 않는다.
5. 성인의 경우 최소 2인치(5cm), 소아의 경우 약 2인치 또는 흉곽 전후 직경의 1/3만큼 눌리도록 복장뼈를 일직선으로 강하게 압박한다. 상체 체중을 이용하여 가슴을 압박한다. 단순히 상체를 앞뒤로 흔들지 않는다.
6. 압박 속도: 30회 압박(분당 100~120회 속도). 압박 속도를 유지하기 위해 비지스(Bee Gees)의 노래 'Stayin' Alive' 박자, 스마트폰 심폐소생술 어플의 박자, 또는 휴대폰을 통해 들리는 응급의료통신관리자의 지시를 따른다.
7. 부드러운 압박: 반동을 주거나 찌르는 듯이 누르지 않는다. 압박 중 특정 위치에서 멈추지 않는다.
8. 압박 후 가슴을 완전히 이완시킨다. 가슴에 기대지 않는다.

A = 기도 개방

오직 경추 손상이 의심되지 않을 경우에만 '머리기울임-턱들어올리기법'을 사용하여 기도를 개방한다. 경추 손상이 의심되는 경우 응급처치 제공자가 고정 장치(예: 경추보호대)를 착용시킬 경우 도수 기도유지가 힘들 수 있다.

1. 환자의 머리 가장 가까이에 있는 손을 환자의 이마 위에 얹는다. 머리가 뒤로 젖히도록 압력을 가한다.
2. 다른 한 손의 두 손가락으로 아래턱뼈 부분을 받쳐 들어올린다. 턱 아래 연부조직을 피해 누른다.
3. 머리를 뒤로 기울인다.

B = 인공호흡

인공호흡을 2회 시행한다.

1. 엄지와 검지로 코를 움켜쥐어 막고 당신의 입으로 입-보호기구(Mouth-to-barrier device) 또는 환자의 입을 완전히 밀폐한다. 감염성 질환의 감염을 막기 위해 가능하면 입-보호기구를 사용한다. 만일 인공호흡이 꺼려지거나 할 수 없는 경우(즉, 심각한 구강 손상, 비효율적인 밀폐, 입을 벌릴 수 없는 경우)에는 가슴압박소생술(Compression-only CPR)을 시행한다(122~123페이지를 참조).
2. 1초에 1회씩, 2회 인공호흡을 시행한다(각 인공호흡 후에 정상적인 1회 호흡량을 마신다). 너무 강하거나 너무 오랫동안 숨을 불어넣지 않는다.
3. 호흡이 들어가는지 확인하기 위해 환자의 가슴이 올라가는지 관찰한다.
4. 각 인공호흡 후 가슴이 내려가는 것을 확인한다.
5. 아래에 있는 표의 작업들을 수행한다.

만일...	그러면...
2회 인공호흡 후 가슴이 올라온다.	30회 가슴압박 후 2회 인공호흡을 시행한다.
첫 번째 인공호흡으로 가슴이 상승하지 않는다.	환자의 머리를 다시 기울이고, 두 번째 인공호흡을 시행한다.

만일...	그러면...
환자의 기도를 재개방하고 두 번째 인공호흡을 시행함에도 여전히 가슴이 상승하지 않는다.	■ 이물질이 환자의 기도를 막고 있을 수 있다. ■ 심폐소생술(CPR)에서 한 가지 변화를 준다. 가슴압박 30회 후 인공호흡을 시행하기 전, 입을 벌리고 목구멍 뒤쪽에 이물질이 있는지 찾는다. 육안으로 보인다면 제거한다. 이물질에 의한 기도폐쇄 환자에게 맹목적 손가락 훑기는 사용하지 않는다.
환자의 입을 사용할 수 없다(예: 심각한 구강 손상, 비효율적인 밀폐, 입을 벌릴 수 없음, 물속에 있음).	■ 머리기울임-턱들어올리기법을 사용한다. ■ 환자의 코를 입으로 막고 인공호흡을 시행한다. ■ 또는 가슴압박소생술(Compression-only CPR)을 시행한다.
환자가 구토를 하거나 입안에 액체가 있다.	환자를 옆으로 돌려 눕히고, 장갑을 낀 손가락 또는 거즈 조각을 사용하여 입안을 깨끗하게 한다. 그 다음 환자를 다시 등 쪽으로 돌려 눕힌 후 처치를 계속한다.

다음 상황이 나타날 때까지 30회의 가슴압박과 2회의 호흡을 지속한다.

- 자동심장충격기가 도착한 경우: 자동심장충격기 패드를 노출된 가슴에 부착하면(패드를 놓는 위치는 제조사의 지시에 따른다) 자동심장충격기가 심폐소생술 시행 여부를 알려줄 것이다.
- 환자가 숨을 쉬기 시작한 경우
- 다른 구조자[예: 응급의료서비스(EMS) 종사자, 훈련받은 사람]가 도착한 경우: 심폐소생술(CPR)을 교대한다.
- 현장이 안전하지 않는 경우: 심폐소생술을 지속하기 전 가까운 안전지대로 환자를 이동시킨다.
- 구조자가 혼자고, 육체적으로 지쳐서 지속할 수 없는 경우

만일 다른 구조자가 있다면 당신이 인공호흡을 하는 동안 가슴 압박을 함으로써(또는 그 반대의 경우도 가능) 도울 수 있다. 만일 다른 구조자가 심폐소생술(CPR) 훈련을 받지 않았다면, 당신이 가슴압박과 인공호흡법을 가르칠 수 있다. 매 5주기(약 2분)마다 역할을 바꾸는 것은 구조자의 피로를 줄이는 데 도움이 된다. 인공호흡에 의한 감염 우려는 가슴압박소생술(Compression-only CPR)과 입-보호기구(Mouth-to-barrier device)를 사용하여 해결할 수 있다.

성인 또는 소아 심폐소생술에 대한 단계 및 기술에 대해서는 **실습 7-1**을 참조한다.

실습 7-1 성인 또는 소아 심폐소생술(Adult or child CPR)

메모 : 질병 감염을 막기 위해 입-보호기구(Mouth-to-barrier device)를 사용한다. 소생술의 단계를 기억하기 위해 RAB-CAB 기억법을 사용한다.

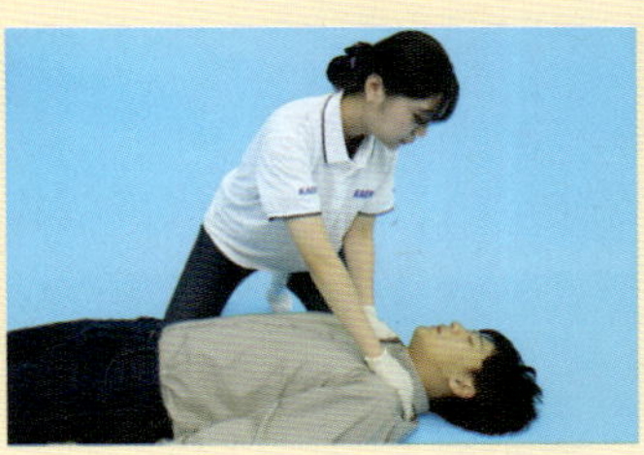

1 R = 반응 확인

환자의 어깨를 가볍게 두드리며 "괜찮으세요?"라고 큰 소리로 물어본다.

a. 환자의 반응이 있다면, SAMPLE을 적용해 병력을 물어보고 DOTS (변형-열린 상처-압통-부기)에 대해 묻고 검사한다.

b. 환자의 반응이 없다면, 다음 단계(A = Activate)를 시행한다.

(계속)

실습 7-1 성인 또는 소아 심폐소생술(Adult or child CPR)

(계속)

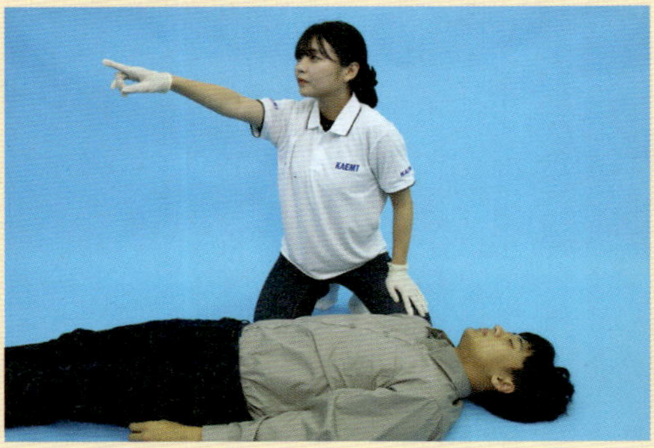

2 A = 응급의료서비스 및 자동심장충격기 요청하기

a. 가까운 곳에 도움을 요청한다.
b. 주변에 도와줄 사람이 있으면, 당신이 처치하는 동안 119에 신고하고 자동심장충격기를 요청하게 한다.
c. 혼자 성인 환자를 처치할 경우, 119에 신고한 후 응급의료 통신관리자의 지시를 수행할 수 있도록 휴대폰을 스피커 모드로 전환한다. 만일 휴대폰이 없다면, 도움을 요청할 수 있는 휴대폰을 찾고 자동심장충격기를 가져온다.
d. 혼자 소아 환자를 처치할 경우, 119에 신고하기 전 30회 가슴압박과 2회 인공호흡 5주기를 시행한다.

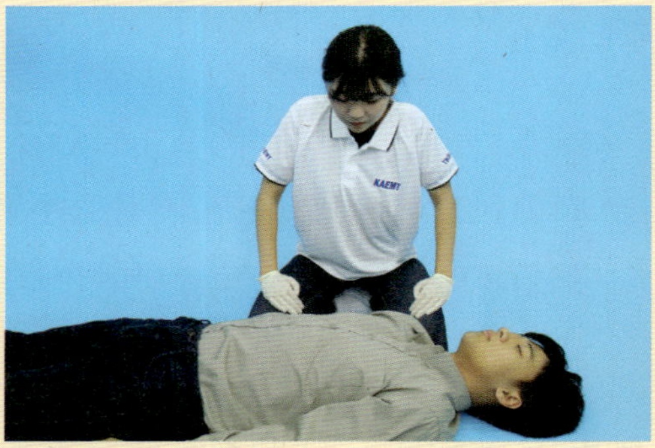

3 B = 호흡 확인

a. 환자를 평평하고 단단한 바닥에 눕힌다.
b. 5~10초 동안 환자의 목에서 허리까지의 움직임(상승과 하강)을 관찰한다.
c. 만일 환자가 숨을 쉬지 않거나 헐떡거리는 경우, 다음 단계인 가슴압박을 진행한다.

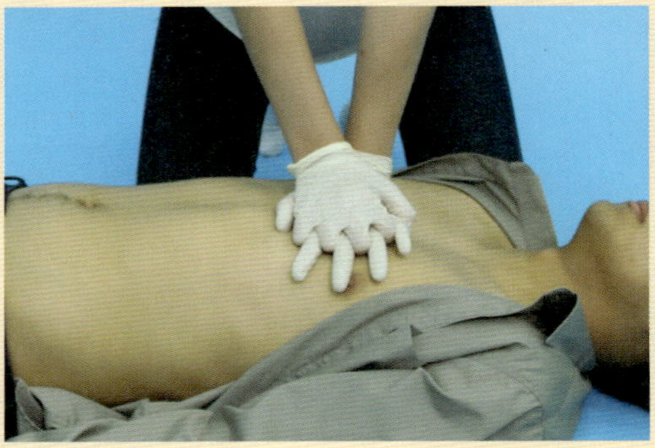

4 C = 가슴압박

가슴압박을 시행한다.

a. 자동심장충격기가 있다면 환자의 의복을 벗겨 가슴을 노출시키고 정확한 가슴 압박 위치를 찾는다.
b. 성인의 경우
   - 한 손의 손바닥 아랫부분을 가슴 가운데 부분인 복장뼈 아래 1/2 지점에 놓는다.
   - 다른 한 손을 손등 위에 겹쳐 깍지를 끼어 잡는다. 환자의 가슴에서 손가락을 떼고 팔을 뻗어 구조자와 구조자의 손이 멀어지게 둔다. 이때 두 손을 단순하게 겹쳐놓지 않도록 주의한다.
c. 소아의 경우
   - 한 손을 사용한다. 가끔 소아의 신체와 구조자의 손 크기에 따라 두 손을 사용하는 것이 필요할 수 있다.
d. 팔을 똑바로 펴 팔꿈치를 고정한 상태에서 어깨가 손바로 위에 오도록 한다.
e. 성인의 경우 최소 2인치(5cm), 소아의 경우 흉곽 전후 직경의 1/3 깊이로 복장뼈를 수직으로 강하게 압박한다. 구조자의 상체 체중이 실리도록 압박하되 단순히 상체만 앞뒤로 흔들리지 않도록 주의한다.
f. 압박 속도: 분당 100~120회 속도. 록밴드 비지스(BEE Gees)의 노래 'Stayin' Alive'의 박자 정도가 적당하다. 스마트폰에 설치된 심폐소생술 어플의 박자에 맞춰 압박하면 쉽다.
g. 부드러운 압박: 반동을 주거나 찌르듯이 누르지 말고, 멈추지 않고 지속적으로 압박을 가한다.
h. 압박 후에는 충분히 이완시킨다. 가슴에 기대어 눌리지 않도록 한다.

실습 7-1 성인 또는 소아 심폐소생술(Adult or child CPR) (계속)

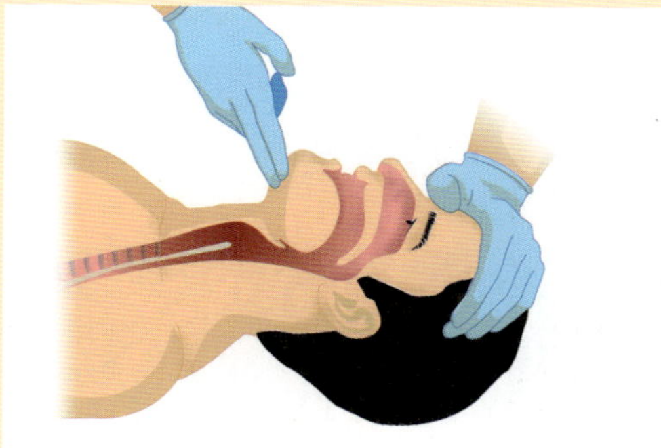

5 A = 기도 개방

기도를 개방한다.

a. 환자의 머리 가장 가까이에 있는 손을 환자의 이마 위에 얹는다. 목이 뒤로 젖혀질 정도의 압력을 가한다.

b. 다른 한 손의 두 손가락으로 아래턱뼈 부분을 받쳐 들어올린다. 턱 아래 연부조직을 피해 누른다.

c. 머리를 뒤로 기울인다.

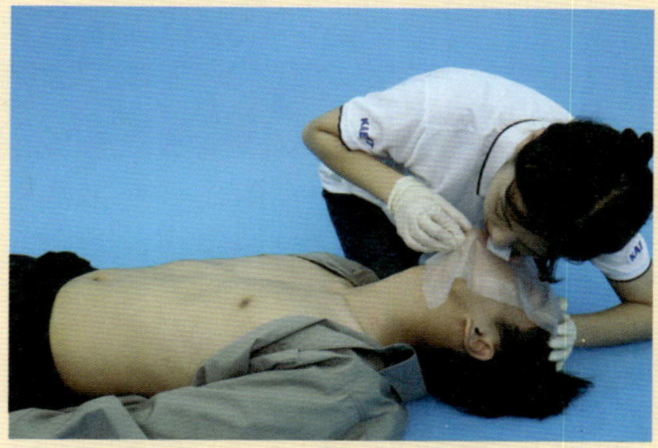

6 B = 인공호흡

가능하면 입-보호기구(Mouth-to-barrier device)를 사용해서 인공호흡을 2회 시행한다.

a. 환자의 코를 손으로 막고 구조자의 입을 입-보호기구(Mouth-to-barrier device) 또는 환자의 입에 밀착시킨다. 만일 인공호흡에 대한 거부감이 들거나 불가능하다면 가슴압박소생술(Compression-only CPR)을 시행한다.

b. 1초에 1회씩, 총 2회의 인공호흡을 시행한다. 이때 숨을 너무 강하게 불어넣거나 너무 오래 시행하지 않는다(각 인공호흡 후에는 정상적인 1회 호흡량을 마신다).

c. 숨이 들어가는지 확인하기 위해 호흡 후 가슴이 상승하는지를 관찰한다.

d. 각 인공호흡 후 환자의 호흡을 이완시킨다.

e. 2회 인공호흡마다 가슴이 올라오는 것을 확인했다면, 30회의 가슴압박을 시행한다.

f. 만일 첫 번째 인공호흡으로 가슴이 올라오지 않는다면 환자의 머리를 다시 기울이고 두 번째 인공호흡을 시행한다. 두 번째 인공호흡에서 가슴이 올라오는 것을 확인했다면 심폐소생술(CPR, 30회 가슴압박과 2회 인공호흡)을 지속하고, 가슴이 올라오지 않는다면 2회의 인공호흡을 시행하기 전 매번 환자의 입을 개방하고 이물질을 찾는다. 육안으로 이물질이 보인다면 제거한다.

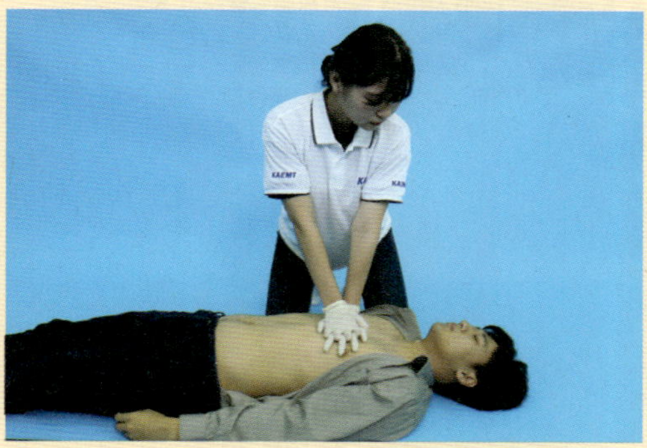

7 자동심장충격기가 도착할 때까지 30회 가슴압박과 2회 인공호흡을 계속한다. 주변에 사람이 있다면 구조자가 인공호흡을 하는 동안 가슴압박을 시행하도록 요청한다(또는 그 반대의 경우도 가능).

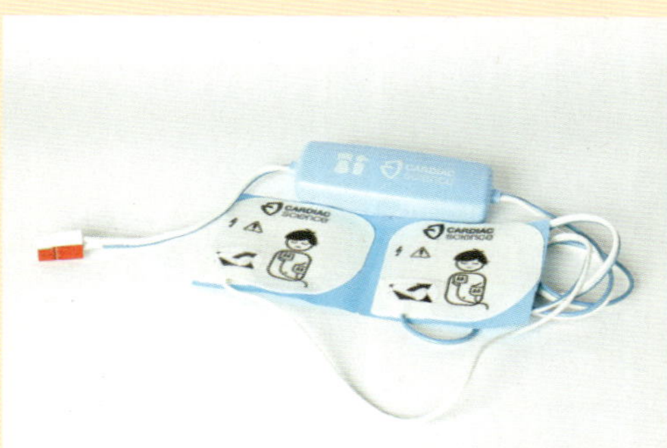

8 자동심장충격기가 도착하면 가능한 한 빨리 사용한다. 패드 위치는 제조사의 지시를 따른다(실습 7-6 참조).

영아 심폐소생술(Infant CPR)

영아 심폐소생술을 시행하기 위해서 **실습 7-2**의 절차를 따른다.

실습 7-2 영아 심폐소생술(Infant CPR)

메모: 수행할 절차를 기억하기 위해 RAB-CAB 기억법을 사용한다.

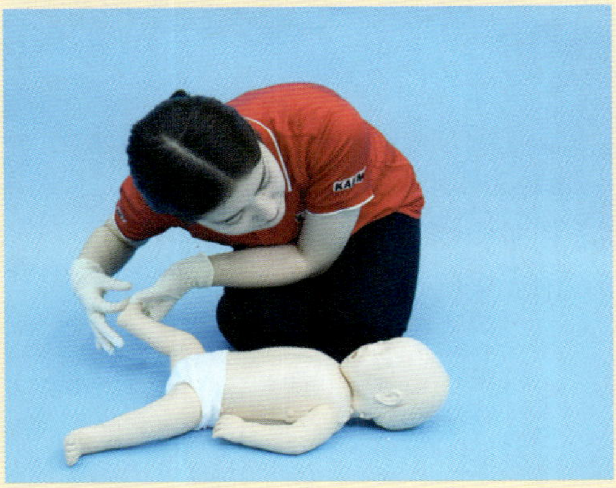

1 R = 반응확인

영아의 발바닥을 가볍게 자극하며 이름을 큰 소리로 부른다.

a. 영아가 움직이거나 운다면 반응하는 것이므로 응급처치를 계속 시행한다.

b. 영아의 움직임이 없고 울지 않는다면 반응을 하지 않는 상태이므로 다음 단계로 진행한다.

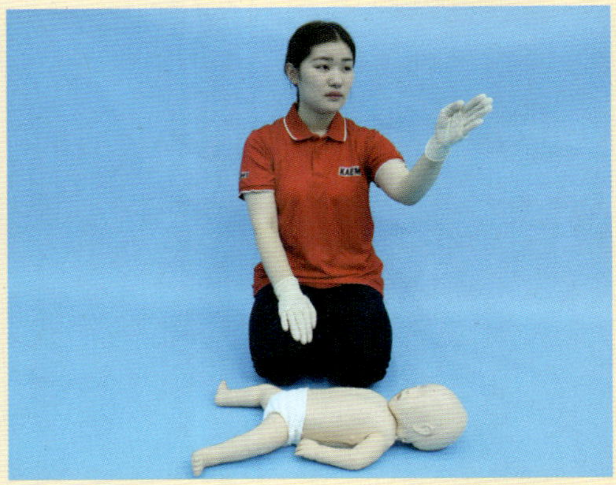

2 A = 응급의료서비스 및 자동심장충격기 요청하기

a. 가까운 곳에 큰 소리로 도움을 요청한다.

b. 주변에 도와줄 사람이 있다면 119에 신고하게 하고 휴대폰을 스피커 모드로 전환한 뒤 구조자는 심폐소생술을 실행한다. 그 사이 사람들에게 자동심장충격기를 가져오도록 요청한다. 휴대폰이 없을 경우에는 구조자가 심폐소생술을 실시할 동안 주변 사람들이 119에 신고하고 자동심장충격기를 가져오도록 요청한다.

c. 구조자가 혼자라면, 휴대폰을 스피커 모드로 전환하고 119에 신고한 뒤 심폐소생술(30회 가슴압박과 2회 인공호흡 5주기)을 시행한다. 119에 전화해 스피커 모드로 전환한 뒤 지시에 따라 심폐소생술(가슴압박 30회, 인공호흡 2회, 5주기)을 실시하고 그 후 자동심장충격기를 가져와 사용한다.

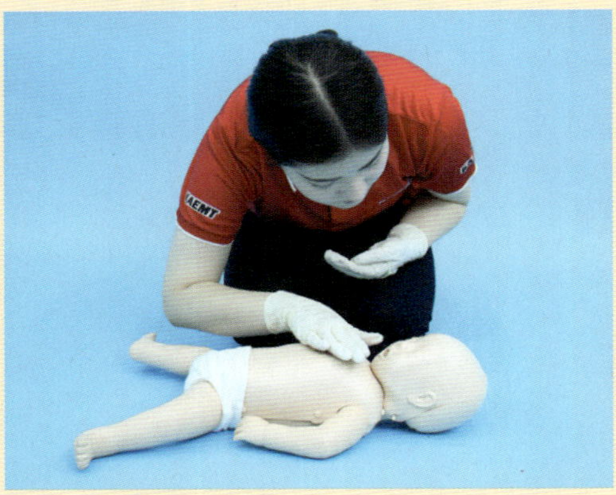

3 B = 호흡 확인

5~10초간 영아의 얼굴 및 가슴 움직임을 관찰하여 호흡 또는 헐떡거림이 있는지 확인한다. 만일 영아가 호흡이 없거나 오직 헐떡거리는 호흡만 하는 경우, 다음 단계인 가슴압박으로 넘어간다.

실습 7-2 영아 심폐소생술(Infant CPR)

(계속)

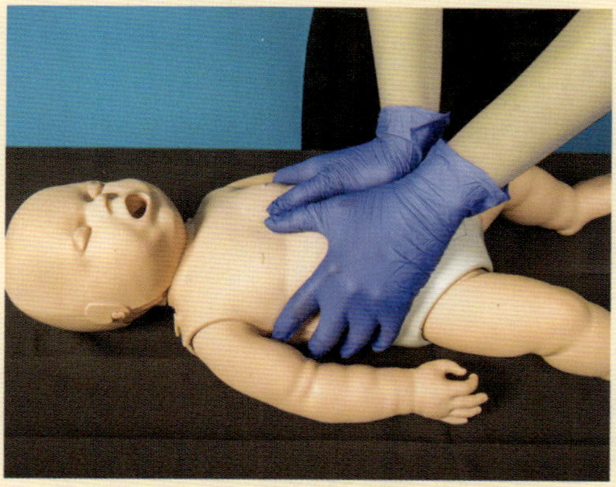

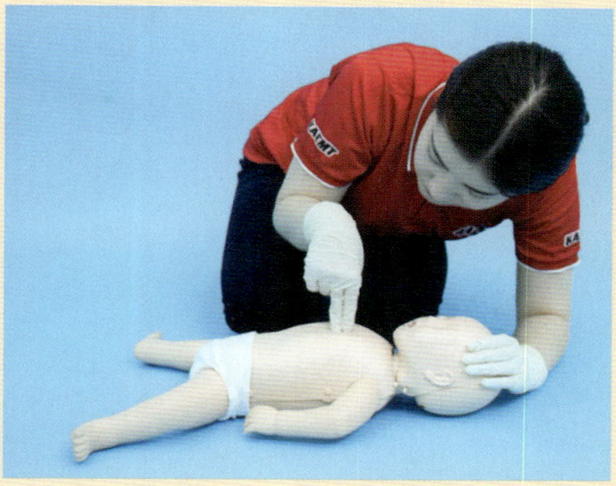

4 **C = 가슴압박**

영아를 평평하고 단단한 바닥에 등이 닿도록 눕힌다. 가능하다면 높은 표면(예: 책상, 캐비닛 상단)을 사용한다. 1인 구조자는 양 엄지손가락으로 영아의 가슴을 감싸고 두 손가락을 사용해 가슴을 압박한다. 만일 구조자가 신체적으로 영아의 가슴을 감쌀 수 없을 때에는 두 손가락을 이용한다.

4a. 두 엄지로 가슴을 감싸는 경우(왼쪽 사진)

a. 두 개의 엄지손가락을 유두 가상선 바로 아래 복장뼈 하단 1/3 부위에 올려놓고 나머지 손가락들로 영아의 가슴과 등을 감싼다.

b. 30회 가슴압박
- 강하게 압박: 약 1.5인치(4cm) 정도의 깊이로 한다.
- 빠르게 압박: 비지스의 노래 'Stayin' Alive'의 박자에 맞춘다.
- 각 가슴압박 적용 후, 영아의 가슴이 정상 위치로 올라오도록 완전히 이완시킨다.

4b. 두 손가락을 이용하는 경우(오른쪽 사진)

a. 두 손가락을 유두 가상선 바로 아래 복장뼈 부분에 위치시킨다.

b. 30회 가슴압박
- 강하게 압박: 약 1.5인치(4cm) 정도의 깊이(최소한 흉곽 직경의 1/3 정도). 만일 적절한 깊이로 압박할 수 없다면, 두 손가락 대신에 한 손의 손바닥 아랫부분을 이용한다.
- 빠르게 압박: 비지스(Bee Gees)의 노래 'Stayin' Alive'의 박자에 맞춘다.
- 각 가슴압박 적용 후, 영아의 가슴이 정상 위치로 올라오도록 완전히 이완시킨다.

(계속)

실습 7-2 영아 심폐소생술(Infant CPR)

(계속)

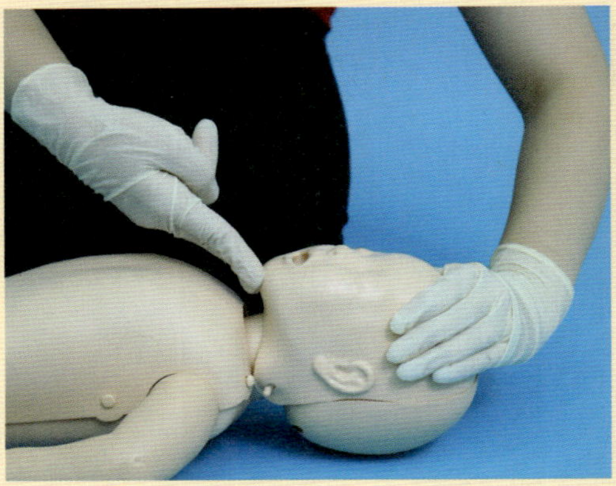

5 A = 기도

머리기울임-턱들어올리기법을 사용해서 영아의 기도를 개방한다. 머리를 너무 많이 기울이지 않는다(성인 또는 소아보다 더 적게 기울임).

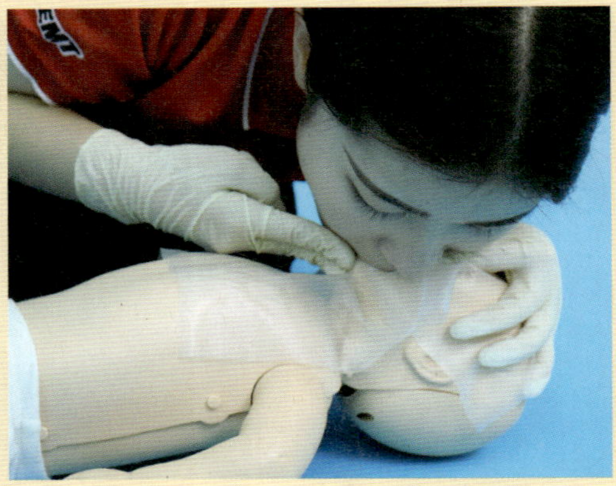

6 B = 인공호흡

a. 가능한 입-보호기구(Mouth-to-barrier device)를 사용하여 영아의 입을 덮는다. 불가능하다면 구조자의 입을 영아의 입과 코에 밀착시킨다. 만일 효과가 없다면, 입-입 인공호흡 또는 입-코 인공호흡 중 하나를 시도한다.

b. 각 1초 동안 영아의 가슴이 상승될 만큼의 호흡량으로 2회 인공호흡을 시행한다.

c. 2회 인공호흡 사이에 구조자는 정상적으로 숨을 쉰다.

d. 다음 상황이 나타날 때까지 심폐소생술을 지속한다.
- 영아가 숨을 쉬기 시작함
- 응급의료 종사자가 도착하고 인계받음
- 구조자가 육체적으로 지쳐서 지속할 수 없음

e. 또 다른 구조자가 있다면 매 5주기(2분)마다 교대한다.

가슴압박소생술(Compression-only CPR)

가슴압박소생술(Compression-only CPR 또는 hand-only CPR)은 인공호흡이 없는 심폐소생술이다. 심정지 환자에게 심폐소생술이 필요할 때 환자를 발견한 일반인들이 쉽게 할 수 있도록 만들어졌다. 가슴압박소생술은 기존의 심폐소생술에 비해 교육하기 편하고, 기억하고 수행하기에도 쉽다. 성인 또는 소아에게는 사용되지만, 영아에게는 사용되지 않는다(인공호흡은 영아 심폐소생술에서 중요한 부분이다. 영아에게 가슴압박 심폐소생술을 사용하지 않는 것은 인공호흡을 통한 심폐소생술보다 효율적이지 않을 뿐만 아니라 영아에게 해로울 수 있기 때문이다. 따라서 가슴압박 심폐소생술은 성인과 소아에게만 시행해야 한다).

갑자기 쓰러져 숨을 쉬지 않는 환자를 목격했지만 입-입 인공호흡이 불가능할(또는 꺼려함) 때나 심폐소생술을 할 수 없는 일반인이 시행할 수 있다.

1. 다른 사람에게 119 또는 비상 대응 번호에 신고하도록 요청한다.
2. 환자를 평평하고 단단한 바닥에 등이 닿도록 눕힌다.

3. 가슴의 중앙을 강하고 빠르게 압박한다(1초에 1회보다 빠르게 또는 비지스의 노래 'Stayin' Alive'의 박자를 사용한다). 스마트폰의 어플이나 휴대폰 스피커를 통해 나오는 응급의료 통신관리자의 지시를 따른다.
4. 응급의료서비스가 도착할 때까지 가능한 한 오랫동안 멈추지 않고 가슴압박을 시행한다. 다른 구조자가 있다면 약 2분마다 교대하여 구조 활동이 중단되지 않도록 한다.

COVID-19와 심정지

COVID-19는 비말 감염으로 전파되는 바이러스성 질병이다. 감염된 사람의 기침(cough), 재채기(sneeze) 또는 말할 때 발생하는 비말로 감염될 수 있다. 심지어 바이러스가 묻은 표면이나 물체를 만지고 입, 코, 눈 또는 얼굴을 만져도 전파될 수 있다. 지금 모든 사람은 COVID-19에 감염될 위험에 처했고, 앞으로도 COVID-19 외 다른 호흡기 관련 감염병과 유행병에 지속적으로 노출될 것으로 보인다.

이러한 상황은 응급처치 제공자에게는 딜레마이다. 자신의 건강과 생명이 위태로워질 수 있는 상황에서 심정지 상태인 COVID-19 환자의 생명을 구하기 위해 심폐소생술을 시행해야 하는 순간과 맞닥뜨릴 수 있기 때문이다. 그런 순간에는 천이나 안면 마스크로 환자의 코와 입을 가리고, 구조자도 보호기구를 착용하고 위에서 설명했던 가슴압박소생술을 시행할 수 있다.

심폐소생술에서 발생하는 실수

심폐소생술을 시행하는 동안 발생하는 실수는 보통 아래 두 가지 범주들에 속한다.

1. 인공호흡 시에 일어나는 실수
   - 적절한 머리기울임-턱들어올리기법을 시행하지 못했다(기도가 폐쇄됨).
   - 소아와 성인의 코를 막지 않거나 영아의 입과 코를 덮지 못했다.
   - 인공호흡이 너무 느리다(각 1초 동안 지속함).
   - 인공호흡이 너무 빠르거나 강하다.
   - 입 또는 보호 장치의 주변를 제대로 밀폐하지 못했다.
2. 가슴압박 시에 일어나는 실수
   - 엉덩이가 아닌 무릎을 움직인다(예: 흔들리는 움직임).
   - 압박 깊이가 너무 얕거나 깊다.
   - 팔꿈치가 구부러져 있다(팔꿈치는 펴서 일직선이 되어야 함).
   - 복장뼈 위에 어깨가 오도록 하지 않았다(팔은 수직이여야 함).
   - 손가락이 환자의 가슴에 닿는다.
   - 너무 빠르거나 찌르는 듯하게 가슴을 압박한다.
   - 충분한 이완을 주지 못했다(예: 가슴에 기댐).
   - 압박을 가하는 중간에 손이 가슴에서 떨어진다(일부 강사들은 가슴 이완을 위해 가슴에서 손을 떼게 하지만 이것은 찌르는 듯한 가슴압박을 만들어 낼 수 있다).

기도폐쇄(Airway Obstruction)

사람들은 모든 종류의 물체에 질식될 수 있다. 특히 사탕, 땅콩 포도 같은 음식은 그 모양과 단단함으로 기도폐쇄의 주원인이 된다. 그 외 풍선, 공 그리고 소아와 영아가 흡인할 수 있는 구슬, 장난감, 동전에 의해서도 종종 기도폐쇄가 발생한다.

기도폐쇄 인식

물체가 기도에 박히면서 경미하거나 심각한 기도폐쇄를 야기할 수 있다. 경미한 기도폐쇄(부분폐쇄)에서는 공기 교환이 잘 이뤄지며 환자는 기침을 시도해 기도의 이물질을 제거할 수 있다. 이때는 환자가 기침을 하도록 유도해야 한다. 심각한 기도폐쇄(완전폐쇄) 환자는 공기 교환이 원활히 이뤄지지 않는다. 심각한 기도폐쇄의 징후는 다음과 같다.

- 호흡이 점점 힘들어진다.
- 약하고 도움이 되지 않는 기침을 한다.
- 말을 하거나 숨을 쉴 수 없다.
- 피부와 손톱, 입 안, 입술이 청회색으로 변한다.

또한 기도폐쇄 환자는 공황에 빠지고 절박해 보일 수 있으며, 호흡이 곤란하다는 것을 나타내기 위해 목을 부여잡는 자세를 취할 수 있다. 이런 행동은 질식에 대한 일반적인 신호(universal choking sign)로 받아들여야 한다.

기도폐쇄 치료

성인과 소아의 기도폐쇄

미국심장협회(AHA)는 반응이 있는 성인 또는 1세 이상 소아의 기도폐쇄(질식)를 치료하기 위해 '복부 밀어올리기법'을 권고하고 있다. 국제소생술교류위원회(ILCOR)는 기도폐쇄에 '등 두드리기'와 '복부 밀어올리기'를 병행(five-and-five 접근법으로 알려진 5회 등 두드리기 후 5회 복부 밀어올리기를 시행)할 것을 권고한다.

이 책의 과거 판본에서는 미국심장협회가 등 두드리기법에 대한 입장을 표명하지 않아 이 방법이 기도폐쇄 처치에 포함되지 않았다. 하지만, 소생술, 심정지 그리고 응급처치가 필요한 상황에 관한 논문을 엄격하고 지속적으로 검토하는 국제소생술교류위원회(ILCOR)는 '등 두드리기법'을 권고하고 있다. 이 위원회는 2020 가이드라인을 통해 질식 상황에서 등 두드리기법 또는 등 두드리기-복부 밀어올리기법을 병행하는 것이 효과적일 수 있다고 밝혔다.

일부 훈련 기관들은 등 두드리기법을 가르치지 않고 오직 복부 밀어올리기법(하임리히 법)만 가르친다. 하지만 두 접근법은 모두 효과적일 수 있다. 기도폐쇄는 생명을 위협하는 사고이므로 처치에 실패할 경우를 대비하여 취할 수 있는 여러 가지 술기를 알고 있는 것이 좋다.

만일...	그러면...
환자의 반응이 있고 경미한 기도폐쇄(질식) 징후를 보인다. ■ 공기 교환이 원활한 상태 ■ 폐쇄를 완화시키기 위한 강한 기침	■ 계속 기침을 하도록 격려하고, 다른 것은 하지 않는다. 적극적인 처치(예: 등 두드리기, 복부 밀어올리기, 가슴압박)는 합병증을 유발하고 기도폐쇄를 악화시킬 수 있다. ■ 심각한 기도폐쇄는 언제든지 일어날 수 있으므로 환자가 호전될 때까지 감시한다.
환자의 반응이 없고 완전기도폐쇄 징후를 보인다. ■ 호흡 곤란 ■ 기침 불가능 ■ 대화 불가능 ■ 피부, 손톱, 입술이 파란색 또는 회색으로 변함 ■ 공황 상태이거나 절망적으로 보임 ■ 환자가 자신의 입을 가리키거나 목을 움켜쥠(**사진 7–1**) 메모: 실신(fainting), 심장발작(heart attack), 발작(seizure), 아나필락시스(anaphylaxis) 등 그 외 갑작스럽게 호흡 곤란이나 의식 소실을 유발하는 질환과 질식(choking)을 구별하는 것이 중요하다.	**1.** 환자에게 괜찮은지 물어보지 않는다. 대신에 현재 숨이 막히는지, 도움이 필요한지 물어본다. 만일 그들이 "네"라는 의미로 고개를 끄덕이면 환자에게 도움을 주겠다고 말한다. **2.** 119에 신고한다. **3.** 질식 환자의 옆에서 살짝 뒤에 선다. **4.** 한 손을 환자의 가슴이나 배꼽 위에 올려 지탱하고, 환자의 허리를 90도 각도로 구부리게 한다(환자의 상체가 지면 또는 바닥에 평행이 되도록 한다). 똑바로 세워놓지 않는다. 이물질을 밀어내기 위해 등 두드리기를 할 때 환자가 몸을 구부리지 않으면 물체가 더 깊이 기도로 들어갈 수 있다. **5.** 환자를 지지하지 않는 손바닥 아랫부분으로 5회 등 두드리기를 시행한다. 환자의 양쪽 어깨뼈 사이를 두드리되(**실습 7–3**) 토닥거리지 않고 세게 두드린다(예: 단단한 판자에 망치로 못을 박는 것처럼). 6. 각각 등 두드리기를 시행한 후 기도폐쇄가 완화되었는지 확인한다. 이물질을 밀어내는 데 성공했다면, 등 두드리기를 멈춘다.
5회 등 두드리기를 실패했다면	**1.** 환자의 뒤에 서거나 소아의 뒤에 무릎을 꿇어앉는다. 만일 환자가 구조자보다 크다면 환자의 무릎을 꿇게 하거나 앉힌다. **2.** 한쪽 발을 다른 쪽 발 앞에 놓는다. 이는 복부 밀어올리기를 하는 동안 환자를 안정적으로 지탱하고, 환자가 무반응이거나 의식을 잃었을 때 구조자의 다리를 타고 지면이나 바닥으로 안전하게 미끄러져 내려갈 수 있도록 한다. **3.** 양팔로 환자의 허리를 감싼다. 두 손가락(오른손잡이는 보통 왼손을 사용한다)을 사용해서 환자의 배꼽을 찾는다. 만일 환자의 허리를 두 팔로 감쌀 수 없다면(예: 임신부, 비만, 구조자가 환자보다 몸집이 작은 경우), 가슴 밀어올리기를 시행한다. 가슴 밀어올리기는 아래를 참조한다. **4.** 다른 손으로 주먹을 쥔다(오른손잡이는 보통 오른손으로 주먹을 쥔다). 주먹 쥔 손의 엄지 관절 부위를 환자의 배꼽과 복장뼈 칼돌기(검상돌기)의 중간 지점에 둔다. 다른 손으로 주먹을 쥔 손을 감싼다. **5.** 주먹을 환자의 복부 안쪽, 위 방향(45도 후상방)으로 빠르게 밀듯이 당겨 올리는 동작을 5회 시행한다(**실습 7–4**). 이때 복부 밀어올리기 동작들이 이물질을 제거하는 데 도움이 되도록 직접적이고 적극적인 자극이 되도록 한다. 이물질이 제거되면 멈춘다.
폐쇄가 완화되지 않고 이물질이 여전히 제자리에 있다면	다음과 같은 상황이 될 때까지 등 두드리기와 복부 밀어올리기를 병행해서 반복한다. ■ 강하게 기침하거나 숨을 쉬고 말할 수 있는 상태 ■ 무반응 상태 ■ 응급의료서비스(EMS) 또는 자신보다 더 전문교육을 받은 사람에게 인계할 수 있는 상황
환자가 무반응이거나 무반응 상태로 발견되었다면	■ 환자를 바닥으로 조심스럽게 눕힌다. ■ 만일 응급의료서비스(EMS)가 도착하지 않았거나 신고하지 않았다면, 즉시 신고한다. ■ 가슴압박을 시행하여 심폐소생술(CPR)을 시작한다.
고체 또는 이물질이 기도에서 보인다면	육안으로 보일 경우에만 제거한다. 함부로 손가락을 기도에 넣지 않는다.

(계속)

만일...	그러면...
임신부, 비만 환자이거나 구조자의 몸집이 작다면	가슴 밀어올리기를 시행한다(**사진 7-2**). **1.** 환자의 뒤에 선다. **2.** 양팔을 환자의 겨드랑이 밑으로 집어넣고 손을 복장뼈 아래 1/2 부위에 둔다. **3.** 양손을 환자의 가슴 안쪽으로 곧게 당긴다.
물체가 제거된 후에도 환자가 계속 기침을 하거나 무언가 목에 걸린 듯한 느낌을 받는다면	상처가 생겼을 수 있으므로 전문적인 진료를 받는다.

실습 7-3 성인 또는 소아의 질식: 등 두드리기(Back Blows)

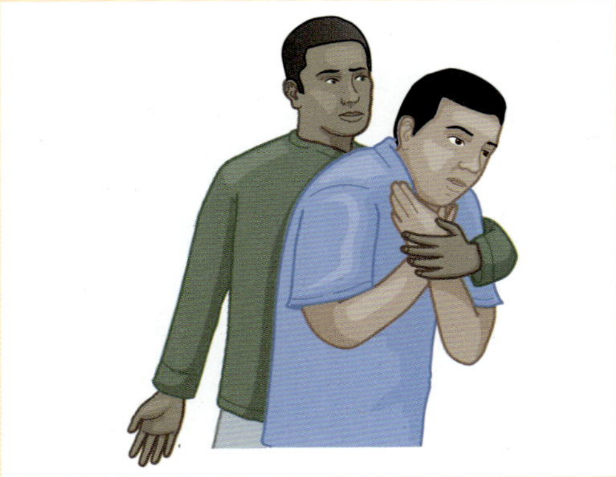

1 환자의 옆에서 살짝 뒤에 선다. 환자의 팔 위나 겨드랑이 아래로 손을 뻗어 환자의 가슴을 감싸고 손바닥을 환자의 가슴이나 어깨 위에 두고 받친다. 한 손은 등을 두드려야 하므로 자유롭게 남겨둔다.

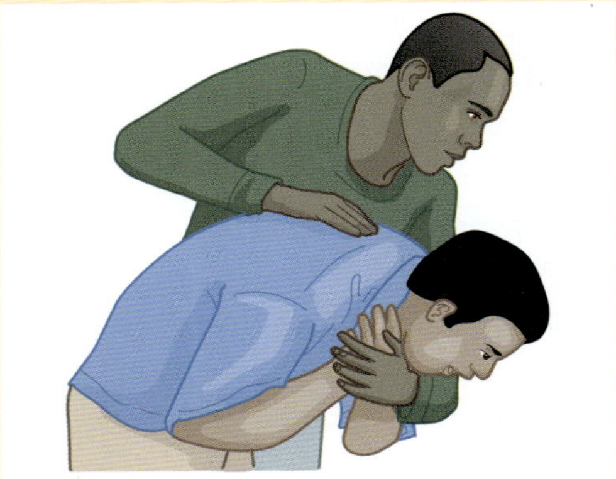

2 환자의 허리를 숙여 90도 각도로 구부린다(환자의 상체는 지면이나 바닥과 평행해야 한다). 똑바로 세워 수직 상태를 유지하지 않도록 한다. 등 두드리기로 이물질을 제거할 때 몸을 숙이지 않는다면 제거된 이물질이 기도 더 깊숙한 곳에 박힐 수 있다.

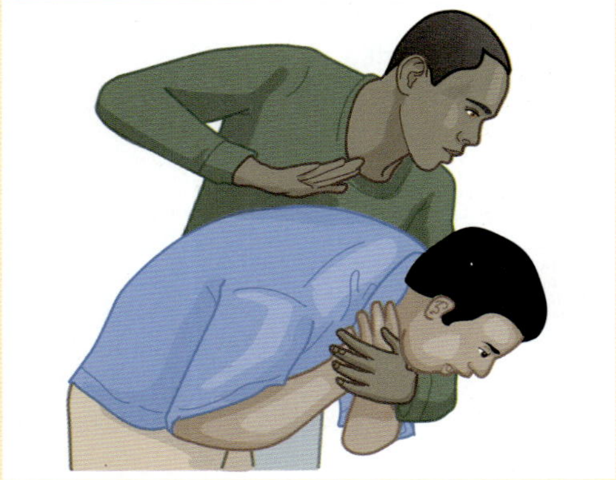

3 손가락을 모두 펴고 손바닥의 아랫부분을 이용해서 환자의 양쪽 어깨뼈 사이를 두드린다.

4 만일 5회 등 두드리기로 이물질을 제거하지 못했다면, 5회 복부 밀어올리기를 시행한다(실습 7-4를 참조).

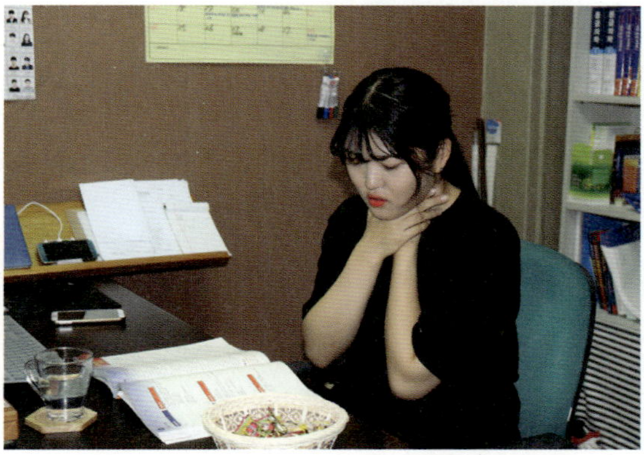

그림 7-1 일반적인 질식 징후(Universal choking sign)

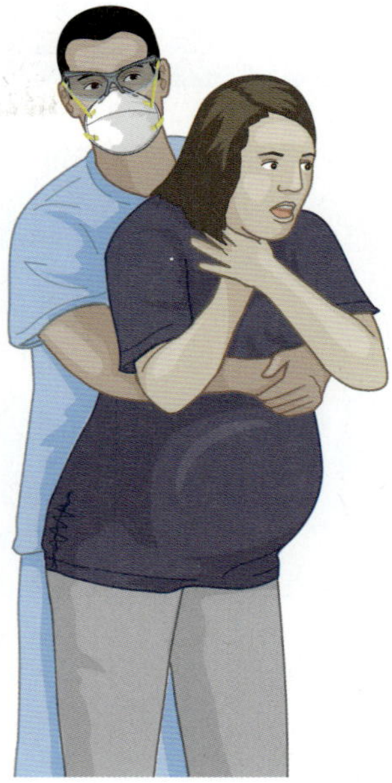

그림 7-2 가슴 밀어올리기는 심폐소생술의 가슴압박과 유사하지만 강하고 더 느린 속도로 시행한다. 손을 복장뼈(sternum) 하부 1/2 부위에 놓는다.

실습 7-4 성인 또는 소아의 질식: 복부 밀어올리기(Abdominal Thrusts)

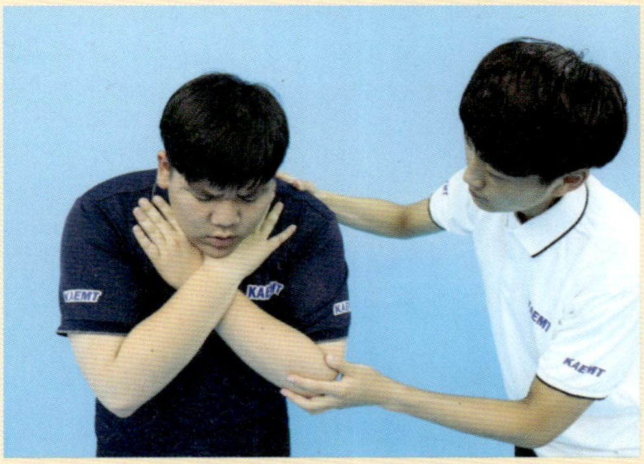

1 5회 등 두드리기로 이물질을 제거하지 못하거나 환자가 여전히 말할 수 없다면(실습 7-3을 참조), 5회 복부 밀어올리기를 시행한다. 다음 단계에 따라 복부 밀어올리기를 수행한다.

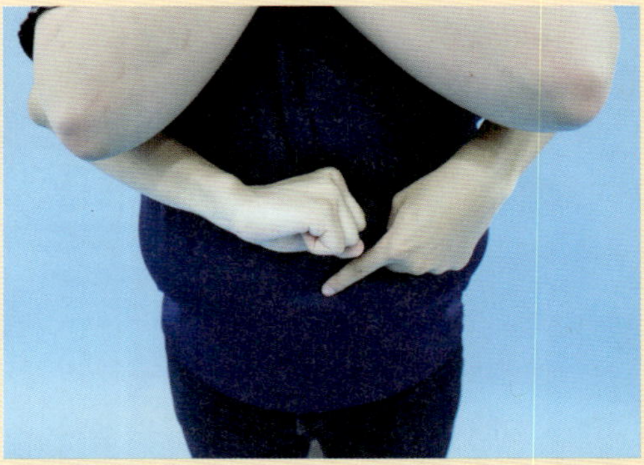

2 성인의 경우 뒤에 서고, 소아의 경우는 뒤에 서거나 무릎을 꿇어앉는다. 양팔로 환자의 허리를 감싼다. 한두 개의 손가락(오른손잡이의 경우 보통 왼손을 사용함)으로 환자의 배꼽을 찾는다.

(계속)

실습 7-4 성인 또는 소아의 질식: 복부 밀어올리기(Abdominal Thrusts) (계속)

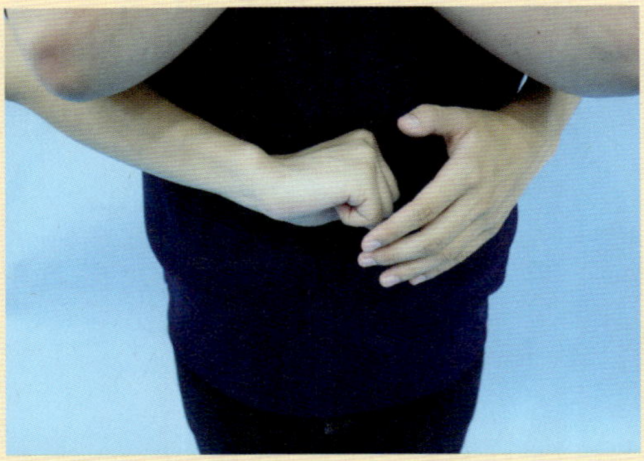

3 한 손(오른손잡이의 경우 보통 오른손을 사용함)으로 주먹을 쥐고 엄지를 환자의 배꼽과 복장뼈 칼돌기(검상돌기) 중간 지점에 둔다.

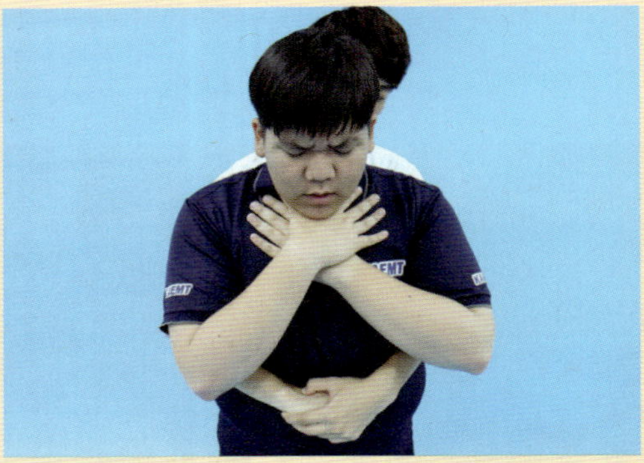

4 다른 손으로 주먹을 감싸쥐고, 환자의 복부 안쪽, 위 방향(45도 후상방)으로 빠르게 밀어 당겨 올리기를 시행한다. 각각의 밀어올리기는 구분되어 시행하며 실행할 때마다 이물질을 제거하려는 노력이 필요하다. 각각의 밀어올리기 후 복부 밀어올리기로 이물질이 제거되었는지 빠르게 판단해야 한다. 밀어올리기의 목표는 이물질을 제거하는 것이므로 이물질이 제거되면 멈춘다.

5 만일 5회의 복부 밀어올리기로 이물질을 제거하지 못했다면 다시 5회의 등 두드리기를 시행한다. 다음과 같은 상황 중 하나가 될 때까지 5회 등 두드리기, 5회 복부 밀어올리기를 병행해서 반복한다.
- 이물질이 제거되고 환자가 숨을 쉬기 시작함
- 응급의료서비스 또는 자신보다 더 전문 훈련을 받은 구조자가 도착해서 인계함
- 다른 사람이 도착하여 등 두드리기와 복부 밀어올리기를 교대함
- 환자가 무반응이 되거나 지면이나 바닥에 쓰러짐

6 만일 환자가 무반응이 되거나 무반응 상태로 발견되었다면 입 안의 이물질을 찾는다. 육안으로 보인다면 이물질을 제거하고 다음 절차를 따라 심폐소생술(CPR)을 시행한다.
a. 30회 가슴압박
b. 2회 인공호흡한다. 만일 첫 번째 인공호흡에서 가슴 상승이 관찰되지 않는다면 머리를 다시 기울이고 두 번째 인공호흡을 시도한다.
c. 30회 가슴압박과 2회 인공호흡을 지속한다. 매번 첫 번째 인공호흡을 시행하기 전 입 안에 이물질을 확인한다. 육안으로 확인이 가능하면 제거한다.

영아 기도폐쇄(Infant Airway Obstruction)

기도폐쇄를 겪고 있지만 반응을 보이는 영아의 경우 폐쇄를 완화시키기 위해 등 두드리기와 가슴 밀어올리기(복부 밀어올리기 대신)를 사용한다.

1. 한 손으로 영아의 머리와 목을 단단히 받치고 얼굴이 아래로 향하도록 아래팔에 엎드리게 한 다음 허벅지 위에 영아를 안고 있는 팔을 올려둔다.
2. 영아의 양쪽 어깨뼈 사이의 등 부위를 손바닥 아랫부분으로 밀어쳐 5회 등 두드리기를 시행한다.
3. 영아의 뒤통수 부위를 받치면서, 반대편 허벅지에 영아의 얼굴이 위로 향하도록 돌려 눕히고 심폐소생술에서 사용되는 곳과 같은 위치인 가슴 중앙 부위를 두 손가락으로 밀어 5회 가슴 밀어올리기를 시행한다. 각각의 밀기는 구분되고 정확하게 시행하며, 심폐소생술의 압박 속도보다 느리게 한다.
4. 이물질이 제거되거나 영아가 무반응이 될 때까지 위 단계를 반복한다.

실습 7-5 영아 질식

메모: 만일 울지 않거나 소리를 낼 수 없다면 영아는 숨을 쉬지 않는 것이다.

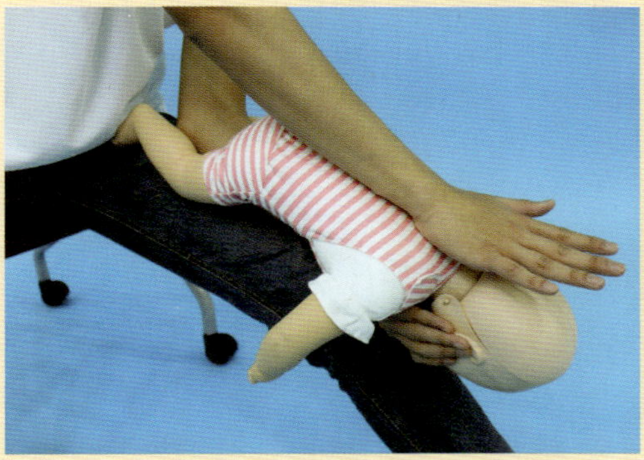

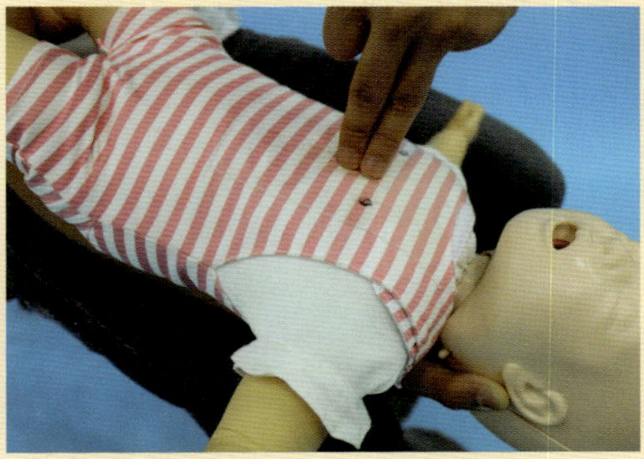

1 구분되고 정확하게 5회 등 두드리기를 시행한다.
   a. 손으로 영아의 머리를 받친다.
   b. 아래팔 위에 영아의 얼굴이 아래를 향하도록 몸통을 얹어 머리가 가슴보다 낮게 되도록 한다.
   c. 아래팔을 허벅지 위에 올려 영아의 몸을 받친다(만일 오른손으로 영아를 잡고 있는 경우, 오른쪽 허벅지에 대어 받친다. 만일 왼손을 사용하는 경우 왼쪽 허벅지에 고정한다).
   d. 영아의 양쪽 어깨뼈 사이를 다른 손바닥 아랫부분으로 밀어쳐 5회 등 두드리기를 시행한다.
   e. 만일 이물질이 나오지 않는다면 영아의 머리를 받치고 뒤로 돌려 눕힌다.

2 구분되고 분명한 5회 가슴 밀어올리기를 시행한다.
   a. 영아의 머리를 손으로 받친다.
   b. 영아의 얼굴이 위로 가도록 아래팔에 눕히고, 팔을 아래로 기울여 영아의 머리가 가슴보다 낮게 되도록 한다.
   c. 아래팔을 허벅지 위에 올려 영아의 몸을 받친다.
   d. 다른 손의 두 손가락을 심폐소생술 압박 부위와 동일한 곳에 위치시킨다.
   e. 가슴 밀어올리기를 1초 간격으로 시행한다. 심폐소생술 압박 속도보다 느리게 한다.

3 영아의 반응이 사라지거나 호흡, 기침, 울음이 보이거나 응급의료서비스(EMS) 또는 훈련된 인력이 인계할 때까지 중단 없이 5회 등 두드리기와 5회 가슴 밀어올리기를 병행한다.

4 만일 영아가 무반응이 되거나 무반응 상태로 발견되었다면
   a. 30회 가슴압박을 시행한다.
   b. 영아의 입 안에 이물질이 있는지 확인한다. 육안으로 보인다면 제거한다.
   c. 2회 인공호흡을 한다.

기도폐쇄된 영아를 위해서 다음 **실습 7-5**의 단계를 따른다.

자동심장충격기(AED)

병원 밖에서 발생하는 심정지의 70% 이상은 심실세동(Ventricular fibrillation)이라 불리는 불규칙한 심장 리듬 또는 박동과 관련이 있다. 이 상태는 심실(심장의 아래 두 개의 방)이 떨리거나 경련하여 효과적인 심장 박동을 만들지 못하는 것을 의미한다. 다시 말해 심장이 정상적으로 혈액을 펌프질하지 못해 혈액이 순환하지 못하는 심정지 상태를 뜻한다.

자동심장충격기는 심장 전기 충격, 즉 제세동이 필요한지 결정하기 위해 심장 리듬을 분석한다. 필요시 자동심장충격기는 구조자에게 심정지 환자의 심장에 전기 충격을 적용하도록 요청할 것이다. 이 전기 충격의 목적은 비정상적인 전기 활동을 교정하여 심장 리듬과 펌프 기능을 정상적으로 되돌리는 것이다.

가능한 한 빨리 자동심장충격기를 적용하는 것이 환자의 생존 가능성을 높일 수 있다.

자동심장충격기는 환자의 가슴에 부착하는 2개의 접착 패드(전극)와 케이블로 구성되어 있다. 전극 패드와 케이블은 심장에서 장치로 전기 신호를 보내 리듬을 분석하고, 충격필요리듬일 때 구조자가 환자에게 전기 충격을 시행하도록 지시한다. 응급처치 제공자뿐만 아니라 일반인도 약간의 훈련만 받았다면 현장에서 빠른 제세동을 시행할 수 있다.

자동심장충격기의 공통 요소

자동심장충격기는 다양한 모델이 존재한다. 작동 원리는 동일하지만, 디스플레이나 컨트롤 박스를 비롯한 옵션들이 약간씩 다르다. 대부분 사용 방법을 안내하는 음성이나 시각적 표시 장치가 있으므로 미리 겁먹을 필요는 없다.

자동심장충격기 사용법

먼저 자동심장충격기가 필요한지 판단한다(환자의 무반응, 무호흡). 모든 자동심장충격기 모델의 기본 작동법은 **실습 7–6**의 순서를 따른다.

1. 온/오프 버튼을 눌러 자동심장충격기의 전원을 켠다. 일부 자동심장충격기는 뚜껑을 열면 자동으로 전원이 켜진다. 전원이 들어오면 자동심장충격기는 빠르게 내부 점검을 마친 후 음성 및 화면 메시지로 사용법을 안내한다.
2. 환자의 가슴을 노출시킨다. 패드가 부착되고 전기 충격이 정확히 전달될 수 있도록 피부는 건조한 상태여야 한다. 필요하다면 수건으로 가슴을 닦는다. 가슴털이 너무 많으면 부착과 전기 전도를 방해할 수 있으므로 패드를 붙일 곳을 빠르게 면도해야 한다.
3. 패드 뒤판을 제거하고, 패드에 그려진 그림대로 환자의 노출된 가슴에 단단히 붙인다. 패드 하나는 복장뼈 오른쪽, 정확히 빗장뼈 바로 아래와 오른쪽 유두 위에 붙인다. 다른 패드는 가슴 왼쪽, 정확히 왼쪽 유두 바깥쪽과 왼쪽 겨드랑이 중앙선이 만나는 부위에 부착한다.
4. 케이블이 자동심장충격기에 연결되어 있는지 확인하고, 심장의 전기 활동 분석을 위해 환자와 떨어진다. 분석할 때와 전기 충격을 줄 때는 누구도 환자와 접촉하면 안 된다.
5. 환자와 모두 떨어져 있는지 다시 확인한다. 자동심장충격기가 전기 충격을 위해 버튼을 누르라고 지시하면 전기 충격 후 즉시 심폐소생술(CPR)을 시작하고, 심장 리듬을 재분석한 후 자동심장충격기의 지시를 따른다[CPR 5주기(약 2분)]. 만일 전기 충격이 효과가 있다면 환자는 소생의 징후를 보일 것이다. 호흡을 평가하고 기도를 깨끗하게 유지시키기 위해 환자를 회복 자세로 눕힌다. 응급의료서비스가 도착해 환자를 인계해 갈 때까지 처치를 계속한다.

자동심장충격기를 물속에서 사용하지 않는다. 물은 전기가 통하기 때문에 전류가 환자의 심장이 아닌 환자의 피부를 따라 흐를 수 있다. 만일 환자가 물속에 잠겨 있다면 자동심장충격기를 부착하기 전에 물 밖으로 꺼내고 신속하게 가슴의 물기를 닦아낸다.

실습 7-6 자동심장충격기(AED) 사용법

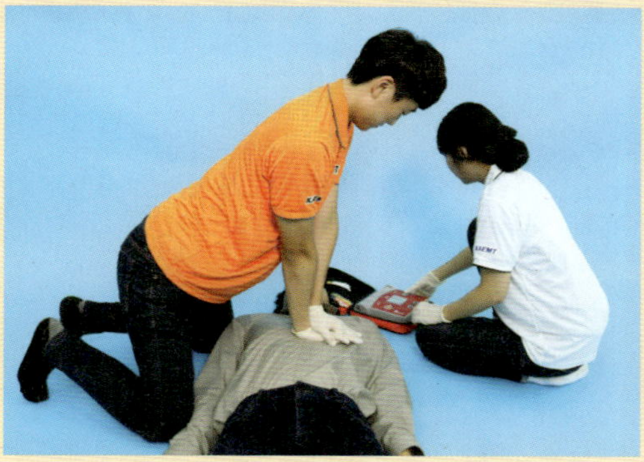

1 자동심장충격기의 전원을 켠다.

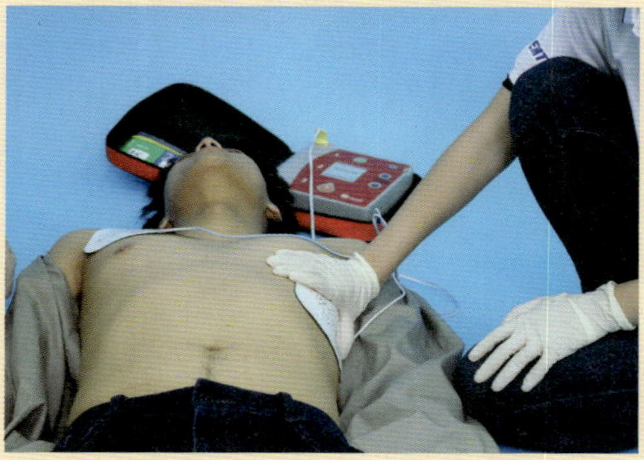

2 환자의 가슴을 건조시키고, 노출된 가슴에 패드를 부착한다(패드에 표시된 대로). 필요시 자동심장충격기에 케이블을 꽂는다.

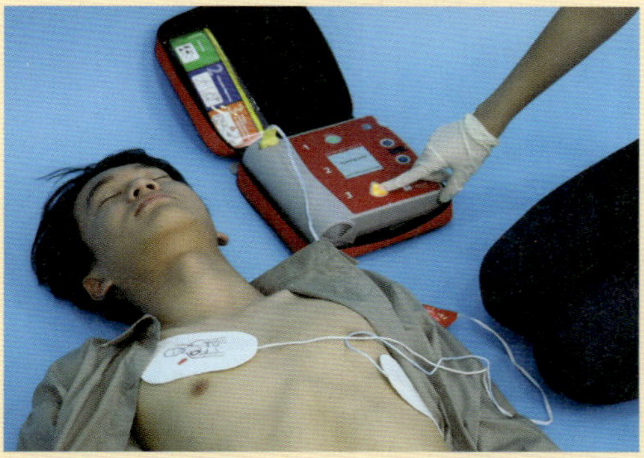

3 "Clear!"라고 말하면서 환자에게서 물러난다. 자신을 포함한 그 누구도 환자와 접촉하지 않도록 한다.

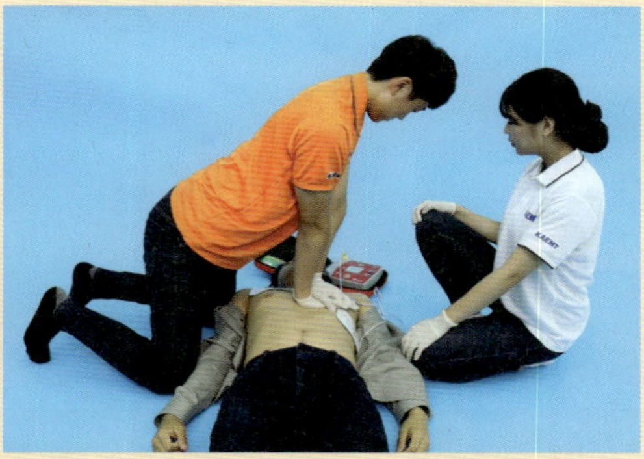

4 자동심장충격기가 심장을 분석하면 다음 두 작업 중 하나를 지시할 것이다.

a. 전기 충격을 지시한다면, 환자와 떨어진 상태를 유지하며 전기 충격 버튼을 누른다.

b. 전기 충격이 불필요하여 가슴압박을 지시한다면, 패드가 부착되어 있는 상태에서 가슴압박을 시작한다.

5 두 작업 중 하나를 시행한 후, 환자가 움직이거나 숨을 쉬기 시작하거나 깨어나지 않는다면 CPR 5주기(약 2분)를 시행한다. 환자가 깨어나더라도 응급의료서비스가 도착할 때까지 자동심장충격기의 패드 부착 상태를 유지한다.

6 환자가 움직이거나 숨을 쉬기 시작하거나 응급의료서비스가 인계할 때까지 위 3번과 4번 단계를 반복한다.

자동심장충격기(AED) 적용 시 특별 고려 사항

관찰할 것	해야 할 것
젖은 피부, 얕은 물 또는 눈 위에 누워 있음	■ 눈이나 물 밖으로 환자를 옮긴다. ■ 패드를 부착하기 전에 가슴을 닦는다.
가슴털	만일 패드가 피부에 붙는 것을 방해한다면 털을 제거한다. 다음 중 하나를 수행한다. ■ 패드를 부착시킬 부위를 면도한다. 자동심장충격기의 뚜껑에 사용할 면도기가 들어 있어야 한다. ■ 접착 테이프(예: 도관, 마스킹, 붕대용)를 털에 단단히 붙이고 테이프를 떼어낸다. 필요에 따라 여러 번 반복한다. 자동심장충격기의 패드를 사용하여 털을 제거하지 않는다.
약물 패치(예: 니트로글리세린, 금연패치, 진통제 등)	■ 장갑을 끼거나 옷이나 종이 타월을 사용하여 패치를 제거한다. ■ 약물 패치 위에 자동심장충격기 패드를 부착하지 않는다.
이식형 장치(심장박동조율기 또는 심장충격기)	패드를 장치에서 최소 2인치(5cm) 이격해서 부착한다. 이식 장치 바로 위에 자동심장충격기 패드를 붙이지 않는다.
소아 또는 영아	절차는 성인과 동일하다. 일부 자동심장충격기는 소아용 자동심장충격기 패드가 있을 수 있다. 만약 패드가 서로 맞닿는다면, 한쪽 패드는 가슴 중앙에 붙이고 다른 패드는 양쪽 어깨뼈 사이 등 부위에 부착한다. 패드는 최소 손가락 2개 너비[1인치(2.5cm)] 정도로 떨어져 있어야 한다. 만일 소아용 장비를 사용할 수 없다면 성인용 심장충격기를 사용한다.

복습

RAB-CAB 기억법을 사용하여 CPR과 AED 절차를 복습한다(표 7-1을 사용).

표 7-1 RAB-CAB 기억법을 사용하는 CPR과 AED 절차

단계/행동	성인(사춘기 또는 사춘기 이후)	소아(1세~사춘기)	영아(1살 미만)
R = 반응하는가?			
술기	어깨를 가볍게 두드리며 "괜찮으세요?" 라고 큰소리로 물어본다. 반응이 있는 환자는 대답이나 움직임, 신음을 낼 것이다.		발바닥을 가볍게 두드리며 영아의 이름을 큰소리로 부른다. 반응 있는 영아는 울거나 움직일 것이다.
A = 응급의료서비스(EMS) 및 자동심장충격기(AED) 요청			
언제?	■ 만일 혼자라면, 119에 신고하고 자동심장충격기를 가지고 환자에게 돌아와 자동심장충격기를 작동시킨다. ■ 만일 주위에 사람이 있다면, 즉시 심폐소생술(CPR)을 시행하고, 주변 사람에게 신고 및 자동심장충격기를 요청한다.	■ 혼자이고 119에 신고하기 전이라면 30회 가슴압박 2회 인공호흡을 5주기 시행한다. ■ 5주기 심폐소생술(CPR) 후 119에 신고하고 자동심장충격기를 가져온다. ■ 환자에게 돌아온 후 가능한 한 빨리 소아에게 자동심장충격기를 사용한다.	
누구에게 신고하는가?	119 및 응급 대응 번호에 신고한다.		

단계/행동	성인(사춘기 또는 사춘기 이후)	소아(1세~사춘기)	영아(1세 미만)
B = 호흡하는가? 무호흡과 헐떡거림을 확인한다.			
■ 환자는 단단하고 평평한 표면에 등을 대고 누워 있다. ■ 목부터 허리까지의 움직임을 관찰한다(5~10초간, 10초를 넘기지 않는다.)	환자가 무호흡이거나 숨을 헐떡거린다면(빠른 흡기 또는 신음/코골음처럼 들릴 것이다) 심폐소생술(CPR)이 필요하다. 환자가 호흡하면서 반응이 없다면 심폐소생술(CPR)은 필요하지 않다. 기도를 깨끗하게 유지하기 위해 환자를 회복 자세로 눕히고 호흡을 감시한다.		
C = 가슴압박			
환자의 위치	평평하고 단단한 표면(예: 바닥, 지면, 도보)		책상 또는 캐비닛 상단을 이용할 수 있다.
손의 위치	가슴 정중앙(복장뼈 아래 1/2 부위)		■ 엄지로 감싸는 술기: 엄지는 유두 가상선 바로 아래 복장뼈 1/3 부위, 나머지 손가락은 영아의 등과 가슴을 감싼다. ■ 두 손가락 술기: 유두 가상선 바로 아래 복장뼈
	두 손 ■ 복장뼈 위에 한 손을 얹고 그 위에 다른 손을 겹쳐 놓는다. ■ 양손의 손가락을 깍지 낀다. ■ 손과 어깨가 일직선이 되게 양팔을 편다.	몸집이 작은 소아의 경우 오직 한 손의 손바닥 아랫부분으로만 두 손 ■ 성인과 같음 ■ 손과 어깨가 일직선이 되게 양팔을 편다.	
깊이	최소 2인치(5cm), 2.4인치(6cm)를 넘지 않는다.	약 2인치(5cm) 또는 흉곽 전후 직경의 1/3	약 1.5인치(4cm) 또는 흉곽 전후 직경의 1/3
	각각 압박 후 가슴을 완전하게 이완한다. 성인 또는 소아의 가슴에 기대지 않는다.		
속도	분당 100~120회 (비지스의 노래 'Stayin' Alive'의 박자, 응급 구조 관련한 스마트폰 어플의 박자, 또는 휴대폰 스피커를 통해 들려오는 응급의료 통신관리자의 지시를 따른다.)		
가슴압박과 인공호흡 비율	30:2		
A = 기도 개방			
술기	머리기울임-턱들어올리기		

(계속)

표 7–1 RAB–CAB 기억법을 사용하는 CPR과 AED 절차(계속)

<table>
<tr><th>단계/행동</th><th>성인(사춘기 또는 사춘기 이후)</th><th>소아(1살~사춘기)</th><th>영아(1살 미만)</th></tr>
<tr><td colspan="4">B = 인공호흡</td></tr>
<tr><td>술기</td><td colspan="2">■ 가능한 경우, 입–보호기구(Mouth–to–barrier device)를 사용한다. 불가능한 경우, 손가락으로 코를 막고, 구조자의 입을 환자의 입에 밀착한다. 사용가능하다면 심폐소생술용 마스크 또는 일회용 얼굴보호대(face shield)를 사용한다.
■ 머리기울임–턱들어올리기법을 시행한다.
■ 2회 인공호흡을 한다.
• 각각의 호흡은 1초 동안 시행한다.
• 가슴이 상승할 정도로 불어준다.
만일 첫 번째 인공호흡에서도 가슴이 상승하지 않는다면 머리를 뒤로 젖히고 두 번째 인공호흡을 시행한다. 만일 두 번째 인공호흡에서도 가슴 상승이 발생하지 않는다면, 심폐소생술(30회 가슴압박과 2회 인공호흡)을 시작한다. 매번 인공호흡을 하기 전에 환자의 입속에 이물질이 있는지 확인한다. 육안으로 확인되면 제거한다.</td><td>머리기울임–턱들어올리기법을 시행한다(머리를 뒤로 너무 많이 젖히지 않는다).
■ 영아의 입과 코를 구조자의 입으로 완전히 덮는다. 이 방법이 효과가 없으면, 입–입/입–코 인공호흡법을 시도한다.
■ 2회 인공호흡을 한다.
• 각각의 호흡을 1초 동안 시행한다.
• 가슴이 상승할 정도로 불어준다.</td></tr>
<tr><td colspan="4">다음 상황이 나타날 때까지 CPR을 지속한다.
1. 환자가 숨을 쉬기 시작함
2. 다른 구조자가 인계받음(예: 훈련된 일반인, 응급의료서비스 인력)
3. 자동심장충격기가 도착해서 사용됨
4. 구조자가 육체적으로 지쳐서 지속할 수 없음[이는 다른 구조자가 있을 경우 예방할 수 있다. 가능하다면 CPR 5주기(2분)마다 교대한다. 또한 응급처치 제공자가 혼자라면 가슴압박소생술(compression–only CPR)을 실시하는 것을 고려할 수 있다.</td></tr>
<tr><td colspan="4">자동심장충격기(AED)</td></tr>
<tr><td colspan="4">가능한 한 빨리 자동심장충격기를 사용한다.
1. AED의 전원을 켠다.
2. 패드를 환자의 건조한 맨가슴에 붙인다(패드의 표시된 그림을 참고). 필요한 경우, 자동심장충격기에 케이블을 연결한다. 소아용 패드를 사용할 수 있다.
3. 환자에게서 물러난다. 자신을 포함한 누구도 환자와 접촉하지 않도록 한다. “Clear!”라고 외친다.
4. 자동심장충격기가 심장 리듬을 분석하고, 아래 두 가지 작업 중 하나를 지시할 것이다.
• 환자와 접촉되지 않은 상태를 유지하고 전기 충격 버튼을 누른다.
• 전기 충격을 하지 않고 심폐소생술(CPR)을 지시한다. 패드를 부착한 상태로 가슴압박을 시작한다.
두 상황 중 하나를 수행한 후, 환자가 움직이거나 자발호흡을 시작하거나 일어날 때까지 CPR 5주기(2분)를 시행한다. 환자가 깨어나도 응급의료서비스(EMS)가 도착할 때까지 자동심장충격기의 패드를 부착하고 있는다.
환자가 움직이거나, 숨을 쉬기 시작하거나, 깨어나거나, EMS가 도착하여 인계할 때까지 위의 3번과 4번 단계를 반복한다.</td></tr>
</table>

부록 A: 응급처치 용품

Appendix A: First Aid Supplies

응급처치 키트 용품은 비처방(OTC) 의약품을 비롯하여 사용 가능성이 있는 품목들을 포함하도록 맞춤화해야 한다. 특히 일부 의약품은 개봉 후 시간이 지남에 따라 효능이 떨어지기 때문에 1년에 두 번 유통기한을 확인해야 한다. 그리고 모든 의약품은 어린이 보호 용기를 사용해야 하며 적절한 약물 사용에 대한 지침을 따라야 한다. 직장, 학교 및 공공장소에 비치된 구급상자의 경우 졸음을 유발하는 것으로 알려진 의약품(예: 항히스타민제)은 제외시켜야 한다.

한눈에 보기

- 구급상자 용품
- 직장 구급상자 용품

구급상자 용품

완벽한 구급상자는 존재하지 않는다. 갑작스런 부상이나 돌발성 질환에 대비한 모든 물품을 구비하기 어렵기 때문이다(표 A-1). 구급상자에는 사용법을 모르는 물품은 넣지 않도록 한다.

표 A-1 구급상자 샘플 품목

지혈 제품	
건강 검진용 장갑(비라텍스, 니트릴 제품 권장)	감염 가능성이 있는 혈액, 체액 또는 오염된 물품으로부터 보호
상처 지혈 드레싱	직접적인 압력으로 출혈이 조절되지 않는 경우에만 사용
지혈대	직접적인 압력으로 팔다리를 지혈하지 못하는 경우에만 사용
연부조직 손상 응급처치 제품	
알코올 손 소독제(작은 병)	손과 상처 주변 부위 소독(상처 내부가 아님)
항생제 연고(예 : Polysporin, Neosporin, Bacitracinor triple-antibiotic ointment)	얕은 상처와 관련된 피부 감염을 방지하고 드레싱이 상처에 달라붙는 것을 방지하는 데 도움
외과용 테이프(예: 의료용 종이 테이프 3cm 또는 5cm)	외과적 처치에 사용(고정)
엘라스틱 테이프(예 : Elastikon 5cm 또는 10cm)	상처 보호 및 외과적 처치에 사용(고정)
블리스터 패드(예 : 스펜코 세컨스킨 3cm 또는 7cm)	상처 보호 및 물집 예방
접착 붕대(크기별)	상처 부위 고정
멸균 거즈 패드(7×7cm 또는 10×10cm 개별 포장)	상처 보호

(계속)

표 A-1 구급상자 샘플 품목(계속)

연부조직 손상 응급처치 제품	
논스틱 패드(7×10cm)	화상 부위, 물집, 상처 보호
자체 접착 롤러 거즈 붕대(5cm, 7cm, 10cm)	드레싱 고정
멸균 외상패드(13×23cm, 20×25cm)	큰 부위 상처 보호
삼각 붕대(102×102×142cm)	삼각형 붕대를 활용해 팔걸이와 바인더 사용. 접었을 때 드레싱과 부목 고정용으로도 사용
멸균 안구 패드	한쪽 눈 손상 시 양쪽 눈이 움직이지 않도록 양쪽 눈을 가릴 수 있는 용도
근골격계 손상 응급처치 제품	
얼음 팩(즉석 또는 일회용)	염좌, 탈구, 골절 및 벌레에 쏘였을 때 사용
부목(SAM부목과 같은 연성부목, 경성부목)	염좌, 탈구, 골절 시 손상 부위 고정
탄력 붕대(폭 7cm)	관절 부위 손상 시 압박을 통한 부기 감소
비닐봉지(밀봉 가능)	벌레에 쏘이거나 뼈, 관절 및 근육 손상에 사용하기 위한 얼음 보관 용도
비처방(OTC) 약물 (모든 약은 어린이의 손이 닿지 않는 곳에 보관하고 어린이 보호 용기를 사용해야 한다. 또한 모든 의약품은 설명서를 읽고 지시된 대로만 사용해야 한다. 학교와 직장에서 경구 약물 투여는 현지 정책 및 규정을 확인하여 투여한다.)	
포도당 정제	저혈당증 치료
아세트아미노펜(예: 타이레놀)	통증과 발열 치료
이부프로펜	통증, 발열 및 염증 치료
아스피린	통증, 발열 및 염증 치료, 심장마비 증상이 있을 시 사용. 어린이에게는 금지
항히스타민제 경고: 직장, 학교 및 공공 장소의 구급상자에는 졸음을 유발하는 것으로 알려진 약물은 제외한다.	알레르기 증상 완화, 가려움증 및 발진, 메스꺼움, 멀미 예방, 수면 유도
히드로코르티손 크림(1%)	벌레 물림 및 쏘인 것과 관련된 발진, 옻나무 및 기타 알레르기성 피부 발진을 포함하여 가려움 및 피부 관련 반응을 완화. 일부 조건에서는 약 효과가 낮음
알로에베라 젤(100% 젤)	일광 화상이나 표면 동상에 진정 효과
스포츠 이온 음료	너무 많은 물을 섭취하여 몸속 나트륨이 부족할 때 발생하는 열 스트레스, 탈수 및 물 중독을 치료
제산제 정제	속쓰림 및 위산성 소화불량 치료
지사제	설사 치료
변비 치료제 / 완화제	변비 치료

장비	
호흡 보호 기구(단방향 밸브 포함)	CPR 중 감염 가능성으로부터 보호
가위(다양한 종류 사용 가능)	드레싱, 붕대 및 의복 절단
핀셋(각진 팁)	파편과 진드기 제거
안전핀(5cm)	드레싱 고정, 물집 배출
비상용 담요 (가정용 대형 쓰레기 봉투, 폴리에틸렌으로 만든 덮개도 바람에 찢어질 수 있지만 사용 가능)	체온 손실과 날씨(바람, 비, 눈)로부터 보호
응급처치 및 CPR 가이드	응급 상황 및 응급처치 절차 검토를 위한 빠른 정보(근거) 제공

직장 구급상자 용품

미국 직업안전보건국(OSHA)은 의료 시설과 작업장이 가깝지 않은 경우 작업장에 응급 상황 시를 대비한 응급처치 물품과 응급처치 요원을 두고 있어야 한다고 경고한다. 산업안전보건국의 일반 산업표준 1910.151이나 건설표준 1926.50은 작업장 응급처치 키트에 들어갈 물품을 정해놓지는 않았다. OSHA는 미국표준협회(American National Standard Institute, ANSI)의 Z308.1-2015에 따라 작업장 내 응급처치 키트에 대한 최소 요구 사항을 권장하고 있다. 권장 소모품 및 해당 수량 그리고 크기 및 용량은 표 A-2에 나와 있다.

구급상자는 A등급과 B등급으로 구분된다. A등급 키트에는 가장 일반적인 작업장 부상(예: 경미한 상처, 화상 및 염좌)에 사용할 수 있는 물품들이 들어 있다. B등급 키트에는 복잡하거나 위험도가 높은 대규모 작업장(예: 공장, 창고 및 실외 영역)에서 발생하는 부상을 대비한 물품들을 갖추고 있다.

직업안전보건국에서는 ANSI/ISEA Z308.1 표준을 준수하기 위해 근로자와 고용주는 표 A-2에 나열된 최소 요구 사항에서 물품을 빼거나 추가할 수 있도록 했지만, 자동심장충격기(AED)의 설치만은 권장하고 있다.

표 A-2 직장 구급상자의 최소 권장 품목

장비	A 등급 최소 수량	B 등급 최소 수량
접착 붕대(2.5×7cm)	17개	50개
접착 테이프(폭 3cm, 길기 2.3m)	1롤	2롤
항생제 연고	10팩	25팩
소독용 티슈 / 면봉	10팩	50팩
호흡 보호 기구(단방향 밸브 포함)	1개	1개
화상 드레싱(10×10cm)	1팩	1팩
화상 치료제	10팩	25팩
얼음 팩(즉성 및 일회용)	1개	2개

(계속)

표 A-2 직장 구급상자의 최소 권장 품목(계속)

장비	A 등급 최소 수량	B 등급 최소 수량
안대(부착 수단 포함, 7.5㎠)	2개	2개
눈 / 피부 세척	1온스(30ml)	1온스(30ml)
응급처치 및 CPR 가이드	1	1
손 소독제(알코올 60%)	6통 또는 1작은 병	10통 또는 2작은 병
건강 검진용 장갑(비라텍스, 니트릴 제품 권장)	2쌍	4쌍
롤러 거즈 붕대(너비 5cm, 총 3.65m)	1개	2개
롤러 거즈 붕대(너비 10cm, 총 3.65m)	0	1개
가위	1개	1개
부목(예:SAM 부목, 10×61cm)	0	1개
멸균 거즈 패드(7.5×7.5cm)	2개	4개
멸균 외상 패드(13×23cm)	2개	4개
지혈대(폭 2.5cm)	0	1개
삼각 붕대(102×102×142cm)	1개	2개

참고: 비처방(OTC) 의약품은 1회용 변조 방지 포장제로 포장되어 FDA 규정에 맞게 라벨이 부착된 경우에만 응급처치 키트에 넣을 수 있다. 비처방(OTC) 의약품에 졸음을 유발하는 성분이 포함되어 있는 것은 안 된다. 모든 약품은 처방전(라벨)을 읽고 지시된 대로만 사용한다.

부록 B: 긴급 구조, 환자 이동과 우선순위 결정

Appendix B: Emergency Rescues, Moves, and Priorities

한눈에 보기

- 긴급 구조
- 긴급 이동
- 다수의 부상자에 대한 우선순위 결정

긴급 구조

긴급하게 구조를 시도하기 전에 현장 상황을 파악한다(12페이지 참조).

- 위협적인 위험 요소가 존재합니까?
- 얼마나 많은 사람들이 위험에 처해 있습니까?
- 무슨 일이 발생했습니까?
- 주변 사람들이 도움을 줄 수 있는 상황입니까?

현장이 위험한 경우 구조를 시도하지 말고 즉시 119에 신고한다. 다양한 구조 형태에 따라 그에 맞는 구조 훈련과 장비가 필요하다.

관찰할 것	해야 할 것
수상(Water)	아래에 제시된 내용의 순서와 방법에 따른다. **1.** 지팡이, 긴 막대, 또는 이와 유사한 물건을 뻗어 요구조자에게 닿도록 한다. **2.** 물에 뜰 수 있는 물건(예: 빈 물통, 페트병, 나무 조각 등)이라면 무엇이든 사용하여 요구조자에게 던진다. **3.** 보트를 이용할 수 있는 경우 보트를 타고 요구조자에게 접근한다. 이때 구명조끼(PFD)를 착용하도록 한다. **4.** 수중 인명 구조 훈련을 받은 훈련된 구조요원인 경우에만 구조 수영을 통해 요구조자에게 접근하도록 한다. 요구조자가 잡을 수 있도록 수건, 구명환 또는 판자를 사용한다. 훈련을 받지 않았다면 물에 들어가지 말아야 한다. 구조대원이라도 준비되지 않은 상태에서 입수하는 것은 사망 위험이 따르기 때문이다.
빙상(Ice)	**1.** 얼음이 깨져 물에 빠졌다면 막대기를 내밀거나 물에 뜨는 물체(구명환)를 줄에 매달아 던져준다. **2.** 이 방법이 성공하지 못했다면 빙판의 상태를 파악한 후 빙판 위에 엎드려서 사다리, 널빤지 또는 이와 유사한 물체를 앞으로 밀어주어 물이나 얼음 가장자리로 끌어당긴다.
전기 감전	**1.** 고전압 감전 사고가 발생하면 고도로 숙련된 전문가의 도움이 필요하다. **2.** 실내에 있는 경우 전기를 차단한다.
자동차 충돌	**1.** 안전한 장소에 주차한다. **2.** 비상등을 켠다. **3.** 충돌 후 250~500피트(75~150m) 후방에 플레어(flare) 또는 반사판을 배치한다. 차량에서 가연성 액체가 누출될 가능성이 있는 경우 플레어를 사용하지 않는다. **4.** 사고 현장이 안전하다면 모든 차량의 전원을 끄고 주차 브레이크를 작동시킨다.

(계속)

(계속)

관찰할 것	해야 할 것
화재	다음의 RACE를 기억하면 도움이 될 것이다. R = 구조(Rescue). 건물과 화재 발생 구역에서 모든 사람들을 신속하게 대피시킨다. 즉각적으로 위험에 처한 사람들을 안전한 장소로 이동할 수 있도록 돕는다. A = 활성화(Activate). 긴급 전화번호(119)로 화재 사실을 신고한다. 건물에 경보 시스템이 있는 경우 가장 가까운 화재 경보기를 누른다. R과 A는 동시에 시행할 수 있다. C = 잠금(Confine). 만약 안전이 확보된다면 문과 창문을 닫아 화재가 번지는 것을 막는다. 문과 창문을 잠그지 않는다. E = 진화(Extinguish). 비교적 안전한 상황에서 소화기 사용법을 알고 있다면 주변의 소화기를 사용한다. 화재의 규모가 작고 자신의 탈출 경로가 확보되었다면 소화기로 화재를 진화할 수 있다.
위험 물질	1. 위험물이 누출된 곳에서 머물러 있지 않는다. 2. 실외인 경우 바람이 부는 반대 방향으로 이동한다.
밀폐 공간(신선한 공기가 부족한 장소, 유독성 증기가 체류할 수 있음)	적절한 훈련과 장비를 갖춘 사람만 위험 지역에서 활동해야 한다.

긴급 이동

대부분의 부상자는 스스로 이동할 수 있기 때문에 응급처치 제공자는 부상자를 이동시킬 필요가 거의 없다. 중상을 입은 경우 응급의료서비스(EMS) 전문가가 도착할 때까지 기다리는 것이 대체로 가장 좋은 방법이다. 즉각적인 이동이 필요한 경우는 아래와 같다(표 B-1 및 그림 B-1 에서 그림 B-12까지 참조).

- 화재 또는 화재 위험
- 폭발물 또는 기타 위험 물질과 관련된 경우
- 다른 위험으로부터 현장을 보호할 수 없는 경우
- 인명 구조와 치료가 필요한 다른 사람에게 접근하는 데 방해가 될 때(예: 차량 충돌)

응급처치를 하기 위해 사람을 다른 곳으로 이동시켜야 하는 상황도 발생할 수 있다(차트 B-1 참조).

- 단단하고 평평한 바닥에서 심폐소생술(CPR)을 시행해야 하는 경우
- 자동심장충격기(AED)의 사용이 필요한 경우(일반적으로 자동심장충격기는 물기가 없는 곳에서 사용되어야 하며 물속에서는 사용하지 않는다.)
- 반응이 없으나 호흡을 하는 사람에게 회복 자세를 시행해야 하는 경우
- 쇼크 치료가 필요한 사람에 대한 대처가 필요한 경우

부상자를 이동시킬 때 주의사항은 다음과 같다.

- 절대적으로 필요한 경우를 제외하고는 사람을 움직이지 않는다. 단, 119 구급대를 기다리는 동안 부상자가 갑작스런 위험에 처하거나 119 구급대 도착 전에 부상자를 안전한 장소로 이동해야 할 필요성이 있는 경우는 예외로 한다.
- 부상자를 움직여 상태를 악화시키지 않는다.

- 척추 손상이 예상되는 사람은 화재나 화재 발생 위험, 위험 물질, 폭발물 등 생명에 위협적인 상황이 아니라면 위치를 옮기지 않는다.
- 어디로 이동해야 할지 모를 때는 부상자를 움직이지 않는다.
- 손상 부위를 보호하지 않은 상태에서 부상자를 움직이지 않는다.
- 도움을 요청하기 위해 누군가를 보냈다면 그 자리에서 환자와 함께 기다린다.
- 다른 사람의 도움을 받을 수 있다면 혼자 부상자를 옮기려 하지 않는다.
- 적절한 훈련과 장비가 없는 한 특정 위험 구역(예: 가스 또는 증기로 가득 찬 밀폐된 공간)에 들어가지 않는다.

표 B-1 긴급 이동법

2명의 응급처치 제공자에 의한 이동법	적용 사례
그림 B-1 2인 부축법 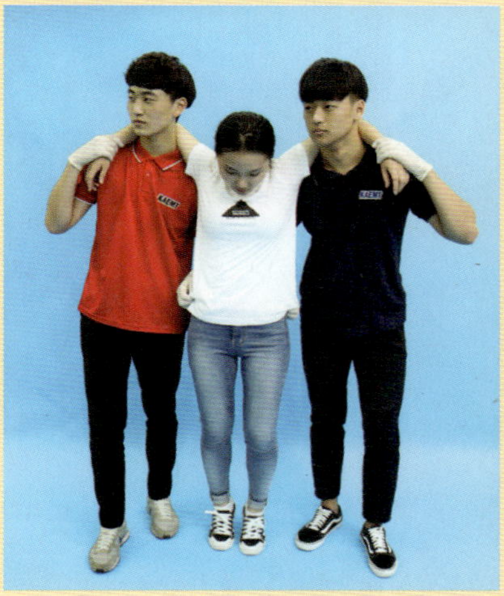	다리 부상을 입었을 때 적용
그림 B-2 양손 안장법 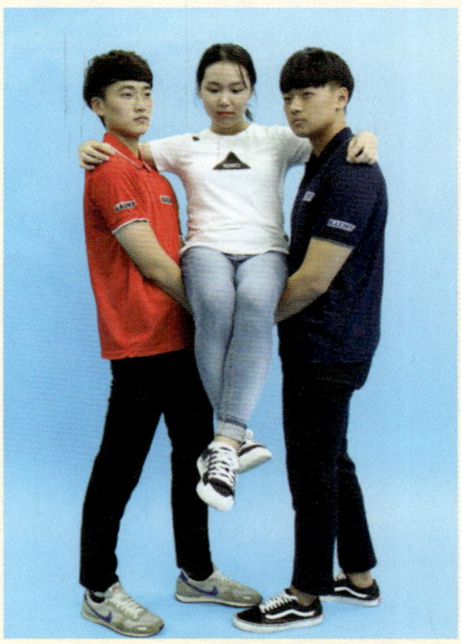	장비를 사용할 수 없고 걸을 수 없지만 팔을 사용하여 두 응급처치 제공자에게 매달릴 수 있을 때 적용

(계속)

표 B-1 긴급 이동법(계속)

2명의 응급처치 제공자에 의한 이동법	적용 사례
그림 B-3 무릎 겨드랑이 이동법 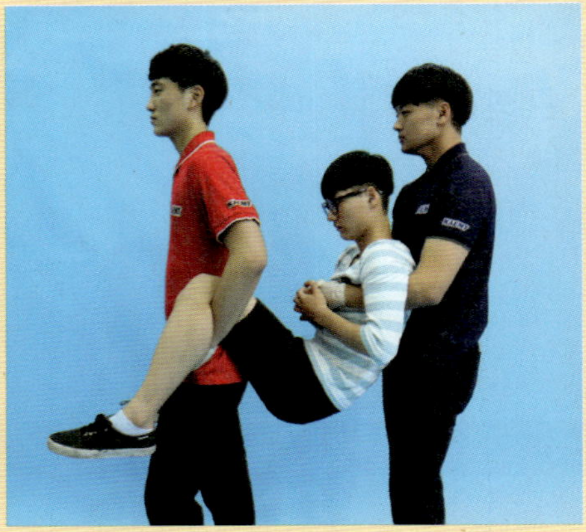	장비를 사용할 수 없고 걸을 수 없거나 팔을 사용하여 두 응급처치 제공자에게 매달릴 수 없는 경우에 적용
그림 B-4 의자 이동법 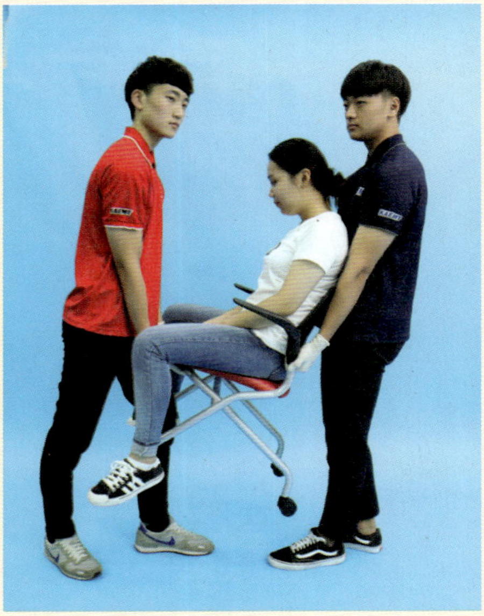	튼튼한 의자를 사용해 좁은 통로 또는 계단을 오르내릴 때 사용

1명의 응급처치 제공자에 의한 이동법	적용 사례
그림 B-5 부축법 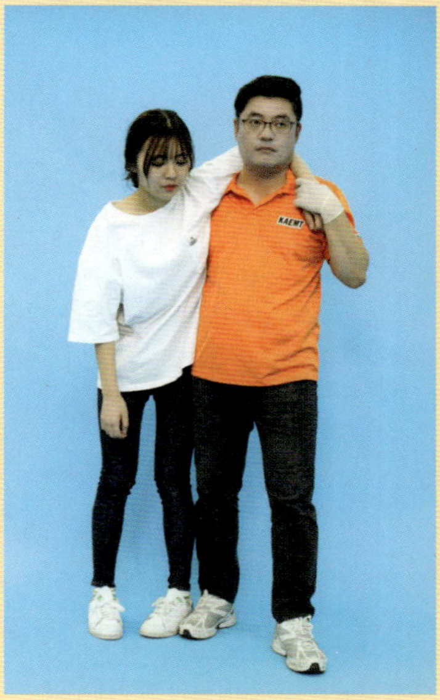	주로 한쪽 다리를 다쳤을 때 적용
그림 B-6 안기 이동법(안기법) 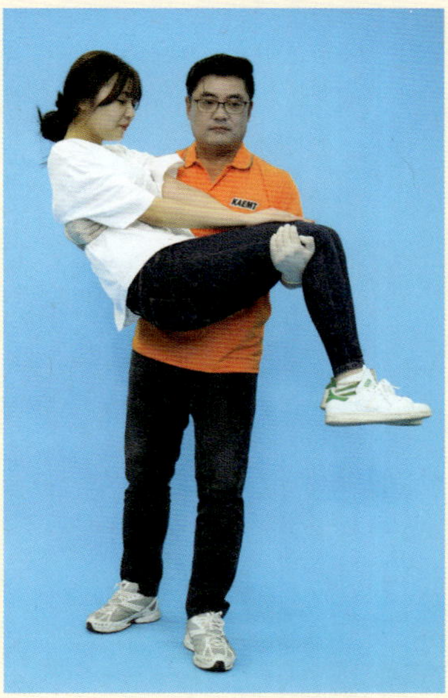	걷지 못하는 어린이 및 체중이 가벼운 성인에게 적용

(계속)

표 B-1 긴급 이동법(계속)

1명의 응급처치 제공자에 의한 이동법	적용 사례
그림 B-7 메기 이동법(메기법) 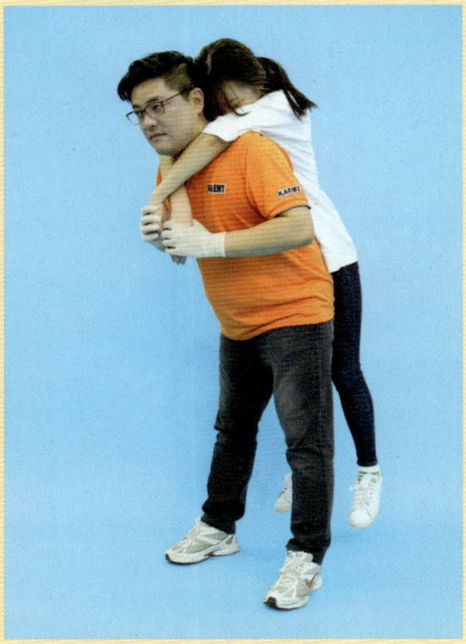	부상 때문에 응급구조사의 어깨 위로 부상자를 이동시키는 것이 안전하지 않은 경우 장거리 이동에 적용
그림 B-8 업기 이동법(업기법) 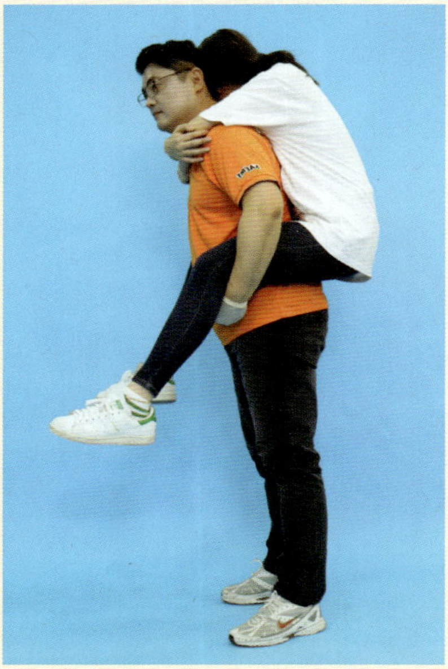	걸을 수는 없지만 팔을 사용하여 응급처치 제공자에게 매달릴 수 있을 때 적용

<table>
<tr><th>1명의 응급처치 제공자에 의한 이동법</th><th>적용 사례</th></tr>
<tr><td>그림 B-9 소방관 이동법(어깨법)
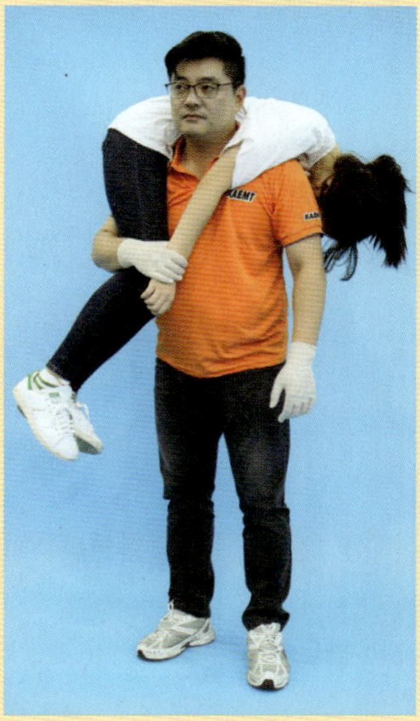</td><td>응급처치 제공자의 어깨에 부상자를 둘러메고 장거리 이동 시 적용</td></tr>
<tr><td>그림 B-10 어깨 끌기
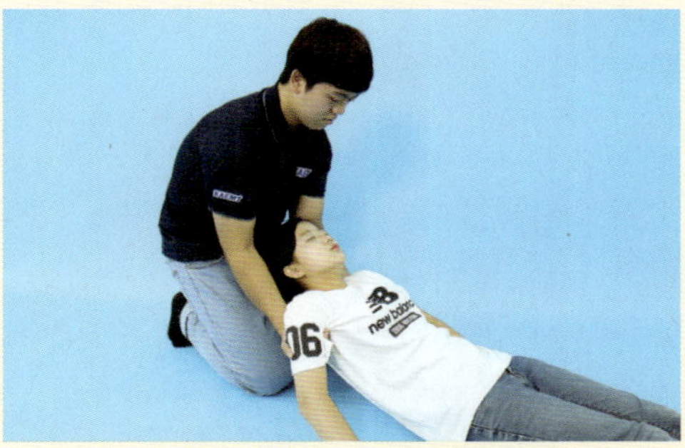</td><td>거친 바닥에서 짧은 거리를 이동할 때 적용</td></tr>
<tr><td>그림 B-11 발목 끌기
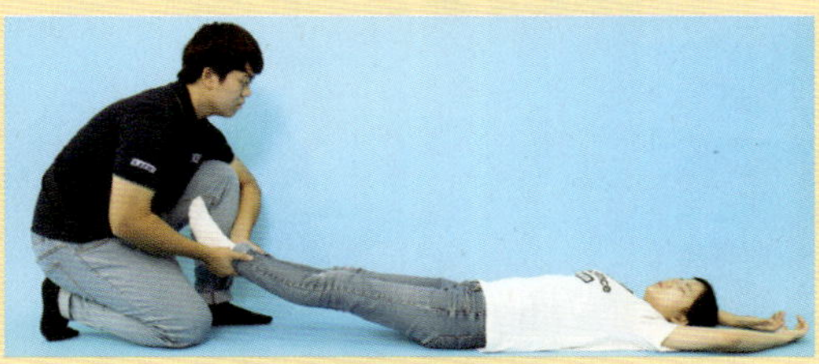</td><td>매끄러운 바닥에서 짧은 거리를 이동할 때 적용</td></tr>
</table>

(계속)

표 B-1 긴급 이동법(계속)

1명의 응급처치 제공자에 의한 이동법	적용 사례
그림 B-12 담요 끌기 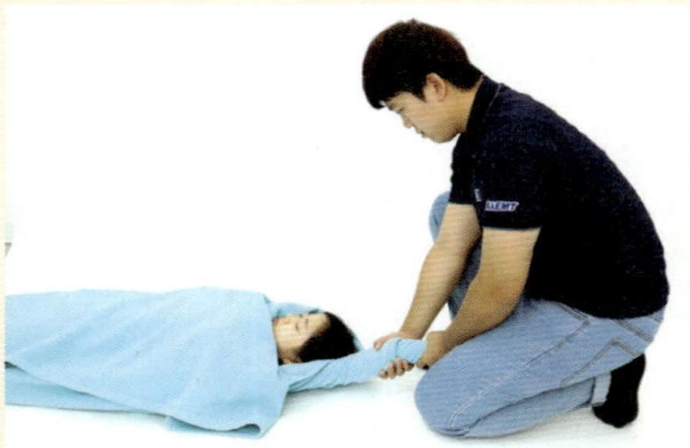	짧은 거리 이동 시 적용

차트 B-1 긴급 이동법

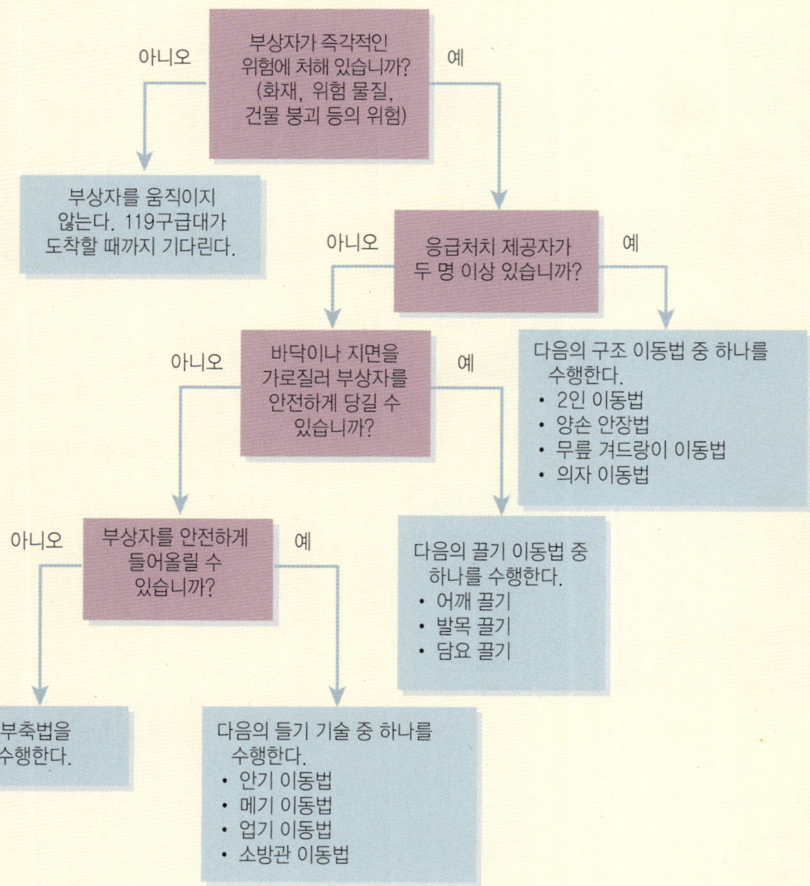

부상자를 들어올릴 때는 적절한 기술을 사용하여 부상을 입지 않도록 자신을 보호하여야 한다.

- 자신의 역량을 파악한다. 너무 무겁거나 부담이 될 경우 부상자를 움직이지 말고 도움을 받는다.
- 안전한 잡기 방법을 사용한다. 손바닥을 가능한 한 많이 사용한다.
- 무릎을 구부려 허벅지와 엉덩이 같은 강한 근육을 사용한다.
- 팔을 몸에 바짝 붙이고 팔꿈치를 구부린다.
- 균형을 잡기 위해 발을 어깨너비로 벌린다.
- 들어올릴 때는 신체에 가까이 두고 들어올린다.
- 들어올릴 때 허리를 비틀지 말고 발로 회전한다.
- 다른 구조자와 함께 천천히 부드럽게 들어 이동시킨다.
- 부상자를 움직이기 전에 자신이 무엇을 하고 있는지 설명한다.

다수의 부상자에 대한 우선순위 결정

응급처치가 필요한 상황은 보통 한 사람에 국한된다. 한 명 이상의 부상자와 관련한 큰 사건을 경험하는 일은 거의 없을 것이다. 그러나 다수의 부상자가 발생하는 큰 사건들이 대중매체를 통해 자주 보도되다 보니 흔한 일로 생각하기도 한다(표 B-2).

표 B-2 다수의 사상자가 발생한 재난

자연 재난	인위 재난
지진	고속도로 교통사고
토네이도	항공기 사고
허리케인	열차 탈선 사고
홍수	테러 공격/폭동
낙뢰	대규모 총격 사건
폭염	폭발

다수의 부상자가 발생했을 때는 프랑스어로 '분류, 정렬'의 뜻을 가진 '트리아제'라고 불리는 분류법에 따라 분류한다.

- 세 가지 사망 원인 중 하나인 기도폐쇄, 심한 출혈, 쇼크를 즉시 치료해야 하는 사람
- 다른 사람이 분류될 때까지 치료를 기다릴 수 있는 사람
- 사망자

중증도 분류의 목적은 최대한 많은 수의 부상자들에게 최대의 혜택을 제공하는 것이다. 어떤 부상자들은 다른 부상자들에 비해 더 빠른 응급처치가 필요하다. 결국 누군가는 마지막으로 응급처치를 받아야 한다.

중증도 분류는 다음과 같은 상황에서 특히 효과적이다.

- 응급처치 제공자 및 구조자보다 부상자가 더 많은 경우
- 시간이 촉박한 경우

분류 범주

다양한 중증도 분류 시스템이 존재하지만 여기에 설명된 것은 모든 시스템의 원리를 제공한다. 중증도를 분류할 때는 모든 부상자를 평가하고 세 가지 범주 중 하나로 분류한다(참조 표 B-3). 응급의료 종사자는 중증도 분류 범주를 식별하기 위해 사람들에게 리본, 카드 또는 태그를 부착할 수 있지만 그러한 물품들이 없는 경우가 많기 때문에 즉석에서 이마나 손목 주위에 테이프를 붙여 기록하기도 한다. 부상자를 분류한 후에는 분류 범주에 따라 의료 시설(가능한 경우) 또는 치료를 위해 지정된 지역으로 보낸다.

표 B-3 중증도 분류의 구분

분류 구분	설명
긴급	생명 유지를 위해 즉각적인 조치가 요구되는 손상(기도폐쇄, 심각한 출혈 또는 쇼크)이 있다.
응급	부상자의 생명에는 큰 지장이 없다. 치료가 필요할 수도 있지만, 다른 부상자들이 분류되는 동안 처치를 기다릴 수 있다.
사망/지연	기도를 개방한 후에도 숨을 쉬지 않거나 즉각적인 도움이 필요한데도 심폐소생술을 할 시간이나 사람이 없을 경우에는 '걸을 수 있는 부상자'들이 가슴압박소생술을 시행할 수 있다. 만일 그들이 훈련을 받은 사람이라면 심폐소생술을 수행할 수 있다. 중등도 또는 중증의 손상을 입은 사람을 치료하기 위해 '사망자를 건너뛰는' 예외는 여러 사람이 벼락을 맞았을 때 발생한다. 이때는 움직이지 않아 죽은 것처럼 보이지만 살아있는 부상자들에게 먼저 CPR을 실시해야 한다.

분류

1단계: "걸을 수 있으면 이쪽으로 오세요."라고 소리쳐서 분류한다. 일어나서 걸을 수 있는 사람은 거의 생명을 위협하는 부상이 없다. 만약 통증을 호소한다면 강제로 움직이지 않도록 한다. 걸을 수 있는 사람은 '비응급' 범주에 넣고 지정된 안전 구역으로 안내하여 한 곳에 함께 머물게 한다. 도움이 더 필요하면 이 분류 그룹의 자원 봉사자에게 도움을 요청할 수 있다.

2단계: 일어나지 못하고 걷지 못하는 부상자를 확인한다. 구조자가 서 있는 곳에서 가장 가까운 사람부터 시작하여 신속하게 각 부상자를 분류한다. 모든 사람을 '긴급', '비응급' 또는 '사망'으로 분류한다. 신속하게 기도를 열어야 하거나 출혈을 통제하기 위한 처치가 필요한 경우가 아니라면 환자를 치료하기 위해 분류 작업을 멈추어서는 안 된다.

차트 B-2에 따라 분류할 때 유의점

- 하나의 분류 기준을 통과하지 못하면 '긴급'으로 분류한다.
- 모든 분류 항목에서 통과하면 '비응급'으로 분류한다.
- 모든 환자는 기준대로 분류해야 한다.

차트 B-2 긴급 이동법

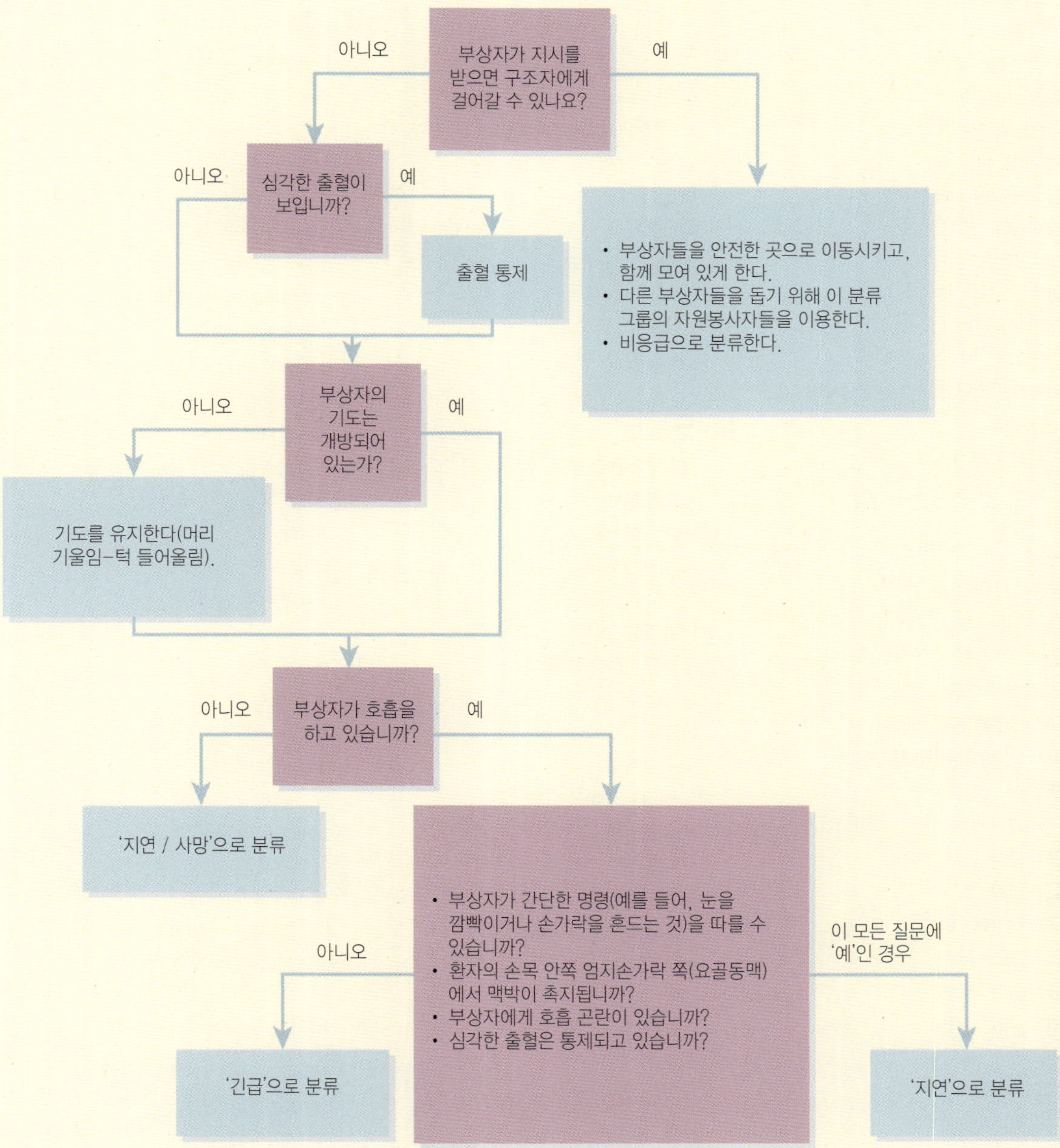

Data from Centers for Disease Control and Prevention (CDC) SALT mass casualty triage and CERT of the Department of Homeland Security.

찾아보기

H

I

L

O

P

R

S

T

V

W